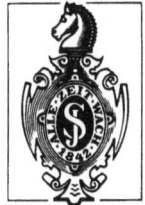

Günther Stille

Krankheit und Arznei

Die Geschichte der Medikamente

Springer-Verlag
Berlin Heidelberg New York
London Paris Tokyo
Hong Kong Barcelona
Budapest

Mit 48 Abbildungen, davon 24 in Farbe

ISBN-13: 978-3-540-57898-7   e-ISBN-13: 978-3-642-78928-1
DOI: 10.1007/978-3-642-78928-1
Springer-Verlag Berlin Heidelberg New York

Dieses Werk ist urheberrechtlich geschützt. Die dadurch begründeten Rechte, insbesondere die der Übersetzung, des Nachdrucks, des Vortrags, der Entnahme von Abbildungen und Tabellen, der Funksendung, der Mikroverfilmung oder der Vervielfältigung auf anderen Wegen und der Speicherung in Datenverarbeitungsanlagen, bleiben, auch bei nur auszugsweiser Verwertung, vorbehalten. Eine Vervielfältigung dieses Werkes oder von Teilen diese Werkes ist auch im Einzelfall nur in den Grenzen der gesetzlichen Bestimmungen des Urheberrechtsgesetzes der Bundesrepublik Deutschland vom 9. September 1965 in der jeweils geltenden Fassung zulässig. Sie ist grundsätzlich vergütungspflichtig. Zuwiderhandlungen unterliegen den Strafbestimmungen des Urheberrechtsgesetzes.

© Springer-Verlag Berlin Heidelberg 1994

Redaktion: Ilse Wittig, Heidelberg
Umschlaggestaltung: Bayerl & Ost, Frankfurt,
unter Verwendung eines Photos von Nino Mascardi,
The Image Bank
Innengestaltung: Andreas Gösling, Bärbel Wehner, Heidelberg
Herstellung: Andreas Gösling, Heidelberg
Satz: Datenkonvertierung durch Springer-Verlag
Druck: Druckhaus Beltz, Hemsbach
Bindearbeiten: J. Schäffer GmbH & Co. KG, Grünstadt
67/3130 - 5 4 3 2 1 0 - Gedruckt auf säurefreiem Papier

Für Eva-Maria

Inhaltsverzeichnis

Vorwort IX

1 Krankheit und Arznei 1
Schamismus ....
Hippokratische Medizin 5
Paracelsus und die Alchemie 7
Thomas Sydenham und die Krankheitsbilder ... 9
François Broussais
und die physiologische Medizin 11
Die heutige Medizin 13

2 Der Weg der Phytotherapie 15
Am Anfang war der Rausch 16
Aphrodisiaka: die »Liebesblumen« 20
Abortiva 25
Früheste Zeugnisse von Arzneipflanzen 29
Arzneipflanzen in der antiken Mythologie 38
Arzneipflanzen in der antiken Medizin 41
Die Pflanze in der germanischen Volksheilkunde 47
Pflanzen in den Arzneibüchern
der Klostermedizin 51
Arabische Medizin und Arzneipflanzen 66
Göttliches Zeichen und Signaturenlehre 75
Paracelsus und das Ende der Lehre Galens 79

Arzneipflanzen aus der neuen Welt:
die indianische Tradition 81
Entdeckung und Wiederentdeckung
von pflanzlichen Arzneiwirkungen
durch die Medizin im 18. und 19. Jahrhundert   91
Die Isolierung der Pflanzeninhaltsstoffe 110

**3 Von der Therapie mit tierischen Organen
und Ausscheidungsprodukten** 114
Vorwiegend verwendete tierische Produkte 115
Anwendung tierischer Organe aus Brauchtum
und Glauben 122
Die Signatur bei den tierischen Organen 125
Von der Mumia zur modernen Organotherapie 127
Am Anfang stand ein Selbstversuch:
Hoden- und Eierstockextrakte 129
Extrakt der Bauchspeicheldrüse
und Behandlung der Zuckerkrankheit 131
Leber und Leberextrakt 133

**4 Von den Mineralien
zu den chemischen Arzneistoffen** 136
Arzneien aus der Erde 136
Alchemie 146
Arzneien aus dem Reich
der organischen Chemie 171
Die Ära der synthetischen Chemie
und der industriellen Arzneimittelforschung . . . 183

5 Rückblick und Ausblick: Der Tierversuch 218

Literatur 229

Sachverzeichnis 233

Vorwort

Wie selbstverständlich greifen wir bei unseren alltäglichen Mißbefindlichkeiten und Leiden zur Tablette. Diese kleinen »Wohltäter« stehen zu angemessenen Preisen – oder dem Versicherten sogar fast kostenlos – zur Verfügung. Arzneimittel sind für uns Konsumgüter, mit denen man »mühelos«, ohne Aufwand und Verzicht auf Lebensqualität das Wohlbefinden wiederherstellt oder störende Krankheitserscheinungen beseitigt, Helfer, über die man sich sonst nicht viel Gedanken macht. Leicht verliert man so aus dem Auge, daß Arzneimittel ein Kulturgut sind und eine historische Dimension haben. Es gibt keine überzeitlichen Arzneimittel, keine überall und immer wirksame Arzneitherapie. Das hat zwar die Wissenschaft vordergründig immer zu suggerieren versucht, aber Arzneimittel erscheinen auf der Bühne und treten ab. Das wird auch in Zukunft so bleiben. Jede Zeit hat ihre eigenen Arzneien und ihre Mittel für Gesundheit und Wohlbefinden. Sie ergeben sich aus dem jeweiligen Verständnis vom eigenen Körper, aus der Einstellung zur Natur und aus den religiösen Bindungen. Allein das Gebet ist ein überzeitliches Mittel zur Heilung, das keine räumlichen Grenzen kennt.

Die Arzneiwissenschaft unserer Zeit stützt sich ausschließlich auf das naturwissenschaftliche Verständnis, sprich die Mechanik der Lebensvorgänge, während bei vielen Naturvölkern allein die Religion die Wege zur Heilung eröffnet. Ja, auch in unserer Geschichte gab es eine Zeit, in der man meinte, die heidnische, also die antike wissenschaftliche Medizin eines Hippokrates und Galen, die unverkennbar materialistische Züge trug, durch biblische Wunder ersetzen zu können. Es war kein geringerer als Gregor von Tours (gest. 594), der diese Meinung vertrat.

Es wäre sicher töricht, die Erfolge der jeweiligen Heilmittel früherer Zeiten und fremder Kulturen gegeneinander aufrechnen zu wollen. Man kann nicht davon sprechen, daß die moderne Arzneibehandlung wirksamer sei als der archaische Schamanismus. Trotz aller Erfolge gibt es schließlich viele Leiden, die durch unsere Medizin und ihre Arzneimittel nur unbefriedigend zu behandeln sind, bei denen die Kranken vielleicht besser in der Hand von Schamanen aufgehoben wären, oder auch umgekehrt. Wir dürfen darüber hinaus nicht vergessen, daß sich Krankheit und Leiden in den jeweiligen historischen Epochen verschieden dargestellt haben, daß Lebensweise und Gesellschaft Krankheiten prägen, daß Krankheiten im Laufe der Menschheitsgeschichte kommen und gehen und mit ihnen die Mittel zu ihrer Bekämpfung.

Bedenken wir weiter, daß in der Heilkunde auch die Vorstellung von Krankheit und Leiden wechselt. Die Medizin geht – das sollten wir nicht vergessen – bei ihrer Behandlung nicht von der Krankheit, sondern vom jeweiligen Verständnis der Krankheit aus. Die Beschäftigung mit der Geschichte der Medizin muß solche vielfach verschütteten Beziehungen zwischen Kultur, Krankheit und Heilung aufdecken und freilegen, wobei in der Vergangenheit, wie mir scheint, häufig die Geschichte der Arzneitherapie in dieser Betrachtung zu kurz gekommen ist. Der praktische Wert eines solchen Rückblicks ist, daß Arzt und Patient Distanz gewinnen zur eigenen Wissenschaft und zum Arzneimittel, wie es heute fein säuberlich abgepackt von der Industrie geliefert wird. Wir wollen und können nicht auf die Früchte unserer Forschung verzichten, wir sollten uns aber den Blick für andere, auch für die durch die Zeit verschütteten Möglichkeiten der Krankenbehandlung offen halten.

Günther Stille

1 Krankheit und Arznei

Krankheiten und Arzneimittel sind die zwei Seiten einer Medaille. Das heißt, über Arzneimittel läßt sich erst sprechen, wenn man sich über das Verständnis von Krankheit und ihrem Wesen einig ist. Aber ist das wirklich nötig? Wer wüßte nicht, was Krankheit ist! Tatsächlich ist es nicht so einfach, denn jeder geht vom Krankheitsverständnis seiner Zeit aus. So wird das heutige bestimmt von der am Körper orientierten Naturwissenschaft, von der zunehmenden Verarmung an religiösen Bezügen und von der Mentalität des Sozialstaats, in dem das materielle Risiko des Patienten minimiert ist. All das geht in den Begriff der Krankheit ein. Früher hat man die Krankheit anders gesehen und erlebt und entsprechend auch die Arzneibehandlung anders verstanden.

Schamanismus

Wie hat es begonnen? Wie erlebten die Menschen der frühgeschichtlichen Zeit das, was wir heute Krankheit nennen? Um hierauf Antwort geben zu können, brauchen wir nur auf die Naturvölker zu blicken, wie sie zwar heute selten geworden sind, von denen wir aber hie und da noch gesicherte Kunde haben (L. Lévy-Brühl).

Diese Naturvölker betrachten ihre Krankheiten nicht als Ausdruck gestörter Körperfunktionen, sie suchen also nicht wie wir nach objektiven, materiellen Gründen für ihre körperlichen Leiden. Vielmehr meinen sie, daß es fremde Kräfte sind, die ihren Körper aus seinem natürlichen Gleichgewicht bringen: fremde Seelen, Geister, tierische Dämonen oder mythische Wesen. Krankheiten wurzeln tief im Unbewußten. Der Theologe Eugen Drewermann sagt: Die Krankheit »basiert auf einer gestörten, mangelnden oder gar feindlichen Beziehung zu den Mächten der unsichtbaren, jenseitigen Welt des Unbewußten«, die sich uns im Traum darstellen. Krankheit wäre demnach für den »primitiven Menschen« eine Abkehr vom eigenen Traumgesicht, von seinem Unbewußten, also ein Abweichen vom Zentrum seines Lebens. Die Welt gerät so aus der Ordnung, und in diesem Sinne mag man sogar von Krankheit als Sünde sprechen. Dabei bilden Geist und Leib, Übernatürliches und Natürliches für den Naturmenschen noch eine unzertrennbare Einheit.

Zu diesem Krankheitsverständnis gehören die Schamanen, die spirituellen Heiler, die ihre Initiation, ihre Einweihung, durch ekstatische Erfahrungen in Träumen und Visionen, in der Belehrung durch die Geister erhalten. Dabei öffnet sich ihnen die Welt des Unbewußten, die Welt der inneren Bilder, die uns allen gemeinsam sind. Mircea Eliade hat vortrefflich beschrieben, wie »der Schamane vermittels besonderer Techniken danach trachtet, den gegenwärtigen menschlichen Zustand – den des gefallenen Menschen – aufzuheben und die Verfassung des ursprünglichen Menschen, von der uns die Paradiesmythen erzählen, wiederherzustellen.« Der Schamane zeichnet sich nicht durch besondere Kenntnisse aus, sondern allein durch das Wissen um eine Kraft, die ihm im Traum zuteil wurde. Wie der Schwarze Hirsch, der große Schamane der Ogalalla-Sioux Indianer, sagte, ist der Traum eine Reise »in die Welt . . ., wo nichts ist als die Geister aller Dinge ... Das ist die wirkliche Welt, die hinter dieser liegt, und alles was wir sehen, ist nur so etwas wie ein Schatten von jener Welt«. Der Schamane lebt in einer Welt hinter der unseren, in der unsere objektiven Sachverhalte unwesentlich sind. Die Ordnung dieser Welt aber vermittelt er in der schamanischen Sitzung dem Kranken. Im Schamanismus werden Kräfte sichtbar, die bei uns seit langem verschüttet sind und nicht genutzt werden. Allenfalls die Psychotherapie und die Tiefenpsychologie versuchen – leider vielfach vergebens – sie freizulegen und für unsere Zeit nutzbar zu machen.

Auch Kräuter wurden von den Schamanen verwendet. Zu ihnen kommt man aber nur durch das »Große Geheimnis«, durch *Uakan Tanka*, wie Schwarzer Hirsch sagte, und man kann hinzufügen nicht durch eine forschende Wissenschaft. Nach seinem Traum wählt Schwarzer Hirsch die Heilkräuter aus und entsprechend seinen Visionen ordnet er die rituellen Handlungen. In der Welt der Schamanen ist »der Arzt ein Betrüger, der vorgibt, mit Medikamenten einen Menschen heilen zu können, ohne innerlich mit der jenseitigen Welt in Verbindung zu stehen und von ihrer Kraft getragen zu sein.«

In dieser Ordnung haben auch die Rauschmittel ihren Platz, von denen wir noch hören werden. Sie lokkern das geistige Gefüge des Schamanen und erleichtern ihm den Zugang zur jenseitigen Welt, zum eigenen Unbewußten. Auch die Kranken erhalten vielfach Drogen, um in den schamanischen Sitzungen den Reisen ins Unbewußte unbeschwert folgen zu können. Wir treffen hier auf ein völlig anderes Verständnis von den Arzneimitteln: Sie fördern die körperliche Heilung, indem sie den Zugang zum Jenseits erleichtern.

Diese Welt der Indianer, der Jakuten, der Eskimo und anderer noch lebender Naturvölker, war auch die der Frühzeit der Mittelmeerkulturen. Wer erinnert sich nicht

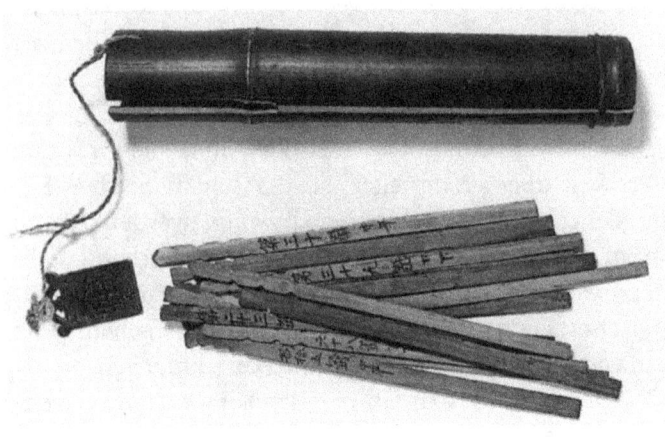

Abb. 1. Bambusbehälter mit numerierten Stäben. Sie wurden in China im Medizintempel zur Auslosung der Rezepte, mit denen man die Kranken behandelte, verwendet. Wellcome Institute for the History of Medicine, London.

an den griechischen Philosophen Plato (427–347 v.Chr.) und an das *Höhlengleichnis* in seiner *Politeia*, wenn davon die Rede ist, daß unsere Welt ein Schatten von jener sei. Plato stand noch auf dem Boden der älteren religiösen Wahrheiten, die er für ewige Wahrheiten hielt. Diese verteidigte er in der Sprache seiner Philosophie gegen die Kritik der alles besserwissenden sophistischen Aufklärung. Es war die Zeit des Tempelschlafs in Epidauros, bei dem die Kranken den Priestern des Asklepios ihre Träume offenbarten und von ihnen zur Heilung geleitet wurden.

Auch im alten China wurde die Arznei für den Kranken im Tempel bestimmt. Das Los entschied die Rezeptur (Abb. 1). Man vertraute dem Wohlwollen der Götter oder, wie wir heute sagen würden, der unbewußten Entscheidung von Priester und Kranken. In unserer Zeit aber sind die »Götter in Weiß« der Spott des aufgeklärten, mündigen und krankenversicherten Patienten.

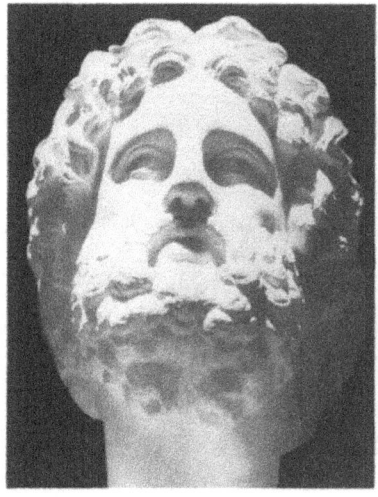 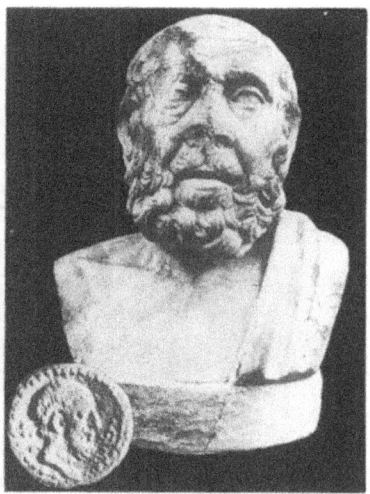

Abb. 2. Hippokrates. Römisch, nach einem Vorbild des 2. Jh. v. Chr.; Bronzemünze, Kos 1. Jh. n. Chr.

Hippokratische Medizin

Das änderte sich mit der legendären Figur des Hippokrates, dem Prototyp aller Ärzte. Er lebte etwa von 450–370 v. Chr. und wirkte auf der ägäischen Insel Kos, wo sich zu dieser Zeit eine bekannte Ärzteschule befand (Abb. 2). Hippokrates und seine Schüler stützten sich in ihrer Lehre auf die alten griechischen Naturphilosophen Anaxagoras, Empedokles und Heraklit. Von ihnen stammte die Lehre von den *4 Elementarqualitäten:* Das Kalte, das Warme, das Trockene und das Feuchte. Aus diesen ergaben sich bei Hippokrates die 4 Kardinalsäfte: Schleim (feucht und kalt), Blut (feucht und warm), schwarze Galle (trocken und kalt) und gelbe Galle (trocken und warm), die nach seiner Vorstellung für die Zusammensetzung des Körpers bestimmend waren. Wenn ihr Verhältnis zueinander gestört sei, komme es zur

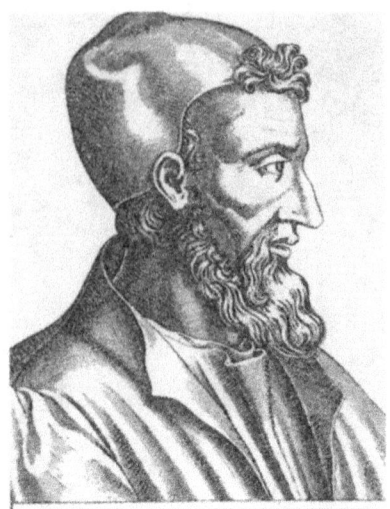

Abb. 3. Claudius Galenus (ca. 129–199 n. Chr.).

Krankheit. Das ist in wenigen Worten die Lehre der sog. Humoralpathologie, der Krankheitslehre von den Säften. Es ging also bei Hippokrates bis in die Neuzeit hinein um die Zusammensetzung der Säfte. Diese charakterisierten den Körper, nicht aber dessen Funktionen, von denen wir heute ausgehen, wenn wir von Körpertemperatur, Blutdruck, Herzfrequenz, Säuresekretion des Magens usw. sprechen.

Die Behandlung beschränkte sich bei Hippokrates darauf, durch eine ausgewogene Diät die gesunde Zusammensetzung der Körpersäfte zu erhalten, kranke Säfte jedoch zu entleeren. In der hippokratischen Medizin findet man dieser Vorstellung entsprechend Arzneimittel zur Förderung der Darmentleerung, der monatlichen Blutung, der Schweißabsonderung, der Nierentätigkeit und zur Reinigung des Körpers durch Erbrechen.

Zusammengefaßt wurde das medizinische Wissen der Antike in dem großartigen Lehrgebäude des Galen von Pergamon (Abb. 3). In seinen Krankheitsvorstellungen und in seiner Therapie stützte er sich ganz auf die Säftelehre von Hippokrates, ging aber in wesentlichen Punkten über den Meister hinaus. So versuchte er nicht nur, die kranken Säfte auszutreiben, er bemühte sich in seiner Therapie, die feine Abstimmung der Körpersäfte zwischen warm bis kalt und trocken bis feucht mit pflanzlichen Mitteln wiederherzustellen.

Paracelsus und die Alchemie

Die galenische Heilkunde mit ihrem Abführen, Entleeren und Ableiten bestimmte nahezu 15 Jahrhunderte die europäische und auch die arabische Medizin. Der erste, der mit den überlieferten Vorstellungen der galenischen Medizin brach, war Paracelsus (Abb. 4). Es sei nicht, wie Galen gelehrt hatte, die warme oder kalte, trockene oder feuchte Qualität einer Pflanze oder eines Minerals, die den therapeutischen Nutzen ausmache, sondern eine dem einzelnen Mittel anhaftende »Tugend«. Diese »Tugend« aber gehöre unveränderlich zu den einzelnen Arzneien, zähle also zu ihrem Wesen. Das war nicht mehr die Lehre Galens. Dabei mag uns die Vorstellung von der »Tugend« sogar vertraut erscheinen und uns an die therapeutische Wirksamkeit unserer Arzneimittel erinnern; aber Paracelsus entlehnte den Begriff der »Tugend« der Alchemie: Für sie war die »Tugend« die verborgene Wirkung in der Arznei, die der Adept erst im »Feuer des Laboratoriums« freisetzen mußte. Dabei erwies das dargestellte Mittel bereits in der Retorte seine Heilkraft. Vermochte z. B. die Substanz die Metalle in der Retorte zu wandeln, so hatte sie auch die »Tugend«, den menschlichen Körper zu verändern und zu heilen. Dabei muß uns auffallen, daß sich die moderne Naturwissen-

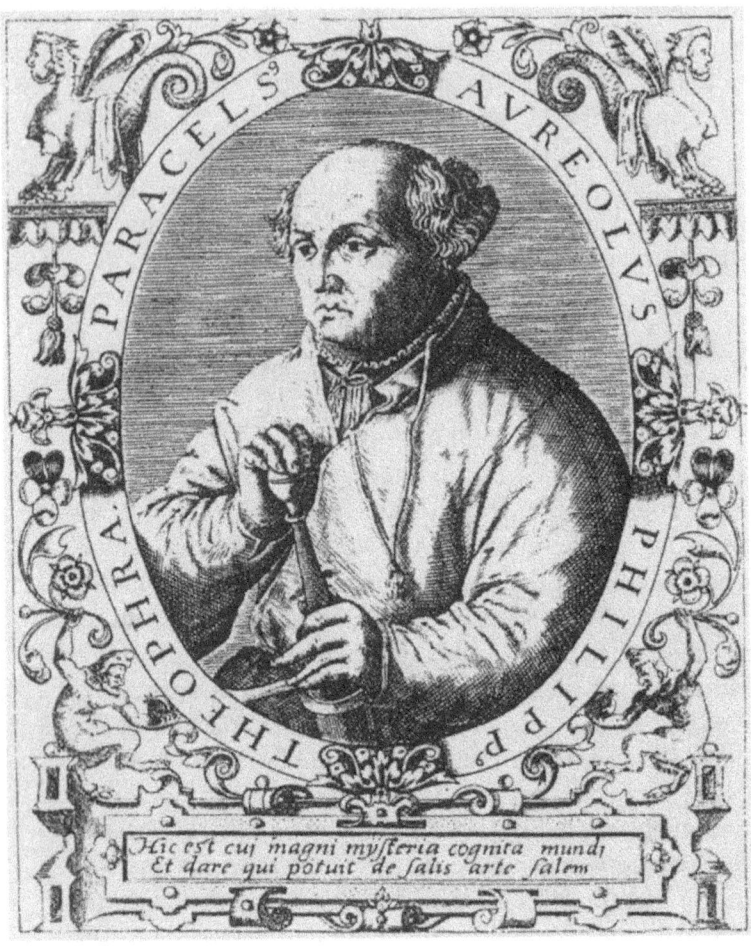

Abb. 4. Theophrast von Hohenheim (Paracelsus, 1493–1541). Kupferstich 1597/98.

schaft in diesem Punkt der Alchemie nähert, für die in gleicher Weise die Krankheit im chemischen Prozeß liegt und die ebenso versucht, die Krankheitsvorgänge im Reagenzglas darzustellen. Ja, sogar die Arzneiwirkung meint man heute, wie in der Alchemie, in chemischen Vorgängen, also außerhalb des Körpers, erfassen und prüfen zu können. Nach den Vorstellungen der damaligen Zeit entsprach dabei die Krankheit des menschlichen Mikrokosmos den Vorgängen in der großen Natur, im Makrokosmos, und war nur ein Gleichnis der Vorgänge in der Retorte des Alchemisten.

Thomas Sydenham und die Krankheitsbilder

Eine entscheidende Wendung erhielt die Medizin durch Thomas Sydenham (1624–1689), den man auch den englischen Hippokrates nannte. Er war ein einfacher Praktiker in London, und doch hat er der Medizin einen Impuls gegeben, der ihren weiteren Weg entscheidend bestimmt hat.

Sydenham war der erste neuzeitliche Arzt, der in der Krankheit das Sich-Wiederholende, das Sich-immer-gleich-Darstellende erkannte. Es wurde bei ihm zur ärztlichen Aufgabe, aus den mit den Sinnen erfaßten Zeichen der Krankheit, den Symptomen, ein Bild zu formen und darin das Wesentliche der diagnostischen Leistung zu erkennen. Die Krankheit wurde in diesem Verständnis zu einer Einheit, die sich immer und überall in gleicher Weise zeigte, wie die Species, die Art, bei Pflanzen und Tieren. Das Wesen der Krankheit drückte sich ihm ebenso in der Zuordnung zu einer Art aus, wie sich das Wesen der einzelnen Pflanze und des einzelnen Tieres in der Art zeigte. Es war wohl nicht von ungefähr, daß Sydenham zu dieser Erkenntnis bei der Beobachtung sich wiederholender, jahreszeitlicher Krankheitsbilder kam. Sydenham hat der Medizin die Vorstellung von den einheitlichen Krankheitsbildern geschenkt, ohne die wir in der Medizin heute völlig hilflos wären. So beschrieb er das Wechselfieber (Malaria), den Scharlach, die Masern, die Diphtherie, den Gelenkrheumatismus, den Hexenschuß, den Veitstanz, den Typhus, die Gicht und die Lungenschwindsucht.

Im Zusammenhang mit der Krankheitsspezies ist bei ihm auch der Begriff einer »spezifischen Therapie« zu finden: die *Spezies* war die Krankheitseinheit, das sich immer wieder reproduzierende Krankheitsbild. Die *spezifische Therapie* aber richtete sich auf eben dieses Krankheitsbild und stand im Gegensatz zur sog. symptomatischen Behandlung mit Abführ- und Brechmitteln oder mit harn- und schweißtreibenden Mitteln. Sydenham aber zweifelte, ob bei den damals bekannten Krankheiten überhaupt schon eine spezifische Behandlung möglich sei. Er vertrat die Meinung, daß allein die Chinarinde bei Wechselfieber (Malaria), eine spezifische Behandlung darstellte. Womit er auch nach heutiger Sicht Recht gehabt hat. Allenfalls hätte man damals noch die übliche Verwendung von Quecksilber bei Syphilis nennen können. Sonst gab es tatsächlich damals keine spezifischen Arzneimittel.

Das Verständnis der Erkrankung als wesenhafte Einheit, wie sie Thomas Sydenham verstanden hat, wurde durch die im 18. Jahrhundert aufkommende pathologische Anatomie vertieft. Sie bestätigte am toten Organ die Einheitlichkeit der beschriebenen Krankheitsbilder; ihr Befund wurde bei Giovanni Battista Morgagni (1682–1772) zum Kriterium für die ärztliche Diagnose. Man begann die Krankheit von der Leichenöffnung her zu verstehen.

François Broussais und die physiologische Medizin

Aus der Lehre Descartes und der Aufklärung heraus, daß der Körper des Menschen eine Maschine mit vielen Funktionen sei, entwickelte sich dann Ende des 18. Jahrhunderts ein neues Krankheitsverständnis, das sich gegen die Betrachtungsweise von Sydenham richtete.

François Joseph Victor Broussais (1772–1838), der große ärztliche Revolutionär, versuchte mit aggressiver Schärfe und rhetorischer, nicht immer sachlicher Polemik, das System von den Krankheitsbildern zum Einsturz zu bringen. Er vermochte nicht wie Sydenham, in den Krankheiten sich immer in gleicher Weise wiederholende Bilder zu sehen, die Organschäden zur Ursache hätten. Er hatte auf den Feldzügen Napoleons als Arzt Tausende von kranken Soldaten behandelt und, wenn sie starben, ihren Leib geöffnet. Dabei kam er zu der völlig neuen Einsicht, daß die Krankheiten nur Abweichungen von normalen Körpervorgängen seien, Modifikationen physiologischer Abläufe. Er wollte nichts von fixen Krankheitsbildern wissen. Krankheiten hätten kein »wirkliches Sein«, keine Realität, und der Arzt solle den üblichen Krankheitsbezeichnungen mißtrauen, die willkürlich seien. Was man am Krankenbett beobachte, seien individuelle Krankheitsformen und -verläufe: Es gebe letztlich ebensoviele Krankheiten wie Kranke, und man müsse jeden Patienten als ein Individuum betrachten. Nicht einmal Tuberkulose und Typhus seien feste Krankheitsbilder, sie seien nur Entzündungen (Phlogosen) bestimmter Art.

Dieser Vorstellung von den Krankheiten entsprach auch seine im wesentlichen auf die allgemeine Befindlichkeit gerichtete Behandlung. Vor allem war der Kranke auf eine möglichst strenge, flüssige Diät zu setzen, selbst dann, wenn sein Appetit unverändert erschien. Allein Limonade war erlaubt. Zur Beseitigung der Entzündung wurden die Kranken zur Ader gelassen, oder man setzte noch besser lokal einige 10 Blutegel, ferner wurden blasenziehende Mittel, Schröpfköpfe, Moxa, warme Fomentationen und im Sommer kalte oder eisige Wickel verordnet. Sehr setzte sich Broussais auch für Bewegung und Sport ein. Dieses Therapieschema, das alle eingreifenden, von den Zeitgenossen so beliebten Arzneien mied und dem jeder Ansatz einer »spezifischen« Behandlung fehlte, wurde zum Symbol des Broussaisschen Systems, das sich durch sparsamsten Einsatz von Arzneimitteln auszeichnete, wegen der massiven Aderlässe, dem »Vampirismus«, und der Unzahl verwendeter Blutegel jedoch in Verruf geriet. Broussais hat sein Dogma mit Verbissenheit vertreten und seine Gegner ohne Rücksicht auf alte Freundschaften erbarmungslos attackiert. Das Aufsehen, das er in der französischen Öffentlichkeit erregte, war ungeheuer.

Mitte des 19. Jahrhunderts kam auch in Deutschland die Wende. Eine Gruppe junger Hochschullehrer unter der Führung von C. A. Wunderlich in Tübingen erhob sich ebenfalls gegen die Krankheitsvorstellung von Sydenham, und das nicht weniger militant als einige Jahrzehnte vor ihnen Broussais in Frankreich. Auch sie wendeten sich gegen die herkömmliche und verbreitete Anschauungsweise, nach der die Erkrankung nicht als ein Zustand des Organismus betrachtet wurde, sondern die in ihr ein fremdes Wesen sah, eine feindliche Macht, die sich im Krankheitsbild ausdrückte und die mit dem Organismus stritt, gegen die man den Körper unterstützen mußte, die entweder obsiegte und das Individuum tötete oder bezwungen werden konnte. Nein, die Krankheit sei vielmehr eine Störung in den Körperfunktionen, die bei jedem Patienten anders aussehe. Auch ihre Therapie war, wie bei Broussais, bei sparsamster Verwendung von Arzneimitteln abwartend und vorsichtig. Aus dieser physiologischen Medizin wuchs die naturwissenschaftliche Medizin unseres Jahrhunderts.

Die letzten 150 Jahre in der Medizin sind gekennzeichnet durch die geistige Auseinandersetzung zwischen der Krankheitslehre von Sydenham einerseits, deren Vertreter die Krankheitsbilder behandeln und die Patienten in Gruppen unter entsprechenden Krankheitsnamen zusammenfassen, und den physiologisch orientierten Ärzten andererseits, die die gestörten Funktionen des Körpers behandeln. Vielfach ist man sich dieser Spannung gar nicht bewußt. Als Beispiel für die beiden Auffassungen behandeln die einen den Diabetes, die Zuckerkrankheit, und die anderen den gestörten Kohlehydratstoffwechsel. Das mag sophistisch klingen, ist aber fundamental für die Medizin, wie vor allem die Zukunft lehren wird.

Die heutige Medizin

Heute neigt sich nicht nur die Waage zu Sydenham, ja sie schlägt weit darüber hinaus. In der Administration der Krankenkassenmedizin droht die anschauliche individuelle Diagnose mehr und mehr zu abstrakten Krankheitsbegriffen, wie sie in der sog. Dezimalklassifikation der Weltgesundheitsorganisation formuliert sind, zu erstarren. Der Arzt ist gehalten, seine Diagnose in eine vorgegebene Form zu gießen. Dabei verschwindet der einzelne Patient hinter der normierten Diagnose und taucht anonym in einer statistischen Gruppe unter.

Ähnlich bei den Arzneimitteln! Sie sind heute nicht mehr empfindliche Instrumente in der sensiblen Hand des Arztes, um krankhafte Funktionen des Körpers zu korrigieren, nein, sie sind, wenn sie zu ihm gelangen, bereits mit einer sog. Indikation versehen, die vom Staat verbrieft und besiegelt wurde. Diese Indikationen sind fixe Krankheitsbegriffe im Sinne von Sydenham, mit denen verbindlich festgelegt wird, bei welchen Krankheitsbildern das jeweilige Präparat zu verwenden ist. Eben unter diesen Krankheitsbegriffen wurden zuvor Gruppen von einzelnen Patienten zusammengefaßt, an denen das jeweilige Mittel mit statistischen Methoden geprüft wurde. Dem Arzt aber ist es nicht gestattet, in seiner Therapie über diese an statistischen Gruppen festgelegten Indikationen hinauszugehen. Jede individuelle Bewertung des Patienten ist gefährdet, und jede eigene Handhabung des Arzneimittels ist für den Arzt unzulässig. So verwendet der geduldige Arzt das Medikament eben nach den Angaben in den offiziellen Listen, und er braucht sich so weiter keine Gedanken über dessen Wirkung zu machen. Es ist ja alles vom Staat gerichtet, der durch seine Fürsorge die Macht über alle entfaltet. Der Weg zu einer erstarrten und normierten Arzneitherapie ist in unserer Gesellschaft unabwendbar vorgeplant.

2 Der Weg der Phytotherapie

Noch vor kurzem lagerten in unseren Apotheken pflanzliche Arzneien aus allen Erdteilen und aus allen Zeiten der Menschheitsgeschichte. Jede Epoche, jede Entdeckungsfahrt und jede Eroberung bescherten neue Heilpflanzen und Drogen. Die Suche nach ihrer Herkunft führt uns auf einen dornenreichen Pfad. Wir stoßen auf die vielfältigsten Bezeichnungen, eine verwirrende Fülle von Namen in den verschiedenen antiken und modernen Sprachen.

Schwierig ist es auch, die Verwendung der Drogen bei den Naturvölkern und frühen Kulturen zu ergründen. Waren doch die Krankheiten, von denen unsere heutige Medizin spricht, damals unbekannt. Zu behandeln waren in erster Linie Verletzungen in Folge von Kämpfen und Unfällen. Krankheiten in unserem Sinn waren selten, da die Menschen früh an akut verlaufenden Infektionen, im Kindbett, bei Unfällen, auf der Jagd oder im Kriege starben. Sie erreichten gar nicht erst das Alter, in dem unsere meist schleichend verlaufenden Krankheiten aufzutreten pflegen. Andererseits wurden die seltenen Fälle von Krankheiten nicht als solche erkannt, oder man hielt sie letztlich für Hexenwerk, wie heute noch bei Naturvölkern.

Arzneipflanzen wurden so vor allem in der Wundbehandlung verwendet. Darüber hinaus meinte man in früheren Zeiten, daß viele unserer heutigen Heilpflanzen magische Kräfte vermittelten; sie waren Werkzeuge okkulter Praktiken, wie die *Alraune,* die *Orchideen,* die auch als »Alraunen des Nordens« bezeichnet wurden, die *Blutwurz* oder *Tormentilla,* die *Zaunrübe* oder *Bryonia,* der *Aronstab* oder *Arum,* die *Pfingstrose* oder *Paeonia,* die *Mistel* oder *Viscum* u. a. Darüber hinaus treffen wir bei Naturvölkern und frühen Kulturen immer wieder auf die Verwendung von Drogen als Rauschmittel, als Mittel zur Steigerung der Fruchtbarkeit (nach Aphrodite, der Göttin der Liebe, *Aphrodisiaka* genannt) und auf Mittel zur Abtreibung der Leibesfrucht. Die heutige Art der Verwendung von Arzneimitteln ist erst wenige hundert Jahre alt, nur ein Augenblick in der langen Geschichte der Nutzung pflanzlicher »Heilkräfte« durch den Menschen.

Am Anfang war der Rausch

Rauschdrogen und Arzneien sind Geschwister. Die berauschenden Mittel von unserer *Alraune* bis zum *Peyotl* der Indianer sind »Pharmaka«, mit denen das »rezeptive Gefüge« des Gehirns, die Verarbeitung von Eindrükken, gelockert wird. Sie schaffen dem Geist die Leere, die in den Kulturen von der Gestaltungskraft des Mysten, des Priesters oder des Schamanen mit Formen und Klängen erfüllt wird. Die Drogen machen die Bühne frei für numinöse Mächte und archetypische, göttliche Bilder. Das, was sich auf dieser Bühne zuträgt – so sagte Sallust –, hat sich nie zugetragen, aber ist immer. Immer ist es, weil es aus der Tiefe der eigenen Seele kommt und diese entlastet. Im Rahmen der kultischen Zeremonie führt der Rausch zur seelischen Stabilisierung und damit zur Gesundung der Gläubigen. Fehlt aber die gestaltende Kraft der kultischen Zeremonie, den leeren Raum sinngebend zu erfüllen, so drohen diabolische Gestalten mit allen Ängsten, wie wir es aus der Drogenszene unserer Tage kennen: der Horrortrip.

Heilige Pflanzen waren nicht selten Rauschdrogen und wurden in kultischen Handlungen verwendet. So war vor mehr als 4 Jahrtausenden der zentralasiatische Raum von Völkerschaften besiedelt, in deren religiösen Bräuchen der *Fliegenpilz* eine Rolle spielte. Noch bis in die jüngste Zeit wurden bei sibirischen Völkern zu kultischen Handlungen von den Schamanen, den Sehern und Seelenführern, Fliegenpilze verwendet. Im Rausch folgte die Seele der Schamanen den entfliehenden Geistern der Kranken und Sterbenden auf ihren langen Reisen ins Jenseits und in die Unterwelt. Den kultischen Gebrauch des Fliegenpilzes aber nahmen die Indoarier im 2. vorchristlichen Jahrhundert, als sie das Industal eroberten, aus Zentralasien in ihre neue Heimat mit. Es spricht sehr viel dafür, daß das *Soma,* das sakrale Getränk der RgVeda (eine heilige Schrift der Veden), aus dem Fliegenpilz gewonnen wurde. Es heißt nämlich in der RgVeda, daß die göttliche Pflanze weder Samen, noch Blüten, Blätter oder Wurzeln habe und daß sie hoch in den Bergen wachse, was dort ganz auf den Fliegenpilz zutrifft. Im Verlaufe der vedischen Liturgie trinken Indra und sein Wagenlenker in Gestalt des hohen Priesters das Soma, die Fliegenpilzzubereitung. Man sprach davon, daß das Soma im Körper des Gottes oder seines Priesters »filtriert« werde; das Filtrat aber, der Harn, solle vollständig und geläutert die berauschende Kraft des Fliegenpilzes enthalten. Tatsächlich wird der uns heute bekannte berauschende Inhaltsstoff des Fliegenpilzes unverändert und voll wirksam im Harn ausgeschieden. Die vedischen Priester haben das bereits gewußt, auch die sibirischen Hirten und die Inari-Lappen, die den Harn ihrer häufig pilzefressenden Rentiere als berauschendes Getränk schätzten. Die Heiligung des Harns, seine Nutzung als kultisches Getränk und in der Therapie wird uns noch in weiteren Kulturen begegnen.

Ein dem Soma ähnliches Getränk finden wir auch in der Avesta, dem heiligen Buch des persischen Zoroaster (Zaratustra, 600 v. Chr.), das *Haoma*. Es spricht vieles dafür, daß es sich auch hierbei um eine Fliegenpilzzubereitung handelte; offenbar wurde also der Gebrauch des Fliegenpilzes beim Durchzug der Indoarier durch das östliche Hochland Irans zurückgelassen. Die Religion des Zoroaster überlebt noch heute in der Gemeinschaft der indischen Parsen, denen nachgesagt wird, daß sie in ihren religiösen Riten Stierharn trinken.

Eine späte synkretistische, vorherrschend gnostische Form des zoroastrischen Glaubens war der Manichäismus (benannt nach seinem Begründer Mani, geb. 216 n. Chr.). Um das Jahr 700 n. Chr. gelangte die Religion des Mani nach China, wo es in den »fremdenfeindlichen Polizeiakten« von ihren Anhängern heißt: »Was sie essen, ist immer der rote Pilz, *hung hsün*. Sie betrachten den Harn als rituelles Wasser und benutzen es für ihre Waschungen.« Übrigens stand der heilige Augustinus vor seiner Bekehrung zum Christentum dieser Sekte nahe Auch er berichtete in *De moribus Manichaeorum* vom Pilzgenuß in ihren Ritualen.

Auch bei den mexikanischen Inkas war das kultische Rauschmittel ein Pilz (Abb. 5), der *Teonanacatl (Psilocybe mexicana)*. Er wird heute noch von den mazatekischen Schamanen der Sierra Madre bei der Krankenheilung verwendet und gilt den Indios als das auf der Erde zurückgebliebene Blut Christi; das Zermoniell wird vom *Vater unser* eingeleitet und ähnelt einer Kommunion. Ist die berauschende Wirkung der Pilze eingetreten, beginnt mit dem Schamanen die gemeinsame Reise. Die bösen Geister werden vertrieben und das Gleichgewicht zwi-

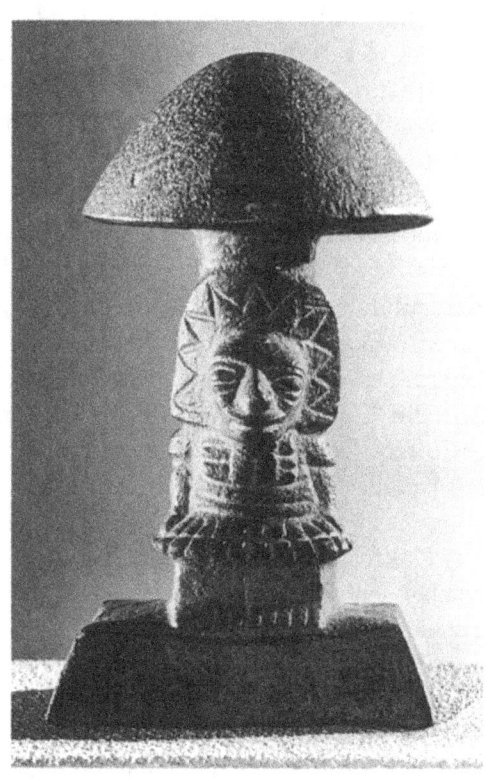

Abb. 5. Gottesstatue der Maya in Pilzform, 300–700 n. Chr.; Sandoz Archiv.

schen Gott, menschlicher Gemeinschaft und Natur wiederhergestellt. Aus dem Teonanacatl hat die moderne Wissenschaft 2 psychotrope, rauscherzeugende Stoffe isoliert, das Psilocybin und das Psilocin. Doch weder die Erforschung der psychotropen Wirkung dieser Stoffe, noch der Selbstversuch unserer Wissenschaftler geben einen überzeugenden Eindruck von der offensichtlichen kultischen Kraft der Droge für die Indios. Das Erlebnis bleibt für den rationalen Wissenschaftler vergleichsweise flach und wird häufig von Mißempfindungen beherrscht.

Ebenfalls aus dem präkolumbianischen Mexiko stammt der Kult des *Peyotl,* eines Kaktus, der wissenschaftlich *Lophophora Williamsi* genannt wird. Sein Inhaltsstoff ist das bekannte Meskalin. Jedes Jahr im Oktober zieht eine Gruppe von Huichol-Indianern etwa 400 km weit, um den heiligen Kaktus, den *Hikuli* zu sammeln. Ihr zeremonieller Zug ist voller religiöser Assoziationen, da zu dieser Zeit auch die Götter auszögen, den Peyotl zu suchen, und man ihnen ständig in Bergen, Steinen und Quellen zu begegnen meint. Die Nächte der Pilger gehören der Peyotl-Zeremonie, und hier auf dem Zug wurden in Visionen die Entscheidungen für die Zukunft des Stammes getroffen. Dem Kaktus näherte man sich vorsichtig und mit ritueller Unterwürfigkeit, war es doch die Pflanze des Sonnen- und Feuergottes, vielleicht sogar der Gott selbst. Der Kaktus erzeugt bei den Schamanen die Visionen, die wie bei den sibirischen Sehern, das stabilisierende Element der Gemeinschaft waren. Den Curanderos aber, den Heilkundigen und Schamanen des Stammes, gibt Hikuli im Rausch die Kräfte, den Kranken zu heilen. Der Pilz, der den visionären Rausch erzeugt, wird hier im wahrsten Sinne des Wortes zu einem Heilmittel: er stellt den ganzen, den heilen Menschen wieder her. Dabei ist es für die numinöse Wirkung unwichtig, ob nur der Schamane oder auch der Kranke die Droge genießt. In allen diesen Fällen steht der Genuß der Droge in einem kulturellen Bezug.

Aphrodisiaka: die »Liebesblumen«

Zu allen Zeiten hat man Kräuter gekannt, die die Liebe anregen oder die Zuneigung einer bestimmten Person wecken sollten. In deren Gebrauch wurde nichts Böses gesehen, stand ihre Wirkung doch in Beziehung zur Fruchtbarkeit, die in vielen Kulturen göttliche Verehrung genoß.

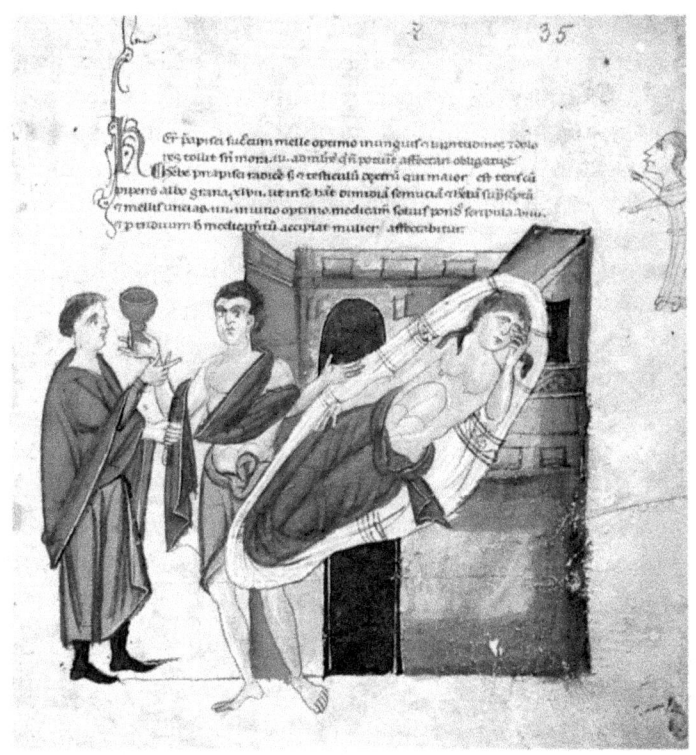

Abb. 6. »... wenn jemand einer Frau nicht beischlafen kann ...« Mittelalterliche Darstellung zum Sartyrion, Satyrskraut, oder Priapiscus, eine nicht mehr bestimmbare Knabenkrautart (Orchidee). Cod. Vindobonensis 93.

Orchideen

Hierher gehören vor allem die Orchideen, die in der Liebe eine lange Geschichte haben und beziehungsreich auch *Satyrion* (von Satyren, den phallischen Waldgeistern im Gefolge des Dionysios) oder *Priapiscus* genannt wurden (Abb. 6). Nach der griechischen Mythologie soll die erste Orchidee auf den Sohn einer ausschweifenden Nymphe zurückgehen. Während eines Dionysios-Festes vergewaltigte er eine Priesterin und wurde deshalb getötet, auf die Bitte seines Vaters hin aber in eine Orchidee verwandelt, um als ein sinnenerregendes Gewächs erotisch schwachen Männern zu dienen. Auch im Keltischen heißt die Orchidee nach einem Elfenwesen, das die sexuelle Potenz des Mannes erregte, sinnvoller Weise ura (oro, sich erhebend).

Die Phantasie wurde beflügelt von der Form der Wurzelknollen vieler dieser sog. Knabenkräuter, die nach ihrer Form mit den menschlichen Genitalien, meistens mit den Hoden verglichen wurden. Orchis, und davon Orchidee, ist eben der Hoden. Hinzu kommt bei einigen dieser Pflanzen der bocks- oder moschusähnliche Geruch, wie bei *Orchis mascula* (Bocksgeil) oder *Himantoglossum hircinum* (Geilwurz). Aber auch der *Frauenschuh*, der Faserwurzeln und keine Knollen besitzt, war vielleicht wegen seiner Blütenform als Aphrodisiakum im Gebrauch, in den USA als lady's-slipper vor allem bei Frauen.

Wie hier hat der Volksmund in allen Sprachen den unschuldigen und prächtigen Orchideen eine Unzahl mehr oder minder obszöner Bezeichnungen beigelegt, wie Liebesblume, Venusbloem, Fotzzwang, Guckuck, Stier-, Ochsen- und Knabenkraut, in Frankreich herbe de jeune vache, schweizerisch Pfaffehödli, amerikanisch Adam-and-Eva-Root oder John-the-Conqueror und viele andere. Ein englischer Autor der puritanischen Zeit des vorigen Jahrhunderts entschuldigte sich ausdrücklich, die volkstümlichen Namen der Orchideen den Lesern seines Wörterbuchs der Pflanzennamen nicht zumuten zu können.

Die Aufgabe, die ihnen der Mythos zugedacht hatte, erfüllten die Orchideen offenbar bereits in der Antike, wie die wissenschaftlichen Darstellungen der berühmten Botaniker und Ärzte Theophrast und Dioskurides bezeugen. Dioskurides sagte:

»Die zwiebelähnliche Wurzel soll man gebrauchen, wenn man mit einer Frau Beischlaf haben will, denn man sagt, sie rege die Lust dazu an.(...) Es wird weiter erzählt, wenn die Wurzel in der Hand gehalten wird, entflammt die Liebesbegierde noch mehr als wenn sie mit Wein eingenommen wird.«

Auch im germanischen Altertum wurden die Knollen der Knabenkräuter als Liebesmittel verwendet. In einer Sagaerzählung erhält ein junger Mann den Rat, er solle der launischen Königstochter einige gewisse Wurzeln schenken, denn

»Wenn sie diese unter ihrem Kopf legt und darauf schläft, wird sie dich lieben wie ihr eigenes Leben.«

Es kann hier nur ein Knabenkraut gemeint sein.

Das ganze Mittelalter hindurch erfreute sich das Knabenkraut als Liebesmittel ungebrochener Beliebtheit, und die frommen Brüder in den Klosterapotheken hatten an der Überlieferung und Verbreitung offenbar keinen geringen Anteil. Ja, auch in den öffentlichen Bädern, in denen es sehr locker zugegangen sein dürfte, sollen Knabenkräuter zur Anregung der Fleischeslust verwendet worden sein. Es ist noch bei Otto Brunfels (1498–1534) das Mittel, das

»die mann freydig machet, und wol gerüst zu dem kampff den der HERR Adam und Evam leeret da sye bey einander im garten waren.«

Mit viel weniger Feingefühl heißt es dann 1664 bei einem englischen Autor, daß im Cobham-Park in Kent genug Orchideen wüchsen, um sämtliche Seemannsweiber in Rochester zu befriedigen. Im 19. Jahrhundert geht die große Zeit der Knabenkräuter vorüber. Das fast 2000jährige großartige Luftschloß der Liebestränke aus Orchideen verwehte im kalten Wind der Aufklärung und der ihr folgenden lustfeindlichen Naturwissenschaft: Ihre Verwendung als Aphrodisiaka hat nach den heutigen Vorstellungen keine pharmakologische Grundlage. Es bleibt schließlich nur die Orchidee als prächtige Blume, die eine Verehrung ausdrückt.

Andere Pflanzen

Etliche Vorstellungen aus dem uralten Alraunen-Glauben sind ohne Zweifel auch auf Orchideen übertragen worden; die Orchideen sind eben die »Alraunen des Nordens«. Aber die Vorstellungen gingen auch auf andere Pflanzen über, wie den Aronstab *(Arum maculatum)*, der von einer Hülle umgeben die *Immissio penis* illustriert, und in einem englichen Hirtengedicht von 1601 heißt es:

»...they have eaten so much Wake Robin *(=Arum maculatum)*, that they cannot sleep for love«.

Das phallische Bild war auch bei anderen Pflanzen für die Verwendung als Aphrodisiakum leitend. So bei der Gichtmorchel *(Phallus impudicus)* oder beim Hirschtrüffel *(Boletus cervinus)* oder auch Hirschbrunst, der mit seinen hodenähnlichen Fruchtkörpern dort gedeihe, wo der Hirsch seinen Samen verloren habe. Auch zwischen der Orchisknolle und der ebenfalls als Aphrodisiakum verwendeten Zwiebel bestehen volksmedizinische Entlehnungen. Hierher gehört auch die entsprechende Verwendung der Kartoffelknolle, der Möhrenwurzel, der Ginsengwurzel, der Blutwurzel, der Baldrianwurzel, die auf norwegisch hu(g)vendel heißt (eine, die Lust wendet).

Auch beim echten Labkraut *(Galium verum)* deuten schon die Namen wie» unser Frauen Bettstroh«, »Lady's bed« etc. auf einen Gebrauch dieser »Zauberpflanze« als Aphrodisiakum hin. Sie wurde auch ins Wochenbett gelegt.

Die Moorbeere *(Vaccinium uliginosum)*, deren Beeren paarweise sitzen und kleinen Hoden gleichen, wurde ebenfalls als Aphrodisiakum verwendet. Weitere Pflanzen mit diesem Ruf sind, wie nach ihrer Bezeichnung zu erahnen, der Feld-Mannstreu und der Liebstöckel. Pharmakologisch gibt es für die liebeerregende Wirkung bei all diesen Pflanzen keinen wissenschaftlichen Anhalt. Aber über jede pharmakologische Wirkung hinaus waren Liebe und Fruchtbarkeit zu früheren Zeiten nicht selten Objekte der Magie. So ist der gemeine Beifuß *(Artemisia vulgaris)* unserer Wegränder und Schuttplätze gar nicht so gemein und wurde unter Anrufung von Donner- und Regengöttern schon in ältesten Fruchtbarkeitsriten verwendet. Nach einer griechischen Zauberschrift führt er zu Freundschaft und Liebe. Die Herkunft des Namens *Artemisia* ist zwar umstritten, man kann aber wohl davon ausgehen, daß er auf Artemis zurückgeht, die griechische Göttin der Jagd. Wichtiger noch, Artemis war auch die Anführerin der Nymphen und in Kleinasien eine Fruchtbarkeitsgöttin. Außerdem wurde sie von den Wöchnerinnen in ihrer Not angerufen. Bis in unsere Zeit ist in der Volksmedizin der Beifuß, die Pflanze der Artemis, ein Mittel der Frauen. Ihm nah verwandt ist die *Artemisia absinthii*, die Absinthpflanze, die ein gefährliches Gift enthält, das als Abtreibungsmittel verwendet werden kann.

Abortiva

Die Fruchtabtreibung war bereits in frühesten Kulturen bekannt. Schon um 2700 v. Chr. wurden entsprechende Drogen in der großen chinesischen Materia Medica Pên-ts'ao erwähnt, und der bekannte Toxikologe

Louis Lewin nennt 300 Drogen, die in dieser Weise mißbräuchlich verwendet wurden.

Der Sadebaum und verwandte Abortiva

Eines der bekanntesten Mittel zur Abtreibung der Frucht ist der unserem Wacholder verwandte Sadebaum *(Juniperus sabina),* der im Mittelmeerraum wild wächst, bei uns aber nur in Gärten und auf Friedhöfen vorkommt. Wie es heißt, sind die Sadebaumzweige »die Krone der heimlichen Schäferstunden«, aber manches »früh verwelkte Gesicht, mancher totalzerrüttete Organismus einer einstigen Dorfschönen« geht auf seinen Gebrauch zurück.

»Wenn ich«, so berichtet im 18. Jahrhundert ein Göttinger Professor, »aufs Land reisete und an einem Dorfgarten vorbei kam, in welchem ich einen Sewen-Baum oder -Busch sahe, so wußte ich aus vielen Fällen, wo meine Vermutung eingetroffen war, daß der Garten dem Barbierer oder der Hebamme des Dorfes gehöre.(...) Betrachtet man diese Bäume oder Stauden, so sind sie gewöhnlich der Krone beraubt oder verkrüppelt, weil sie so oft berupft, auch mitunter bestohlen wurden.«

Der Sadebaum ist bereits in der altägyptischen Materia Medica des Papyrus Ebers genannt. Die Verwendung als Abortivum taucht im Mittelmeerraum jedoch erst im 1. nachchristlichen Jahrhundert bei Plinius und Dioskurides und wenig später auch bei Galen auf. Zumal der Sadebaum in Kleinasien beheimatet ist, verwundert es nicht, daß seine Verwendung den großen arabischen Ärzten des Mittelalters, die in der Tradition von Galen standen, vertraut war.

Durch Mönche und Missionare kam der Sadebaum dann in karolingischer Zeit aus Italien ins Land der Franken, also nach Zentraleuropa. Sicher kannten die Mönche aus den Schriften von Galen die zwielichtige Verwendung des Strauchs, aber wir haben aus den mittelalterlichen Schriften keine Kenntnisse vom Gebrauch des Sadebaums als Abortivum. Die berühmte Äbtissin Hildegard von Bingen (1099–1179) erwähnte ihn zwar als Heilpflanze, aber nicht zur Abtreibung. Offenbar hat die Klostermedizin verstanden, die der Kirche unannehmbare Indikation dieser Pflanze geheim zu halten und so ihren Mißbrauch für Jahrhunderte zu verhüten.

Erst im 15. Jahrhundert, also in der Renaissance und mit Lockerung der Sitten, scheint man den Sadebaum zur Fruchtabtreibung verwendet zu haben, und zwar zunächst im Frankreich Ludwig XI. Der Ende des 15. Jahrhunderts eingeführte Buchdruck sorgte dann für eine rasche Verbreitung des Wissens um die Heilpflanzen; in allen großen Kräuterbüchern dieser Zeit findet man jetzt den Sadebaum und auch seine Verwendung als Abortivum, allerdings vielfach verbunden mit Warnungen. So sagt der Kräuterbuchautor Hieronymus Bock:

»die Meßpfaffen und alte huren geniessen des Seuenbaums am besten.(...)zuletzt so verführen sie die jungen huren/ geben jnen Seuenpalmen gepülvert/ oder darüber zu drinken/ dadurch vil kinder verderbt werden. Zu solchem handel gehört ein scharpfen Inquisitor und meister.«

Man forderte also schon damals kirchliche oder staatliche Maßnahmen gegen den Mißbrauch der Pflanze. Aber erst im 18. Jahrhundert hat dieser dann offenbar solche Formen angenommen, daß es zu öffentlichen Warnungen und schließlich wie in Österreich zum Verbot des Sadebaumanbaus und des Vertriebs entsprechender Zubereitungen kam. Heute kennen wir nun die Pharmakologie der Pflanze und wissen, daß seine Blätter und Gipfeltriebe in ihrem ätherischen Öl ein gebärmutterwirksames Gift enthalten, das *Sabinol*. Ein sehr ähnliches finden wir auch im Lebensbaum, im Rainfarn und im Wermut, das *Thujon*. Die gleiche Wirkung hat auch das *Apiol* im ätherischen Öl der Petersilie und das *Myristicin* der Muskatnuß. Alle diese Gifte führen zu schweren Schäden beim ungeborenen Kind und zum Fruchttod.

Wacholder

Wohl noch weiter zurück als die Verwendung des Sadebaums und der anderen genannten Abortiva geht die Nutzung des botanisch verwandten Wacholders. Selbst von den Eskimofrauen in Grönland wissen wir, daß sie bei Bedarf reichlich Tee aus dem Zwergwacholder trinken, während nordamerikanische Indianerfrauen Abkochungen von dort heimischen Wacholderarten verwenden, um die Geburt zu erleichtern und den Abgang der Plazenta zu beschleunigen.

Mutterkorn

Wieweit das Mutterkorn, das sich bei Befall des Getreides durch die Sporen des Pilzes *Claviceps purpurea* in der Ähre bildet, als Mittel zur Abtreibung der Leibesfrucht verwendet wurde, ist nicht sicher. Man muß aber davon ausgehen, daß bereits im Mittelalter die zusammenziehende Wirkung des Mutterkornpulvers auf die Gebärmutter bekannt war. Vielleicht war es sogar das Mutterkorn, von dem es in einem deutschen Märchen heißt, daß ein Mädchen, um ewig jungfräulich schön zu bleiben, sich von einem alten Kräuterweib Körner geben ließ. Als sie diese zerbiß, vernahm sie das Wimmern und Klagen all ihrer ungeborenen Kinder.

Wie bei allen fruchtabtreibenden Drogen liegt auch beim Mutterkorn die wirksame und die bedrohliche Dosis eng beieinander, so daß heute wohl nur eine Frau in letzter Verzweiflung und äußerster Verlassenheit zu diesen hochgiftigen pflanzlichen Abortiva greifen wird.

Früheste Zeugnisse von Arzneipflanzen

Schon zu mythologischen Zeiten der Menschheitsgeschichte zogen schwerbeladene Esel- und später Kamelkarawanen durch die arabischen Wüsten und brachten aus den unerforschten Weiten des Orients ihren Reichtum ans Mittelmeer: Gewürze aus China, Indien, Äthiopien und aus dem sagenhaften Land der Königin von Saba wertvolle Spezereien und auch Arzneien. Auffällig ist, daß es sich meistens um Drogen von auffälligem Duft und scharfem Geschmack handelte. Dies waren die Merkmale, wodurch man damals auf die Heilwirkung der Pflanzen aufmerksam wurde. In der alten Arzneilehre der Hindu, der *Ayurvedamedizin,* wurden den einzelnen Geschmacksqualitäten sogar definierte Heilwirkungen zugeordnet. Die moderne Wissenschaft hat nun in jüngster Zeit diese Frage aufgegriffen und geht jetzt den Zusammenhängen zwischen den Geschmacks- und Geruchsqualiäten von Arzneien und deren Wirkung nach. Von der Organisation des Nervensystems her wäre eine solche Beziehung durchaus nicht abwegig.

Den ersten Hinweis auf den Gebrauch von Heilpflanzen gibt uns der vor einigen Jahren gefundene Gletschermann aus den Ötztaler Alpen, der bei seiner letzten Wanderung vor mehr als 5000 Jahren eine »Reiseapotheke« mit sich führte: einen *Birkenbaumpilz,* dem heute blutstillende und wundheilende Wirkungen zugeschrieben werden. Im Volksglauben früherer Zeiten spielten die Pilze überhaupt eine große Rolle (s. S. 17). Man brachte sie mit unterirdischen und diabolischen Wesen, den Elfen, Hexen und Kobolden, in Verbindung und gab ihnen entsprechende Namen, z. B. im Dänischen *troldhat* (Koboldhut), *troldkoste* (Koboldbesen), *hekseaeg* (Hexeneier) usw.

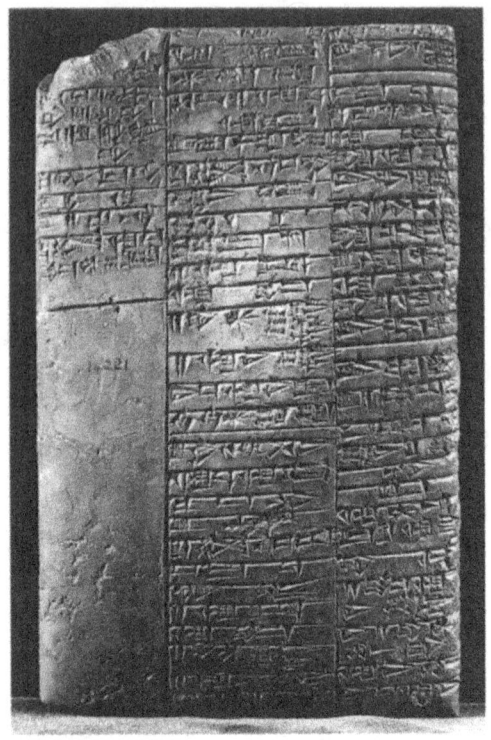

Abb. 7. Sammlung von Verschreibungen eines sumerischen Arztes. Ältestes bekanntes medizinisches Handbuch um 2200 v. Chr. University Museum, Philadelphia.

Fast in die Zeit des Gletschermanns zurück führt auch das bereits erwähnte chinesische Arzneibuch. Ebenso kannten die Sumerer (ca. 2000 v. Chr.) bereits 1000 Pflanzen (Abb. 7). Die Reste ihrer akkadischen Namen finden wir noch heute in unseren Drogenbezeichnungen. So hieß die *Curcuma* der Apotheker, unsere *Gelbwurz*, akkadisch *kurkanu,* hebräisch *karkom,* aramäisch *kurokema,* arabisch *kurkum.* Im Sanskrit finden wir *kunkuma,* das aber bezeichnete den *Crocus sativus,* und auch

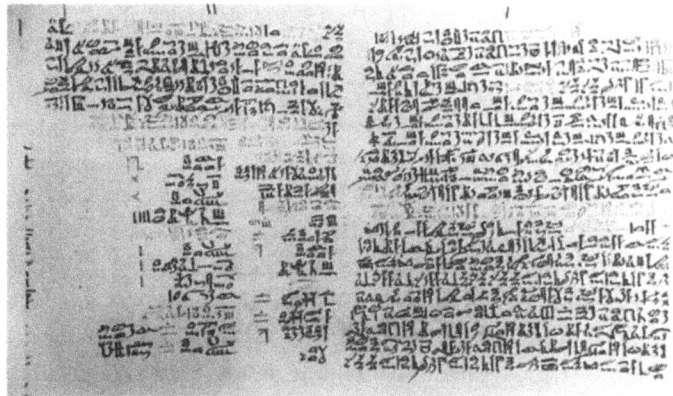

Abb. 8. Seiten des Papyrus Ebers aus dem pharaonischen Theben 1550 v. Chr. Universitätsbibliothek Leipzig.

sonst werden hier und da die Benennungen für Gelbwurz und dem ebenfalls gelben Safran aus der Krokusblüte vermengt. Dies geschah aber nicht aus Unachtsamkeit. Vielmehr suggerierte die gemeinsame gelbe Farbe auch ähnliche Eigenschaften.

Im sog. ägyptischen Papyrus Ebers (1600 v. Chr.) werden mehr als 700 Arzneimittel genannt (Abb. 8). Von ihnen konnten folgende identifiziert werden: *Öl, Wein, Bier, Hefe, Essig, Terpentin, Feigen, Rizinusöl, Myrrhe, Mastix, Weihrauch, Wermut, Aloe, Opium, Kümmel, Pfefferminz, Anis, Fenchel, Safran, Lotusblume, Leinsamen, Wacholderbeeren, Bilsenkraut, Mohn, Gentiana, Herbstzeitlose, Meerzwiebel, Holunderbeere, Honig, Trauben, Zwiebel* und *Dattelblüten*. Der ärztliche Autor des Papyrus Ebers neigte zu Rezepturen mit vielen Bestandteilen, die bei den damals ohnehin geheimen Zubereitungen den Vorteil hatten, äußerst schwer nachgeahmt zu werden. Den hohen Stand der damaligen Arzneitherapie kann man daran ermessen, daß bereits zwischen Präparaten gegen Hakenwürmer, Bandwürmer, Fadenwürmer und Eingeweidewürmer unterschieden wurde. Die Ägypter verwendeten auch bereits die drastisch abführend wirkende Koloquinte, die Dioskurides deshalb *Colocynthis alexandrina* nannte.

Auch die Grabbeigaben aus pharaonischer Zeit lieferten Hinweise auf Heilpflanzen. So fand man in den Gräbern von Faijûm den Samen des Feldmohns *(Papaver rhoeas L.)*, dessen Blüten auf einem Bilde auch das Blumengewinde der Prinzessin Nsi Chonsu zieren. Heute wird bei uns der Feldmohn sehr selten und nur noch in der Volksmedizin verwendet.

Während die Quellen aus den Kulturen des Zweistromlandes und aus Ägypten nur den Fachwissenschaftlern zugänglich sind, können wir uns die Zeugnisse von Arzneipflanzen im Alten Testament selber erschließen. Die erste alttestamentliche Droge war *Manna*, der getrocknete Pflanzensaft einer Eschenart, die dem Volk Israel auf dem Wege durch die Wüste Sinai im 13. vorchristlichen Jahrhundert vom Herrn als Nahrung zuteil wurde: »Da lag's in der Wüste rund und klein wie der Reif auf dem Lande.« Sie aber fragten, *Man hu* , was ist das. So hieß man es *Man*; es war das Brot, das der Herr gegeben hatte, und sah aus wie *Koriandersamen* (Exodus Kap. 16, 14 ff). Noch heute wird Manna von den arabischen Anwohnern des Sinai gesammelt und als Speise verwendet.

Damals war Manna ein Geschenk Gottes an das hungernde Volk Israel; heute interessiert die abführende Wirkung des in der Manna enthaltenen *Mannit*, chemisch ein schwer resorbierbarer Zucker, der den osmotisch wirksamen »Darmregulantien« zugeordnet wird. Die abführende Wirkung des Mannit wurde von François Magendie (1783–1855) entdeckt, dem ersten tierexperimentell arbeitenden Pharmakologen: die erste Droge der

Bibel und der erste moderne Arzneiwissenschaftler. Von Moses bis Magendie spannt sich ein Bogen über 3100 Jahre.

Wir treffen aber hier auch auf den *Koriandersamen*, der nachweislich von Hippokrates bis heute bei Unpäßlichkeit des Magens und bei Appetitlosigkeit verabreicht wird.

An anderer Stelle im 2. Buch Mose (Kap. 30) sprach der Herr zu Mose und vermittelte ihm ein Rezept für den Oberpriester Aaron und seine Söhne:

»23. Nimm zu dir die beste Spezerei: die edelste Myrrhe, fünf hundert Lot, und Zimmet, die Hälfte so viel, zwei hundert und fünfzig, Kalmus, auch zwei Hundert und fünfzig.

24. Und Kasia, fünf hundert, nach dem Lot des Heiligtums, und Öl vom Ölbaum ein Hin.

25. Und mach ein heiliges Salböl nach Kunst des Salbenbereiters.«

Die Schrift nennt die *Myrrhe*, den *Zimt*, die *Kalmuswurzel* und die *Zimtkassie*. Man nutzte diese Drogen aber nicht nur als sakrale Stoffe, als Gewürze und Kosmetika, sondern auch als Heilmittel, und bis heute noch werden sie arzneilich verwendet: die Myrrhentinktur lokal bei Entzündungen der Mundschleimhaut, der Zimt und die Kalmuswurzel bei Verdauungsschwäche zur Anregung des Magensaftes.

Wermut

Mehrfach wird in der Bibel auch der Wermut genannt. Schon vor mehr als 3500 Jahren verwendeten die Ägypter den Wermut in der Krankenbehandlung (Papyrus Ebers). Nach einem Bericht des griechischen Philosophen, Historikers und Feldherrn Xenophon (434–355 v. Chr.) wuchs der Wermut mancherorts in den arabischen Wüsten sehr verbreitet, was seine Verwendung begünstigte; die Griechen und Römer allerdings bevorzugten den aromatischeren pontischen Wermut, also den von den Gefilden am Schwarzen Meer.

In der Bibel erscheint der Wermut an vielen Stellen als abschreckend, bitter und gallig. So heißt es in den Sprüchen Salomos Kap. 5, 3 und 4 :

»Denn die Lippen der Hure sind süße wie Honigseim, und ihre Kehle ist glätter denn Öl; aber hernach bitter wie Wermut, und scharf wie ein zweischneidiges Schwert.«

Offenbar war der Wermut bei den Juden weder als Genuß- noch als Arzneimittel im Gebrauch.

Bei den Griechen dagegen war Wermut, das *Apsinthion*, ein vielfältig schillerndes Medikament. Unumstritten blieb in all den Jahrhunderten seit Hippokrates seine Verwendung als magenstärkendes – übrigens nach Plinius auch bei Seekrankheit wirksames – und wurmtreibendes Mittel, das sich bei Gelbsucht und Leberkrankheiten bewährte (Abb. 9). Noch heute gilt die Wirkung des Wermuts wegen seiner Bitterstoffe bei Unpäßlichkeiten des Magens mit Blähungen und Appetitmangel sowie zur Anregung des Galleflusses als erwiesen.

In großen Mengen wurde Wermut in der Antike ebenso wie heute zur Herstellung von Wermutwein und Kräuterlikören, den beliebten Aperitifs der Gourmets (den »Öffnern« des Magens) verwendet. In Form von Absinthschnaps ist der Wermut aber schon manchem, vor allem in Frankreich, zum Verhängnis geworden.

Wermut sollte auch die Monatsblutung und den Wochenfluß treiben und wurde in gefährlichen Dosen bis in unsere Zeit vereinzelt auch zur Abtreibung verwendet. Ob er aber wirklich – wie der leichtgläubige Plinius berichtete – »im Leibgurt getragen das Anschwellen des männlichen Gliedes verhindert«, bleibe dahingestellt. Wem aber seine Schriften Wert sind, meint der gleiche

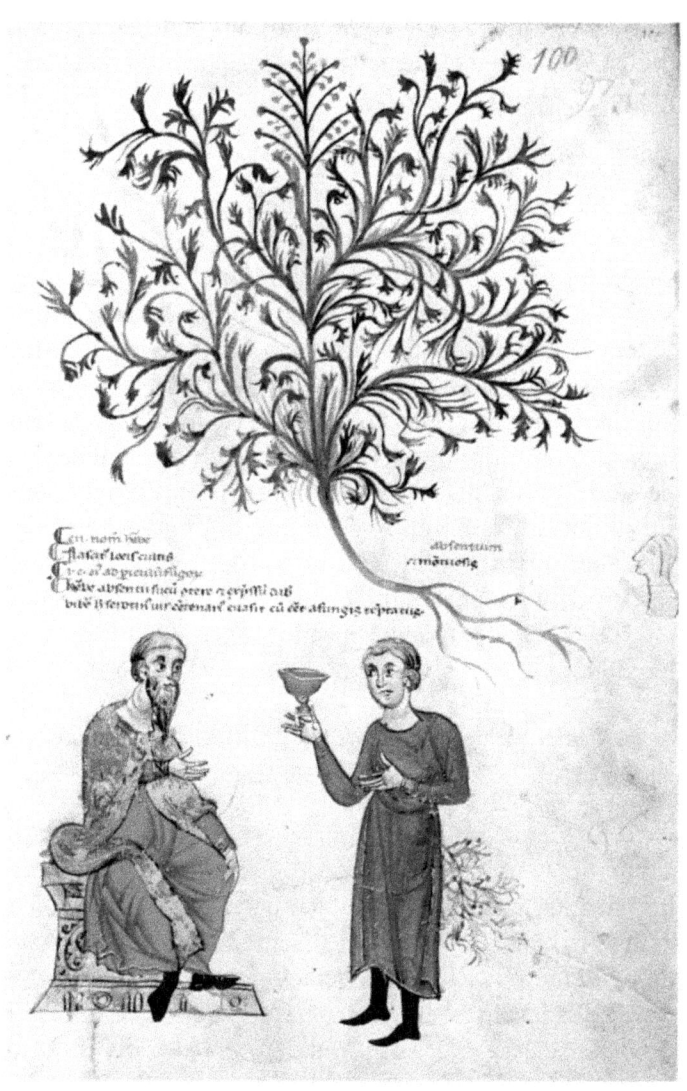

Abb. 9. Darstellung zur Wermutpflanze, Artemisia, in mittelalterlichem Arzneibuch (13. Jahrhundert). Cod. Vindobonensis 93.

Autor, der mische bittern Wermut unter die Tinte, damit die Mäuse nicht an den Papieren nagen. Das kann man glauben.

Kardamom

Neben Myrrhe, Zimt, Kalmus und Kassie gehörten zu den Drogen, die den langen Weg durch die Wüsten zurücklegen mußten, der Kardamom. Man findet diese indische und ceylonesische Droge mit 4 Prozent ätherischem Öl bereits bei Susruta, dem Sohn des sagenhaften Veda-Priesters und Sängers Visvamitra. Susruta war die göttliche Autorität der Hindu(Ayurveda)-Medizin; seine Lebensdaten sind ungewiß. Niedergeschrieben aber wurde sein Wissen nicht vor Beginn unserer Zeitrechnung. Ihr Inhalt ist das Ergebnis einer langen mündlichen Überlieferung. Susruta soll Kardamom bereits als verdauungsfördernd bezeichnet haben, und heute noch verwendet man es bei Unpäßlichkeit von Magen und Darm. Im Kräuterbuch des Tabernaemontanus hieß es 1588:

»Unser Cardamomum hat ein Krafft den Magen zu erwärmen/ die Däuung zu fördern und denselbigen zu stärken...«

Die Zuordnung der warmen und trockenen Natur stammt erst aus römischer Zeit und beruht auf dem stark brennenden und bitteren Geschmack der Droge. Solche »heißen Drogen« wurden seit Galen (131–201 n. Chr.) den »kalten und feuchten, schleimigen Krankheiten« als erwärmende Mittel entgegengesetzt, wie z. B. den Katarrhen der oberen Luftwege und dem Husten, den Erkrankungen von Niere und Blase sowie auch der Fallsucht (Epilepsie).

Auch den Griechen war die Droge bereits bekannt und sie verwendeten sie verbreitet – wie noch unsere Großmütter – als Gewürz.

Safran

Safran wird aus der Krokusblüte gewonnen, und das griechische *krokos* bedeutet »gelb« und »Safran« zugleich. Die Geschichte des Safran geht weit zurück in die indische Frühzeit. In Indien hatte der Safran wie auch die Gelbwurz wegen seiner leuchtenden Farbe, der aufgehenden Sonne ähnlich, sakrale Bedeutung. Man denke auch an die heute noch safranfarbene Kleidung buddhistischer Mönche. Safran war das *Karkom* der Hebräer, eine Bezeichnung, die hie und da auch für die Gelbwurz verwendet wurde. Mit Safran pries Salomon im Hohenlied die Vorzüge der Braut (Hohelied Kap. 4, 14). Erotische Bezüge zeigt auch die griechische Mythologie, und der Ilias zufolge bereitete Hera ihr Bett mit Safran, um Zeus zu empfangen. Gelb ist im indischen Volksglauben die Farbe der liebenden Vereinigung, und ebenso die der Gewänder antiker Hetären. Eos, die griechische Göttin der Morgenröte, meinte man, sei in Safran gekleidet.

Entsprechend seiner mythologischen Bedeutung war Safran schon in ältesten Zeiten in Indien ein beliebtes Aphrodisiakum, und, was damit eng zusammenhägt, auch ein kosmetisches Mittel für die weibliche Schönheit, für das Makeup und für den Glanz der Augen. Sinnigerweise wurde es auch zur Beschleunigung der Geburt und zur Anregung der Monatsblutung verwendet. Die Nutzung als Aphrodisiakum ist offensichtlich mit dem mythologischen Bezug auf dem langen Weg zu uns verloren gegangen, doch hat man Safran noch bis in die Neuzeit unter der Geburt und zur Anregung der Monatsblutung verwendet.

Schon früh galt Safran – vielleicht wegen seiner Farbe in Analogie zum Gold (s. S. 161) – als Herzmittel. Heute hat es allen mythologischen Glanz verloren und dient nur noch zur Würze und zur Färbung unserer Speisen.

Süßholz

Auch das Süßholz kam mit den Spezereien schon früh in die Mittelmeerländer. Die Pflanze, welche das Süßholz liefert, wächst wild in Arabien, Persien, Turkistan und Afghanistan und gelangte in den Punjab und nach Sind. Schon der Inder Susruta hat Süßholz genannt. Der eingedickte Saft der Wurzel soll, da einhüllend und kühlend, bei Husten und Heiserkeit von Nutzen sein, wofür es auch heute noch verwendet wird. In der Antike wurde Süßholz auch entsprechend in Gurgelwasser gegen Halsentzündungen benutzt.

In der spätrömischen und arabischen Zeit, also in der galenischen Medizin, wurden dem Süßholz warme und trockene Qualitäten zugeordnet, womit sich die Wirkung bei kalten und feuchten, schleimigen Erkrankungen ergab: bei Katarrhen, Husten, Asthma und anderen Bronchialerkrankungen sowie bei Koliken, ja es sollte bei lokaler Anwendung am Auge sogar die Sehkraft verbessern. Die heutige Verwendung von Süßholz bei Magengeschwüren hat kein Beispiel in der Vergangenheit.

Arzneipflanzen in der antiken Mythologie

Die antiken Griechen mit ihrem reichen Götterflor verbanden die Heilkräfte von Pflanzen häufig mit dem Wirken einzelner Götter oder halbgöttlicher Heroen. Man hob so die Heilungen aus dem Alltäglichen heraus und gab ihnen etwas Jenseitiges, ein Hauch vom ewigen Leben, das nur den Göttern zukam. Eine reiche Sagenwelt um Heilungen und Arzneipflanzen entstand.

So heißt das *Tausendgüldenkraut* im Griechischen *Kentaurion* oder im Lateinischen *Chironia Centaurium*, weil damit der heilkundige Kentaur Chiron seine Fußwunde, die ihm Herakles versehentlich mit einem Pfeil zufügte, behandelt habe. Auch Patroklos soll die Wunde des Eurypylos mit dem Tausendgüldenkraut versorgt haben. In der Ilias heißt es:

»Hierauf bettet' er ihn und schnitt mit dem Messer den scharfen/ Stechenden Pfeil aus dem Schenkel und spülte davon mit erwärmtem/ Wasser das schwärzliche Blut, zerrieb die bittere Wurzel,/ Legte sie auf, die schmerzstillende, welche die Schmerzen/ Alle bezwang; da versiegte das Blut und vernarbte die Wunde.«

In keinem Fall wurde allerdings in den homerischen Schriften der Name der Heilpflanze genannt, und das Tausendgüldenkraut, von dem auch noch heute in der Volksmedizin eine Abkochung des zur Zeit der Blüte gesammelten Krautes lokal zur Behandlung von Wunden und schlaffen Geschwüren verwendet wird, galt erst später als die Heilpflanze des Patroklos.

Die *Alantwurzel* wurde von den Griechen *Helenion*, von den Römern *Helenium* genannt, weil sie nach einer alten Sage aus den Tränen der schönen Helena hervorgewachsen sein sollte, die sie um den ägyptischen Kruggott Kanobus weinte, der als Steuermann des Menelaos den Folgen eines Schlangenbisses erlag. Natürlich galt diese Pflanze deshalb im Altertum als heilsam bei Vergiftungen und Schlangenbissen; man nannte ein solches Gegenmittel ein Theriakum, später einfach Theriak.

Die *Schafgarbe* heißt lateinisch *Achillea millefolium*. Der Name soll von Achilleus, dem Held der homerischen Ilias stammen, der als Schüler des heilkundigen Kentauren Chiron die Schafgarbe zur Behandlung von Wunden anwendete und ihr so seinen Namen gab (Abb. 10).

In dieser frühen kriegerischen, mythologischen Zeit der griechischen Heilkunde ging es vor allem um die Wundbehandlung, um Schlangenbisse und um Vergiftungen. Wie wir heute wissen, waren es vor allem gerbstoff-

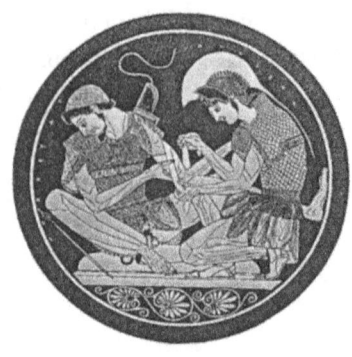

Abb. 10. Bild einer Schale von Sosias (um 50 v. Chr.). Achilles verbindet die Wunden von Patrokles. Preußischer Kulturbesitz, Berlin.

haltige Drogen, die in der Wundbehandlung in sinnvoller Weise verwendet wurden. Die Behandlung innerer Erkrankungen war damals vornehmlich Sache der Priester, der Tempelmedizin, die noch weit in die »naturwissenschaftliche« Epoche der griechischen Medizin hinein weiterlebte, ja, hier in ihrem höchsten Glanz erschien.

Mythologische Deutungen beschränkten sich aber nicht auf Heilungsvorgänge und Heilwirkungen von Pflanzen. Alles Erlebte war für den antiken Menschen voller verborgener Kräfte; überall spannten sich Fäden zwischen dem Erlebten und dem Unfaßbaren. Das aber erhielt ein göttliches Gewand.

Wie die Heilmittel durch lichthafte Wesen verkörpert wurden, standen die pflanzlichen Gifte in dunkler Beziehung zu den Kräften der Unterwelt. So meinte man, daß der hochgiftige blaue Eisenhut unserer Gärten, *Aconitum napellus*, aus dem Geifer des Höllenhundes Zerberus wuchs, als ihn Herakles widerstrebend aus der Unterwelt zerrte; daher wachse er auch besonders bei Heraklea am Pontus, am Schwarzen Meer, wo man den Eingang zum Hades, der Unterwelt, suchte.

Arzneipflanzen in der antiken Medizin

Alle diese mythologischen Bilder verloren im 5. vorchristlichen Jahrhundert an Glanz und Kraft. Doch pflegten und vermittelten die Griechen die überlieferte Mythologie auch weiterhin als historisches Gut und als bildhafte Gleichnisse. Es waren aber nur noch Sagen und Märchen einer vergangenen Zeit, die man gern den Dichtern und Dramatikern als Stoff überließ. Die Philosophie verdrängte mit ihren rationalen Deutungen mehr und mehr die mythologischen Bilder auch aus der Medizin. Erhalten blieb aus homerischer Zeit der Begriff des *Pharmakons*.

Den Beginn dieser neuen wissenschaftlichen Zeit vermögen wir in Griechenland genau zu datieren. Die Wende brachte eine heute legendäre Figur: Hippokrates. Er lebte etwa von 450–370 v. Chr. und wirkte auf der ägäischen Insel Kos. Dort gab es zu dieser Zeit eine bekannte Ärzteschule. Bis in unsere Zeit wirkt das System der Heilkunde hinein, das er und seine Schüler schufen.

Zieht man die heute noch gebräuchlichen, auch monographisch bearbeiteten Arzneipflanzen in Betracht, so finden wir, daß die Hippokratiker bereits bei vielen dieser Pflanzen eine Heil- oder Giftwirkung angegeben haben: bei *Alantwurzeln, Andornkraut, Anis, Beifußkraut, Brennesselkraut, Dostkraut, Ebereschenbeeren, Eichenrinde, Feigenfrüchten, Fenchel, Holunderblüten, Huflattichblättern, Hyoscyamusblättern, Kamillenblüten, Kardamomenfrüchten, Keuschlammfrüchten, Knoblauchzwiebeln, Koloquinten, Korianderfrüchten, Krappwurzeln, Kümmel, Leinsamen, Malvenblättern* und *-blüten, Meerrettichwurzeln, Meerzwiebeln, Mutterkorn, Myrrhe, Petersilienfrüchten* und *-wurzeln, Pfefferminzblättern, Rautenkraut, Rettichwurzeln, Safran, Salbei-*

blättern, Seifenkraut (als Wurzeln), *Senfsamen, Tausendgüldenkraut, Terpentinöl, Thymiankraut, Wacholderbeeren, Wollblumen, Zaunrüben, Zimtrinde* und *Zwiebeln*.

Da diese Zusammenstellung sicher nicht vollständig ist, kann man davon ausgehen, daß damals mindestens 1/4 unserer heute gebräuchlichen Heilpflanzen bereits ärztlich verwendet wurden. Insgesamt sollen fast 300 Arzneimittel in den hippokratischen Schriften zu finden sein.

Die von den Hippokratikern genutzten Arzneipflanzen kamen aber durchaus nicht nur aus dem griechischen Raum, sondern vor allem auch aus Ägypten, wo die Heilkunde – wie wir sahen – in pharaonischer Zeit schon in hoher Blüte stand. So heißt es bei Homer, daß Helena viel Arzneien empfing

»heilsamer Kraft, die einst die Gemahlin Thon's, Polydamna, ihr in Ägypten geschenkt, wo viel die nährende Erde trägt der Arznei zu guter und viel zu schädlicher Wirkung.«

Zu diesen Arzneien gehörte auch das Pharmakon *Nerpenthes,* welches »Kummer tilgte und Groll und jeglicher Leiden Erinnerung; denn es erregte Vergessen und Fühllosigkeit gegen alle Übel«; Helena verabreichte es den ohne Odysseus aus Troja zurückkehrenden Helden zum Trost. Seit dem 18. Jahrhundert halten es die meisten Schriftsteller für Opium.

Die Verwendung der Arzneipflanzen bei Hippokrates unterschied sich jedoch vielfach von der unseren. Damals ging es in der Arzneitherapie vor allem darum, die in ihrer Mischung fehlerhaften, kranken und schädlichen Säfte, die *Materia peccans,* zur Ausscheidung zu bringen und so die betroffenen Organe zu entlasten, eine Vorstellung, die bis in unsere Zeit ihre Anhänger hat. *Pharmakon,* das griechische Wort für Arzneimittel, war so gleichbedeutend mit *Purgativum* (reinigendes Abführmittel), und *pharmakeuein* (behandeln) bedeutete auch abführen, wie Galen betonte. Die pflanzlichen Arzneien wurden dementsprechend verstanden und verwendet als

- abführende Mittel: *schwarze Nieswurz, Wolfsmilchgewächse, Scammoniumharz, Esels-* oder *Springgurke, Seidelbast, falscher* oder *deutscher Safran, weiße Nieswurz, Koloquinte und Zaunrübe*; ferner verschiedene Gemüsearten, Salate und Küchenkräuter,
- erbrechenerregende Mittel: *Scammoniumharz, Thapsia, Peplium, schwarze* und *weiße Nieswurz. Ysop,* ferner *Knoblauch, Zwiebeln, Rettich, Meerrettich* und *Dost* in sehr hoher Dosierung,
- harntreibende Mittel: *Knoblauch, Porree, Zwiebel, Petersilie, Minze, Polei, Frauenhaar, Raute, Thymus, Fenchel, Sellerie, Crithmum maritimum L.* und die Samen der *Esche,* ferner *Gurken, Melonen* und *Äpfel,* aber auch die stark giftigen Pflanzen *Schierling (Asphedolus ramosus L.)* und *Goldregen (Cytisus, Medicago arborea L.),*
- auswurffördernde Mittel: *Dost, Ysop, Thapsia, Meerzwiebel, Senf, Tausendgüldenkraut, Kümmel, Salbei, Rettich, Pfefferkörner, Raute, Weihrauch, Myrrhe, Fichtenharz, Galbanum, Zehrwurz, Drachenwurz, Huflattich, bittere Mandeln, süße Mandeln, Granatapfelsaft, Möhre* und *Sesam* und
- menstruationsaulösende Mittel: *Fenchel, Kümmel, Anis, Polei, Myrrhe, Safran, Holunder, Minze, Petersilie, Salbei, Kamille, Zimt, Cassia, Koriander, Kardamom, Wacholder, Raute* u.a.

Letztere sollten eine verstärkte Durchblutung der Beckenorgane bewirken. Zur Auslösung eines Abortes spielte in den hippokratischen Schriften das *Melanthium*

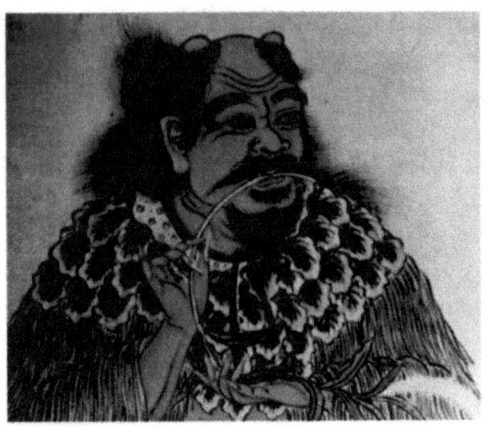

Abb. 11. Shen Nung (um 2800 v. Chr.), der rote Kaiser, stellte den Pên-ts'ao ching, das erste medizinische Kräuterbuch mit 365 Präparaten zusammen. Wellcome Institute for the History of Medicine, London.

eine Rolle, das 21mal genannt wurde, dessen botanische Herkunft aber umstritten ist *(Nigella sativa, Secale cornutum?).*

Es fällt auf, daß es sich bei den pflanzlichen Mitteln der Hippokratiker vielfach um Feldfrüchte handelte. Das ist nicht zufällig, denn betrachtet man die Krankheiten als eine Störung in der Zusammensetzung der Körpersäfte, so kann letztlich nur die richtige Nahrung ihre gesunde Mischung wiederherstellen. Die Grenze zwischen Arzneitherapie und Diät wird unscharf.

Auch in den folgenden Jahrhunderten riß der Zustrom neuer Arzneipflanzen und Drogen aus den östlichen Kulturen nicht ab. Zu nennen ist der *Rhabarber*, der lange vor der christlichen Ära bereits in China als Arznei verwendet wurde. Es war das Pên-ts'ao ching, das dem Kaiser Shen Nung, dem Vater der chinesischen Agrikultur und Medizin, zugeschrieben wird, der um 2800 v. Chr. regierte (Abb. 11). Offenbar erreichte der Rhabarber von

Shensi in Nordchina mit Karawanen Buchara, allerdings nicht vor 114 v. Chr. Das stimmt mit der Feststellung überein, daß die ersten medizinischen Berichte über die Rhabarberwurzel vom römischen Arzt Celsus vorliegen, der zu Christi Zeiten gelebt hat. Galen sprach etwa 100 Jahre darauf von einer abführenden Wirkung des Rhabarbers. Bei der gelegentlich heute noch verwendeten Droge handelt es sich übrigens nicht um unseren Gartenrhabarber, sondern um den Wurzelstock des chinesischen Rhabarbers aus dem Hochgebirge Nordchinas und Osttibets und der chinesischen Provinz Shensi.

Offenbar gehörte auch die *Aloe* zu den Drogenpflanzen, die schon früh aus der arabischen Welt in den Mittelmeerraum gelangt sein dürften, obwohl wir eindeutige Aussagen zu seiner medizinischen Verwendung erst in nachchristlicher Zeit finden.

Die vielen, verstreuten Erfahrungen der Antike mit Arzneipflanzen wurden von 2 großen Männern zusammengetragen: Theophrastos von Eresos, der von 370–286 v. Chr. gelebt hat und Schüler, Freund und Bibliothekar von Aristoteles war, und Pedanius Dioskurides, griechischer Militärarzt im Dienste des Kaisers Nero (54–68 n. Chr.), der die Gelegenheit seiner vielen dienstlichen Reisen nutzte, Pflanzen zusammenzutragen und wissenschaftlich zu bearbeiten. Die *Historia plantarum* von Theophrastos umfaßte bereits eine Beschreibung von mehr als 500 Pflanzen, die *Materia medica* von Dioskurides 600 (Abb. 12). Etwa 150 von ihnen waren bereits Hippokrates bekannt, und mindestens 90 sind davon noch heute in Gebrauch, schrieb 1929 ein amerikanischer Medizinhistoriker. Bis Valerius Cordus *(Historia plantarum,* 1561), also bis ins 16. Jahrhundert, folgte man dem großartigen Werk von Dioskurides, der schon wie vor ihm Theophrastos – lange vor dem Arzt und Botaniker Linné – natürliche Pflanzenfamilien kannte.

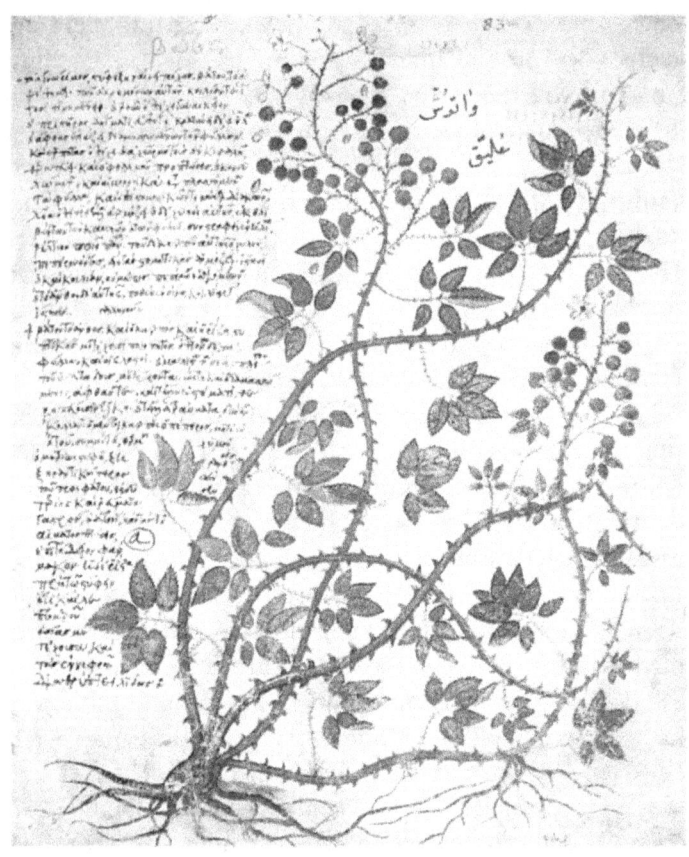

Abb. 12. Wilde Brombeere in einer Ausgabe der Materia Medica von Dioskurides aus dem Jahre 512 n. Chr. Österreichische Nationalbibliothek, Wien.

Das medizinische Wissen der Antike aber hat Galen von Pergamon (131–201 n. Chr.) zusammengefaßt. Seine Lehre stützte sich, wie wir wissen, auf die Säftelehre von Hippokrates, aber in vielen Punkten ging er über ihn hinaus. Danach waren die Krankheiten Folgen einer Anreicherung unverdauter oder beißender Säfte, die in ihrer zähen Beschaffenheit Darm, Gefäße oder die Räume in und um die Organe verlegten. Es war das Anliegen der Therapie, diese in Menge oder Zusammensetzung veränderten und kranken, die Gefäße verstopfenden Säfte aufzulösen, zu verdünnen und über den Darm, die Niere, die Haut oder andere Körperöffnungen abzuführen.

Das System der Pflanzen von Dioskurides und die Therapie des Galen waren der Kenntnisstand über die pflanzlichen Arzneimittel bei Eintritt der Menschheit in das Mittelalter.

Die Pflanze in der germanischen Volksheilkunde

Neben der antiken Tradition gibt es eine weitere Quelle für das Wissen über unsere Arzneipflanzen: die germanische Volkskunde. Es lohnt sich, bei den Vorstellungen unserer Vorfahren etwas zu verweilen.

»Der götter zorn verhängt seuchen, ihre gnade offenbart aber auch den menschen rettende heilmittel. alle gottheiten können heilende sein, nach ihren namen scheinen kräuter und blumen benannt, deren heilkraft sie zeigen,«

sagte Jacob Grimm in seiner *Deutschen Mythologie*. Das galt auch für die Germanen und ihre Götter. *Wuotan* vertrat *Apollo* als heilenden Gott, und mit der heilerfahrenen *Athene* lassen sich *Holda* und *Frouwa* gleichsetzen, an deren Stelle später die heilige *Maria* trat. Unter den göttlichen Helden der Griechen pflegten *Herakles* und *Prometheus,* der das heilende Feuer schenkte, und der Kentaur *Chiron* die Heilkunst. Ihnen dürften sich der nordische *Mimir, Wale* und dessen Sohn *Wieland der Schmied* zur Seite stellen.

So bietet auch das Heidentum eine Fülle mythischer Vorstellungen vom Ursprung und den mannigfachen

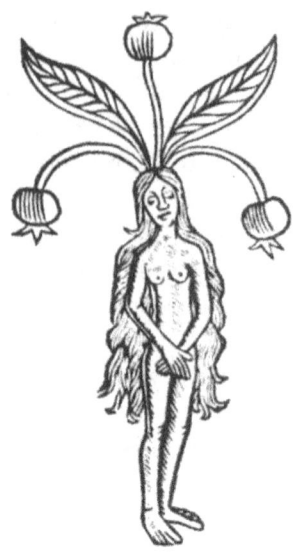

Abb. 13. Alraune. Hortus sanitatis (um 1500). New York Academy of Medicine.

»Tugenden« der Kräuter: Heilkräuter wurden von Göttern an heiligen Stätten geschaffen, sie sprossen aus dem Blut Unschuldiger und aus den Grabhügeln Heiliger, sie wurden von Vögeln als göttliche Boten herangetragen, und unter dem Fußtritt der Göttin keimte die Blume; wo aber Liebende traurig voneinander schieden, dorrte das Gras. Es war eine beziehungsreiche Welt voller bedeutungsgeladener Zeichen.

Alraune und Bilsenkraut

Obenan ist bei den Germanen die Alraune zu nennen, die *alrûna* oder lat. *mandragora* (Abb. 13). Der altnordische Name *ölrûn* stand einer »weisen Frau« zu. Ihr weissagender, für die Christen ihr teuflischer Geist war in die Mandragora-Wurzel übergegangen. Die breitblättrige, blaßgelb- bis violettblühende Pflanze suchte man dort, wo ein Erhängter sein Wasser oder den Samen verlor, und sie wurde in einem komplizierten Ritual dem

Boden entnommen: Ein Hund zog die Pflanze mit Wurzel heraus und wurde anschließend getötet, ein frühes Tieropfer zur Gewinnung von Heilpflanzen.

Hildegard von Bingen meinte später, die Wurzel der Alraune sei dem Menschen ähnlich gebildet und deshalb die Pflanze gerade den Einflüsterungen des Teufels mehr als andere ausgesetzt. Wenn sie aus dem Boden sei, riet sie, solle man die Pflanze sogleich für einen Tag und eine Nacht in Quellwasser legen, um alles Böse und Widerwärtige auszuziehen. Vielleicht hat die Alraune dabei wirklich von den gefährlichen, sinnenverwirrenden wasserlöslichen Wirkstoffen eingebüßt. Bei Leiden, empfahl die Äbtissin, die entsprechenden Gliedmaßen der Wurzelfigur zu verzehren: bei Kopfleiden den Kopf, gegen Halsschmerzen den Hals usw.

Ähnliche magische Kräfte wie der Alraune wurden dem *Bilsenkraut* beigemessen, auch dem teufelsvertreibenden *Farn*, hier und dort Walpurgiskraut genannt, und dem *Beifuß* (althochdeutsch pipôz, also eigentlich Beiboß, der Beischlag). Man meinte, wer Beifuß im Hause habe, dem könne der Teufel nicht schaden. Zu diesen apotropäischen Kräutern gehören auch das Hartheu *(Hypericum)* und Dost *(Origanum),* denn »Doste, Harthau, weiße Heid thun dem Teufel alles Leid«. Heilwirkung war also bei den Germanen vor allem Abschreckung und Vertreibung des Teufels. Andererseits bediente man sich der Kräfte von dämonischen Wesen wie Elfen oder Kobolden, und ihre Eigennamen gingen auf einige Heilpflanzen über. So der Männername *Bertram* für das Mutterkraut oder *stolz Heinrich* für das Chenopodium. Heinz oder Heinrich waren damals beliebte Namen für Kobolde, die zwergenhaften Erdgeister.

In der germanischen Sagenwelt finden wir auch ein »Schlafmittel«, *svefnporn* (Schlafdorn), mit welchem Odin Brynhild stach, so daß sie entschlief, ähnlich wie im

Märchen von Dornröschen der Stich mit der Spindel. Noch im vorigen Jahrhundert erinnerte der *Schlafapfel* oder *Schlafkunz*, eben »moosartige Auswüchse« am wilden Rosenstrauch oder am Hagedorn, an die *Dornrose.* Der Schlafapfel solle, wie es hieß, aus dem Stich einer Wespe in den Dorn hervorgehen, ähnlich wie die Galläpfel auf Eichen, die übrigens zur Sicherung des Hauses an Küchenbalken gehängt wurden, denen also auch heilbringende und apotropäische Kräfte zugesprochen wurden.

Mistel

Die Mistel war vor allem den Kelten, aber auch den Germanen heilig. Man wähnte sie vom Himmel auf Bäume, vor allem auf die heilige Eiche *(Drys,* daher *Druiden,* die keltischen Priester) und die Esche herniedergefallen. Wir erinnern uns, daß mit einem Speer aus der Mistel der germanische Gott Balder getötet wurde. Ein Kraut, das einem der meist verehrten Göttern den Tod brachte, mußte für hochheilig gelten. In der keltischen Sprache soll Mistel »die alles heilende« geheißen haben, wie schon Plinius überliefert hat, und wie aus der welschen Bezeichnung für die Mistel *olhiach* oder bretagnisch *ollyiach* (allheilend) hervorgeht. Die Anwendung war jedoch immer magisch. Es war ein weiter Weg von hier bis zur heutigen Verwendung der Mistel vor allem in der anthroposophischen Medizin.

Hier schließen sich zwei andere druidische Kräuter an, die in eigentümlicher, streng ritueller Weise gepflückt wurden: *Selago* soll unser Bärlapp gewesen sein, *Samolus* unsere Küchen- oder besser Kuhschelle.

Germanischer Herkunft ist die Eberwurz, althochdeutsch *epurwurz.* Sie erhielt den Namen Carlsdistel, weil Karl dem Großen während einer Pest im Traum ein Engel erschien und ihm befahl, er solle einen Pfeil in die

Luft schießen; das Kraut, auf das er niederfallen werde, sei heilsam gegen die Seuche.

Pflanzen in den Arzneibüchern der Klostermedizin

Die Arzneibücher der Klostermedizin verbanden das spätantike Wissen über Heilpflanzen mit den Überlieferungen der germanischen und keltischen Volkskunde (Abb. 14). Die heidnischen Vorstellungen von der Heilung hielten sich nach der Christianisierung noch für Jahrhunderte, ja diese und jene noch bis in unsere Zeit. Das spätantike Wissen über Heilpflanzen wurde den mittelalterlichen Klosterbüchern vor allem durch den *Herbarius des Pseudo-Apuleius* vermittelt, der um 500 n. Chr. zusammengestellt wurde. Der Verfasser ist unbekannt. Jedenfalls ist es nicht der römische Schriftsteller Lucius Apuleius, der den berühmten Roman *Der goldene Esel* geschrieben hatte. Quellen dieses Herbarius waren die Arzneimittellehre des Dioskurides und die Naturgeschichte des Plinius sowie zeitgenössische Einflüsse der Volksmedizin. Von diesem Werk gab es eine Reihe von Kopien, unter anderen eine sehr bedeutende Handschrift aus dem Kloster St. Gallen, die bis zu den Humanistenschriften des 15. Jahrhunderts eine große Rolle spielte.

Die Kräutergärten der mittelalterlichen Klöster waren vorbildlich. Die erste Anlage eines solchen finden wir im Bauriß des Klosters St. Gallen aus dem 9. Jahrhundert. Der Pflanzplatz lag unmittelbar neben der Apotheke. Sorgfältig nach Beeten geordnet wurden *Lilien, Salbei, Raute, Schwertlilie, Poleiminze, Bockshorn, Rauke, römischer Kümmel, Liebstöckel, Fenchel, Kostwurz, Rosmarin, Minze, Saturei* und *Bohnen* angebaut. Später spezialisierten sich einige Klöster auf einzelne Heilpflanzen.

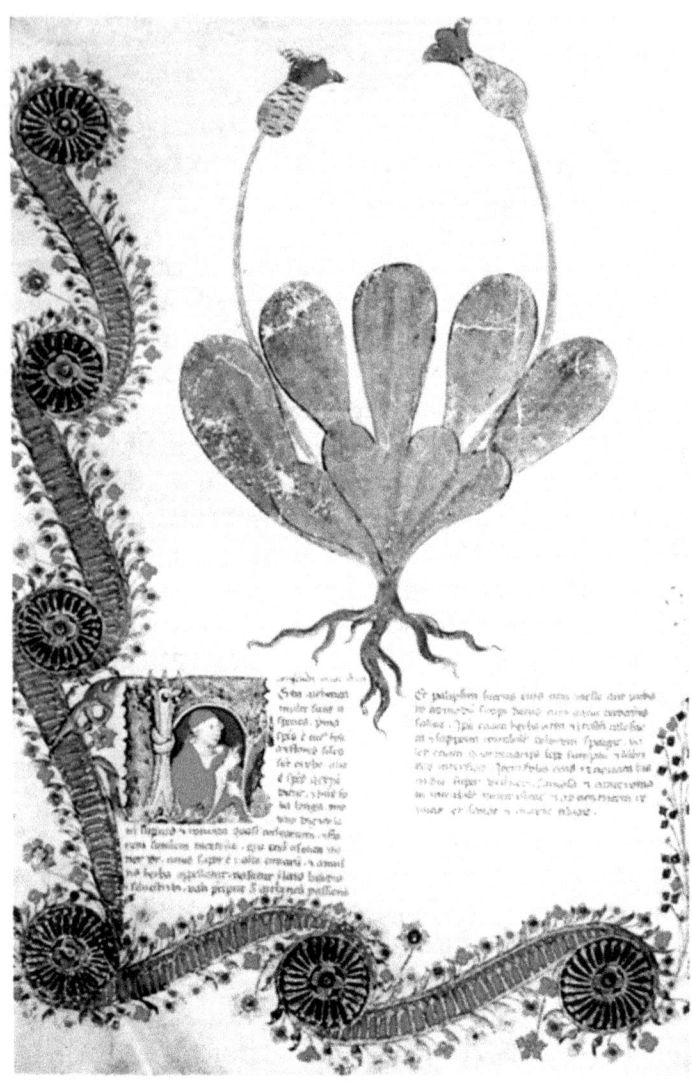

Abb. 14. Mittelalterliche Pflanzendarstellung. Aus: Historia plantarum (14. Jahrhundert) Ms 459, Fol. 125v. Bibliotheca Casanatense, Rom.

Es entstand etwas wie eine erste Drogenindustrie. So kultivierten die Karthäuser zu Freiburg besonders die *Angelica*, die Benediktiner zu Würzburg die *Süßholzwurzel*. Aus den frommen Klosterbrüdern wurden im Laufe der Jahrhunderte die geschäftskundigen Schnapsbrenner von Chatreuse und Benedictine. Die barfüßigen Karmeliter aus der Rue de Vaugirard in Paris brachten schließlich 1611 ihr Destillat, den Karmelitergeist *(Spiritus melissae compositus),* in den Handel, der heute noch in den Apotheken zu beziehen ist.

Das Arzneibuch des Klosters Lorsch

Ihr Wissen aber über Kräuter und Arzneien legten die Mönche in handschriftlichen Folianten nieder. Wohl das älteste Arzneibuch der Klostermedizin stammt aus dem Kloster Lorsch und ist ins ausgehende 8. Jahrhundert zu datieren (Abb. 15). Es enthält mehr als 500 Rezepte für Arzneizubereitungen mit über 200 Pflanzen und Drogen, vielfach mit sehr genauen Angaben zur Herstellung. Wenn nun aber ein Freund unserer heutigen Naturheilkunde auf den Gedanken käme, er könnte aus dem umfangreichen Werk vielleicht gar für die Selbstbehandlung Nutzen ziehen, so wird er sich bald enttäuscht sehen. Man trifft in der damaligen Rezeptur weniger auf die uns vertrauten Arzneipflanzen und Drogen, sondern stößt – wie zu erwarten – auf völlig andere Vorstellungen von der Therapie und damit auch auf andere Mittel.

An erster Stelle bei den pflanzlichen Drogen für den inneren Gebrauch, also bei der Aufnahme durch den Mund oder durch das Klistier, stand der *Pfeffer*, der weiße, der schwarze und der lange, mit insgesamt etwa 200 Nennungen. Nahezu alle Latwergen, Zelte, Pillen, Klistiere und wie die Zubereitungen immer hießen, enthielten Pfeffer in nicht zu geringer Dosis. Es folgten *Zimt* und *Zimtkassie* mit mehr als 100 Nennungen und dann

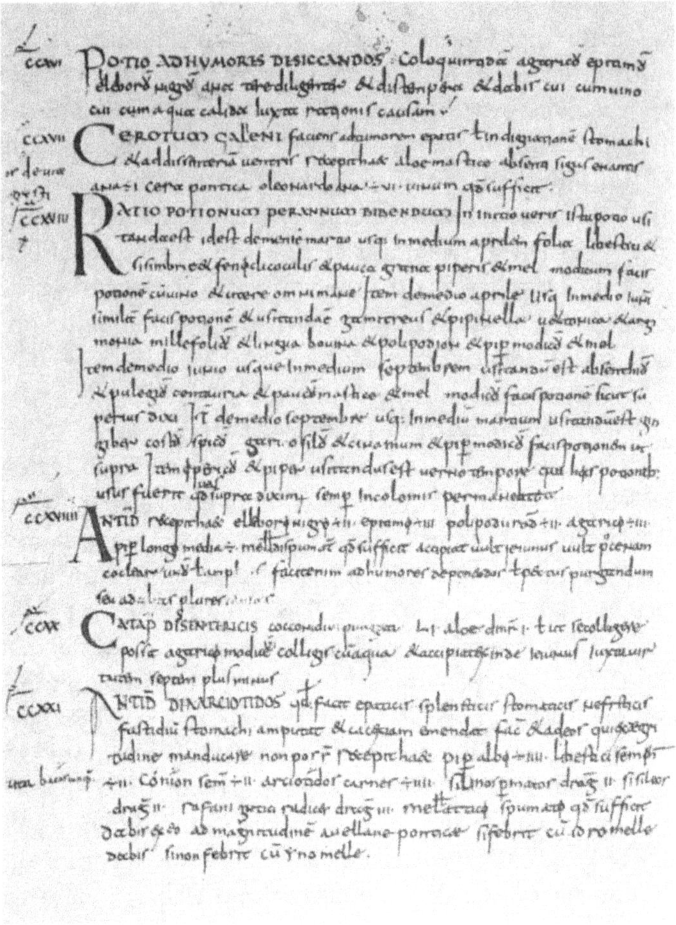

Abb. 15. Seite aus dem Lorscher Arzneibuch (8. Jahrhundert), Wiss. Verlagsgesellschaft, Stuttgart.

in abnehmender Häufigkeit *Safran, Petersilie, indische und syrische Narde, Kostwurz, Eppich*, unser *Sellerie* und *Ingwer*. Weniger als 50mal wurden *Mastix, Wolfsmilch, Myrrhe, Lärchenschwamm, Kümmel, Kardamomen, Haselwurz, Gamander, Bertram, Opium, Knoblauch, Koloquinten, Dill, Quendel, Raute, Rhabarber* und *Ysop* genannt. Mit wenigen Ausnahmen sind diese Drogen als Arzneistoffe heute nicht mehr in Gebrauch oder dienen nur noch zum Würzen unserer Speisen. Dagegen fanden eine Reihe der heute gebräuchlichen Arzneipflanzen in den Rezepturen nur ein oder wenige Male Erwähnung, wie *Baldrian, Beifuß, Beinwell, Bockshornkleesamen, Brombeere* (Abb. 16), *Brunnenkresse, Dost, Eibisch, Eisenkraut, Färberröte, Holunderblüten, Johanniskraut, Wacholderbeeren, Leinsamen, Malven, Meerzwiebeln, Minze, Odermennig, Purgierdorn, Rautensamen, Salbei, Schafgarbe, Schlehenkerne, Schöllkraut, Seifenkraut, Süßholz* und *Wegerich*. Dies sind alles Arzneipflanzen für die heute Monographien des Bundesgesundheitsamtes vorliegen, wenn auch in heutiger Sicht nicht immer mit einer positiven Bewertung.

Woher kommt die damals ganz andersartige Beurteilung der Drogenwirkung? Die Klostermedizin und die Medizin der Arzneibücher standen ganz unter dem Einfluß der Lehre Galens. Wie wir schon hörten, war Galen der berühmte Arzt des 2. nachchristlichen Jahrhunderts, der die hippokratische Lehre von den Säften zu einem tragfähigen, für nahezu 1500 Jahre geltenden medizinischen Dogma ausbaute. Nach dieser Lehre waren die Krankheiten Folgen einer Anreicherung unverdauter oder beißender Säfte. Da diese unverdauten oder beißenden Säfte nach den Vorstellungen Galens aber kalter Natur waren, mußten ihnen heiße Arzneien mit auflösender Wirkung entgegengestellt werden. So griff man zum Pfeffer, zum Ingwer, zur Petersilie, zum Zimt und zu anderen

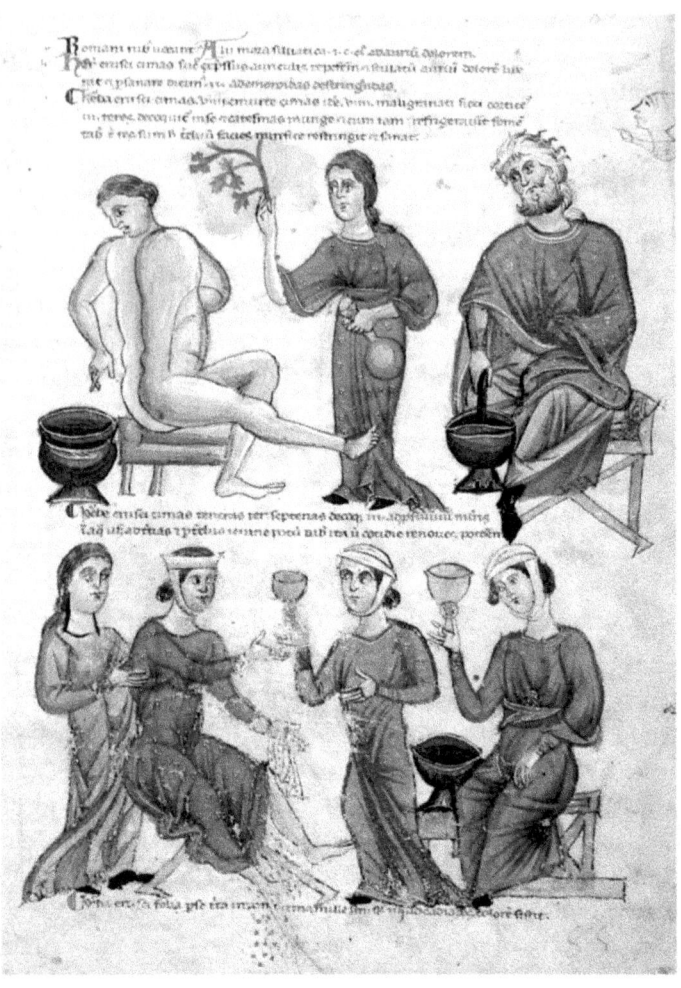

Abb. 16. Darstellung zur Brombeere aus mittelalterlichem Arzneibuch (13. Jahrhundert). Cod. Vindobonensis 93.

scharfen Stoffen, die wegen des Brennens auf Haut und Schleimhäuten als heiß bezeichnet wurden. Dabei wurde dem Pfeffer begreiflicherweise besondere Hitze zugeschrieben, und er galt als warm und trocken im vierten, also im höchsten Grad. Tatsächlich haben ja die Gewürze mit ihrem heute bestimmbaren Gehalt an Scharfstoffen eine sekretionsfördernde und »auflösende« Wirkung auf den Mageninhalt und sind deshalb auch in Digestifs nach dem Essen oder bei Völlegefühl noch heute sehr beliebt. Nur können wir der Vorstellung Galens nicht mehr folgen, daß sich die (Blut)gefäße direkt in den Magen öffnen, und so die Drogen leicht aus dem Magen in die Gefäße und damit in die Körperhöhlen und an die Organe gelangen. Nach den heutigen Vorstellungen bleibt die auflösende Wirkung dieser Scharfstoffe weitgehend auf den Verdauungskanal beschränkt.

Neben die »auflösende« Wirkung trat in dieser Therapie die Abführung, die »Austrocknung« der in der Zusammensetzung veränderten oder vermehrten Säfte durch Aderlaß, Erbrechen, Purgieren, Schwitzen und durch die monatliche Blutung der Frau. So findet man unter den Arzneipflanzen eine Anzahl auch bis in unsere Zeit verwendete Abführdrogen: *Koloquinte, Aloe, Lärchenschwamm, Purgier- oder Kreuzdorn, Rhabarberwurzel* und *Haselwurz*. Man unterschied aber zwischen den verschiedenen Säften, die man zur »Austrocknung« bringen wollte, und so heißt es in einem Rezept:

»Die gelbe Galle führt man ab mit *Wolfsmilch, Lärchenschwamm, Aloe, Bertram,* und Saft vom *Sonnenwerbel*. Der Rotz (der Schleim, das Phlegma, d. Verf.) geht ab mit *Springwolfsmilch, Seidelbast,* getrockneter *Wolfsmilch, Koloquinte* und *Weißem Germer*. Die schwarze Galle wird purgiert durch *Quendelseide, Engelsüß* und *Schwarze Nieswurz*.«

Zur Anregung der Niere verwendete man *Petersilie* und *Kranewitt (Wacholderbeeren),* beide auch heute noch in der Volksmedizin zum Treiben des Harns verwendet.

Über die abführende und harntreibende Wirkung hinaus gelingt es sogar in den Rezepten des Lorscher Arzneibuchs, bei einzelnen Arzneipflanzen Wirkungen zu erkennen, die noch heute vor allem in der Volksmedizin genutzt werden. Bei diesem Versuch muß man sich vor allem auf die Rezepte mit einer einzelnen Droge oder mit wenigen Bestandteilen stützen. Viele der vorliegenden Verschreibungen enthalten 10 und mehr Drogen; es sind universelle Gegengifte *(Theriaka;* Abb. 17) oder Allheilmittel, die »Gesundmittel«, »gesundheitsfördernde Mittel«, »Heilig-Mittel«, das »Rettende«, »Gottesgeschenk«, »göttliches Heilmittel« usw. genannt wurden. Sie enthalten alles, was Klang hatte, weil es weit herkam und teuer war. Allerdings wurden daneben zur Auffüllung der Mittel auch billigere, heimische Drogen zugemischt.

Wenn wir aber nach Rezepten mit einzelnen oder wenigen Bestandteilen und eindeutigen Heilanzeigen fahnden, stoßen wir z. B. auf den *Kümmel* bei Eingeweidekrämpfen und Blähungen, auf den *Knoblauch* bei Leibschmerzen, auf den *Fenchel* und den *Ingwer* bei Magendrücken und Verdauungsschwäche und auf den *Steinbrech,* die *Petersilie* und den *Eppich* (Selleriewurzel) bei Blasensteinen, alles Anwendungen, die uns heute noch in der Volksmedizin und bei der Selbstbehandlung begegnen. Entscheidende Träger für die Drogen, und wohl auch selbst Heilmittel, waren der *Honig,* der in mehr als 150 Rezepten genannt wurde, und der *Wein,* den wir in fast 100 Rezepten des Lorscher Arzneibuchs finden.

Daneben trifft man auf Rezepte von magischem Gehalt besonders in der Behandlung der »heiligen Krank-

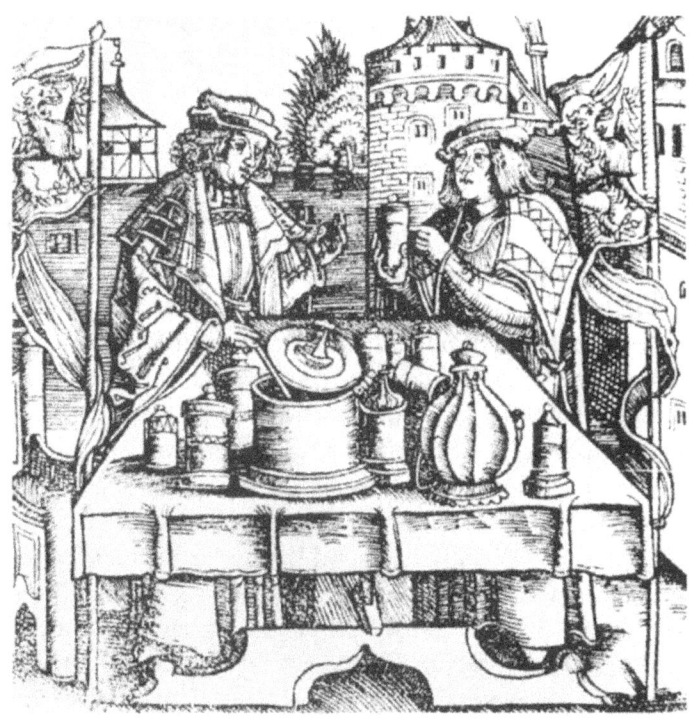

Abb. 17. Zubereitung des Theriaks, des Universalgegengifts. Holzschnitt aus H. Brunswick: Das Buch der waren Kunst zu distillieren. 1512.

heit«, der Epilepsie. Sie enthalten Pflanzen und Drogen, denen aus heutiger Sicht keine Arzneiwirkung zukommen konnte, wie *Weihrauch, Pfingstrosenwurzel* und *geweihtes Öl mit Weihwasser,* aber auch *Elfenbeinschabsel, Storchenmist, Regenwürmer* oder *Lammblut.* Die verwendeten heimischen Kräuter mußten unter Aufsagen eines Vaterunsers gesammelt werden. Man kann zweifeln, ob die Mönchsärzte von der materiellen Wirkung dieser Mittel überzeugt waren, vielmehr wollten sie wohl damit die Hoffnung der unheilbar Kranken und ihrer Angehörigen auf Gott und auf den Glauben lenken.

Die frühen Arzneibücher, wie das des Kloster Lorsch, waren Kompilationen, d. h. mehr oder minder kritiklose Zusammenstellungen von Rezepten vor allem aus den Büchern römischer Autoren des 2. bis 6. nachchristlichen Jahrhunderts, also vom großen Galen und seinen Nachfolgern. In diesen Rezeptsammlungen begann die galenische Lehre bereits zu erstarren; man übernahm die Verordnungen, ohne die differenzierten Vorstellungen Galens von Körperfunktionen und Krankheiten im Einzelfall nachzuvollziehen. Zumindest ist dies für den heutigen Leser aus den Rezeptbüchern nicht erkennbar.

Eine weitere Schwierigkeit dürfte sich für die Mönchsärzte dadurch ergeben haben, daß sie die lateinischen Namen von Pflanzen und Drogen in die heimischen Bezeichnungen übertragen und die entsprechenden Pflanzen in ihrem mitteleuropäischen Lebensraum auffinden mußten. Die Umsetzung der Kenntnisse von der Pflanzenwelt des Mittelmeerraums auf die Mitteleuropas hat bis in unsere Zeit nicht wenig Schwierigkeiten bereitet. Wer vermag zu sagen, ob *Euanthemon* der Hippokratiker und *Anthemis* des Dioskurides wirklich unsere *Kamille* war. Bei Plinius war die Pflanze *Chamaemelum,* was der Kamille verwandt klingt, sicher nicht die uns vertraute Heilpflanze. Erst in einer Handschrift des *Herbarius des Pseudo-Apuleius* des 5. nachchristlichen Jahrhunderts stellt eine Abbildung die *Herba camellea* sicher als unsere Kamille dar; das waren erst 200–300 Jahre vor dem Lorscher Arzneibuch.

In den Arzneibüchern der Klostermedizin tritt uns also vor allem der Arzneischatz der Antike entgegen, und doch treffen wir hier auch auf einige Pflanzen, die aus der germanischen Volksmedizin hinzugekommen sein dürften.

Im Lorscher Arzneibuch und später auch bei Hildegard von Bingen finden wir mehrfach die Schlehe und die Schlehenkerne erwähnt. Der *Schlehdorn* wird heute als »echt germanischer Baum« bezeichnet (althochdeutsch: Slêâ).

Ähnliches gilt für den *Gundermann*, die Gundelrebe der heiligen Hildegard. Zwar glaubte man früher, diese kriechende Pflanze im lateinischen *Hedera terrestris* wiederzuerkennen, wie sie auch in den lateinischen Schriften des Mittelalters genannt wird. Tatsächlich ist der Gundermann aber eine uralte germanische Heilpflanze und kam aus der Volksheilkunde in die Klostermedizin.

Auch der *Wacholder* und das *Johanniskraut* waren sicher bereits in der germanischen Heilkunde bekannt, und mögen von dort in die Klostermedizin gelangt sein. Die *Mistel*, die, wie wir hörten, im Volksglauben der Kelten und Germanen eine besondere Rolle spielte, kam von hier in die Kräuterbücher und Dispensatorien der Klöster, nicht auf dem Wege der galenischen Tradition.

Die Schriften der Hildegard von Bingen

Ihren Höhepunkt erreichte die Klostermedizin mit der schon mehrfach erwähnten Hildegard von Bingen (1099–1179). Im *Buch von dem inneren Wesen der verschiedenen Naturen der Geschöpfe* beschrieb die Äbtissin die Heilkräfte der Natur, und sie begann – entsprechend dem Schöpfungsbericht des 3. Tages – mit den Pflanzen. 213 damals bekannte und gebräuchliche Pflanzen wurden erfaßt und in ihren medizinischen Eigenschaften vorgestellt. Es ist schwer zu erkennen, was von den reichen Kenntnissen, die uns hier begegnen, durch die Lektüre der Original- oder der enzyklopädischen Literatur des frühen Mittelalters und was durch eigene Erfahrung oder durch Gespräche mit gelehrten Männern ihrer Zeit erworben wurde. Sicher nicht unbekannt waren Hildegard auch die ältesten salernitanischen Schriften, die das Wissen der arabischen Ärzte soeben nach Europa getragen hatten. Wir finden bereits bei ihr unter der Bezeichnung *Galgan* die Galgantwurzel, die als einer der ersten der arabische Arzt Avicenna (Ibn Sina 980–1037) 100 Jahre zuvor bei Magenleiden und Koliken empfohlen hatte, und auch den Zituar, die Zittwerwurzel, die die arabischen Ärzte bei Hypochondrie und Melancholie verordneten.

Hildegard war auch die erste, die sich in *De Hoppho* zur medizinischen Verwendung des Hopfens äußerte, der etwa 100 Jahre vor Hildegard von einem Schüler Avicennas, Johann Mesue, im vorderen Orient erstmals beschrieben wurde; sie meinte, die Pflanze habe keinen Nutzen, weil sie Melancholie bewirke, den Sinn der Menschen traurig mache und die Eingeweide beschwere. In dieser Aussage hat man zu unserer Zeit einen ersten Hinweis auf die sedative Wirkung des Hopfens sehen wollen, was allerdings nicht überzeugt.

Auffallend ist, daß Hildegard bei einzelnen Pflanzen nicht die sonst in den Klosterhandschriften üblichen lateinischen Bezeichnungen verwendete; sie sprach vom *Lunckwurtz* und nicht von *Pulmonaria*, von der *Hirtzunge*, vom *Hirtswamm*, *Pfefferkrut*, *Winda*, *Kirbele* usw. und zeigte damit, daß sie sich in diesen Fällen nicht allein auf die spätantike Literatur stützte, sondern die heimische Flora in ihre Betrachtungen einbezogen hatte.

Das Geniale dieser großen Frau bestand gerade darin, daß sie nicht beim hergebrachten naturkundlichen Wissen des benediktinischen Mönchtums im frühen und hohen Mittelalter stehenblieb, sondern darüber hinausging und auch Pflanzen aus der germanischen Volksheilkunde in ihre Untersuchungen einbezog. Zu nennen ist hier zum Beispiel wieder die *Lunckwurtz*, später wissenschaftlich *Pulmonaria officinalis* genannt, die sie bei Hu-

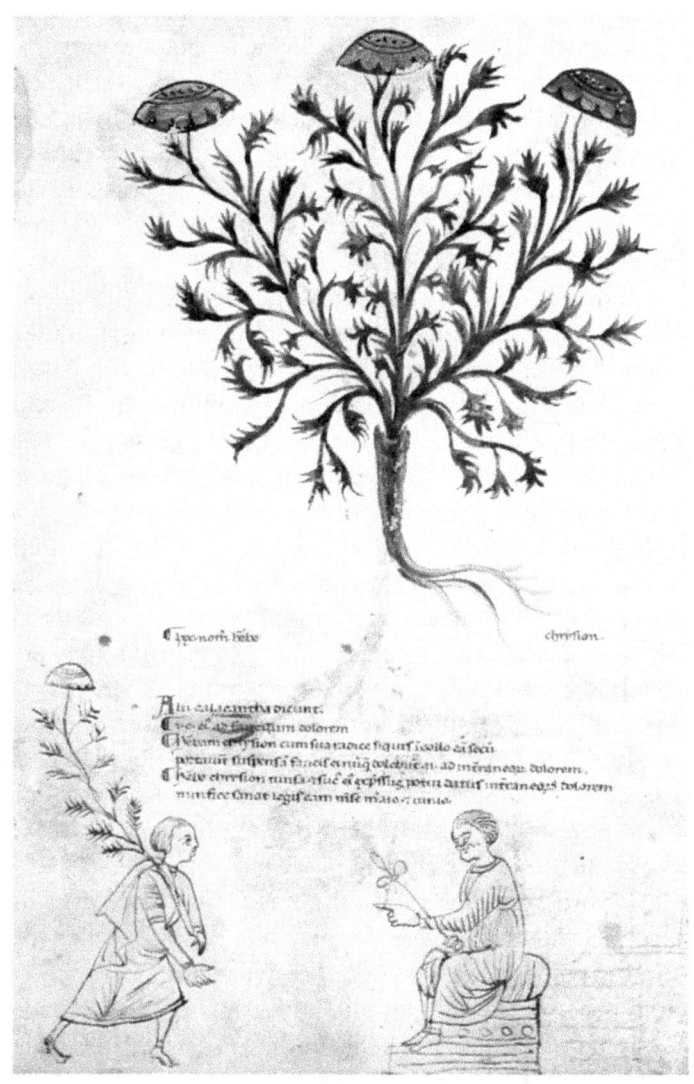

Abb. 18. Darstellung zur Mariendistel aus mittelalterlichem Arzneibuch (13. Jahrhundert). Cod. Vindobonensis 93.

sten und Atemnot empfahl, der sie aber nicht viel zutraute. Auch die von Hildegard mehrfach genannte *Benedicta*, das Benediktenkraut, wurde in der Antike nicht ärztlich verwendet. Man findet es bei ihr als Aphrodisiakum und als ein Mittel, »um die gesunkenen Körperkräfte zu heben«. Auch die *Vehedistel,* unsere Mariendistel, wird bei Hildegard als Mittel gegen »stechen in den Gliedern« genannt (Abb. 18). Der *Reynfan,* unser Rainfarn, wird von Hildegard als Mittel bei Magenbeschwerden, gegen Harnverhaltung und Frauenbeschwerden empfohlen. Auch die Verwendung dieser Pflanze war in der Antike unbekannt. Die erste gesicherte Erwähnung fand sie als *tanacita* in einem Capitulare der Karolingerzeit. Ebenso die *Bibenella*, unser Bibernell, und die *Wolfesgelegena*, wahrscheinlich Arnika, wurden offenbar erstmals von Hildegard erwähnt: Die Bibernelle sollte um den Hals gebunden, gegen Anfechtungen des Teufels und gegen Zauberkräfte schützen, und Arnika wurde als Liebeszauber verwendet. Altes germanisches Brauchtum ging hier der medikamentösen Verwendung voraus. Auch bei der Äbtissin lagen Glauben und Aberglauben noch eng beieinander, und der Teufel spielte in ihren Vorstellungen von Giftwirkungen eine große Rolle. Er fliehe vor dem *Farn,* und wer Farnkraut bei sich trage, sei vor Nachstellungen des Teufels sicher.

Man verkenne nicht, daß die Zeiten der Mönchsmedizin durch die tiefe Gläubigkeit der Menschen bestimmt wurde. Die Heilpflanzen wurden in den Schöpfungszusammenhang gestellt und erhielten erst aus der biblischen Sicht ihr Gewicht. In dieser Zeit wurden zahlreiche Pflanzen nach »unser lieben Frauen« und nach der heiligen Maria, der Mutter Gottes, benannt: *Frauenschühli, Marienpantöffelchen, Frauamenteli, Frauaseckeli, Frauenträn, Marienträne, Muttergottesgläschen, Frauenschößli, Frauenschlüssel* u.a.

In den Schriften der Mönchsmedizin aber findet man auch die Einschränkung, daß die Hoffnung nicht allein auf die Kräuter zu setzen sei, und man sich in der Heilkunde nicht auf die menschlichen Fähigkeiten verlassen solle; auch wenn man die von Gott gegebene Medizin wähle, nicht diese heile, es sei immer der, der auch das Leben geschenkt habe. Hier treffen wir bei dem im Glauben wurzelnden Mönch auf die sicher uralte religiöse Erfahrung der Heilung. Es heißt in einer Schrift dieser Zeit:

> »Ohne mich könnt ihr nichts schaffen, sagt der Herr im Evangelium, und deshalb möge der Kranke vom Herrn mit Demut die seiner Krankheit angemessene Medizin erflehen und mit Ehrfurcht das für seine Krankheit zuträgliche Heilmittel vom Arzt entgegennehmen. Streben wir nämlich unwissend nach Schädlichem und uns Widrigem, so schlägt es unser Herr mit Nachsicht ab. Deshalb erbitte keiner vom Herrn das, was nicht dessen Wille sein kann, denn er wird nicht erhört werden, aber bittet er, was dessen Wille beschlossen hat, so wird ihm Erfolg zuteil.«

Es bringe nicht allein die Arznei die Heilung, es bedürfe des göttlichen Willens, des Höchsten Zustimmung zur Genesung. Das würde erklären, warum dem einen Kranken geholfen werden kann, dem anderen nicht. Wir haben hier die religiöse Deutung dessen, was man heute profan die »statistische Streuung« einer Arzneiwirkung nennt: Die wirksame Arznei wird zwar nach menschlichen Erfahrungen verwendet, jedoch liegt es bei Gott, wem sie hilft, eine Erklärung, die mindestens so überzeugend ist, wie die von der unterschiedlichen Empfindlichkeit der Arzneirezeptoren im Körper. Beide Deutungen schließen sich übrigens nicht aus.

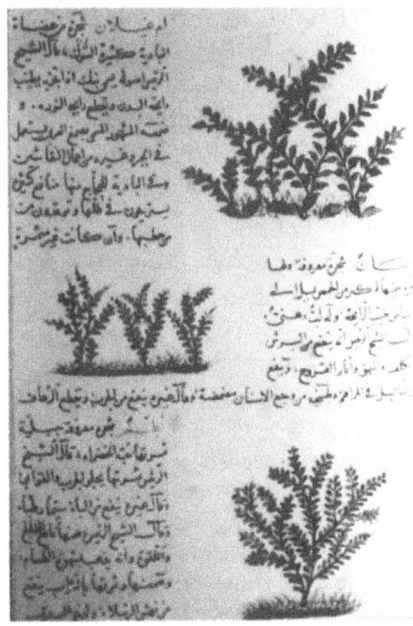

Abb. 19. Arabisches Manuskript mit ägyptischen Pflanzen. Aus: Agaib el Makblukat von al-Kazwini, Irak, 14. Jahrhundert. Freer, Gallery of Art, Washington D.C.

Arabische Medizin und Arzneipflanzen

Im 5. und 6. nachchristlichen Jahrhundert zerbrach, wie wir sahen, die Hinterlassenschaft der Antike unter dem Zugriff christlicher Würdenträger und weltlichen Herrscher. Alles sollte fallen und vergessen werden, was an die große Zeit antiken Geistes erinnerte. So wurde 390 n. Chr. die Bibliothek von Alexandria durch den christlichen Bischof Theophilus auf Befehl des Kaisers Theodorius zerstört. Keine »heidnischen Tempel« wollte er in seinem Reiche dulden. Die Abwanderung der Gelehrten begann; ihre Zuflucht waren die akademischen Schulen der persischen Welt. Höhepunkt und Ende erreichte diese Entwicklung 529 n. Chr., als Kaiser Justinian offiziell und endgültig die antike Wissenschaft und

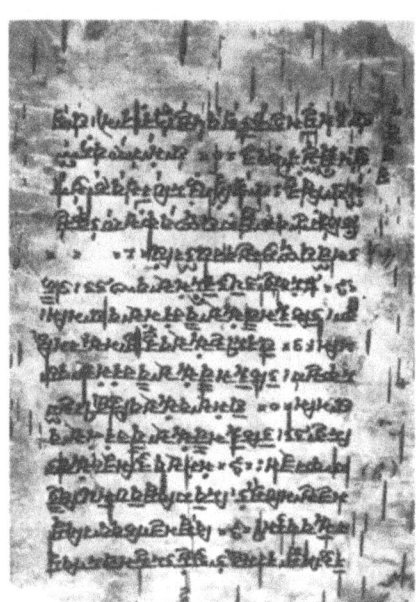

Abb. 20. Manuskriptseite aus der Atharwaweda, dem ältesten Text der traditionellen indischen Heilkunst. Universitätsbibliothek Tübingen.

Philosophie in seinen Landen verbot. Mit den Wissenschaftlern und den geretteten antiken Schriften gelangte so die im 7. Jahrhundert aufblühende arabisch-persische Welt in den Besitz des antiken Wissens.

Die großen arabischen Ärzte beschränkten sich aber nicht darauf, die Kenntnisse der Griechen und Römer zu pflegen, sie ergänzten und mehrten sie, wobei sie uns eine Reihe neuer Heilpflanzen aus den Ländern des Orients überlieferten (Abb. 19). Die Pflanzenwelt ihrer arabisch-persischen Heimat war nicht sehr üppig, und so wandten sich die Arzneikundigen ihren in der Natur reicher gesegneten Nachbarn im Osten zu, vor allem dem indischen Subkontinent. Unter unseren Heilpflanzen findet man so eine größere Zahl, deren heutige Verwendung in der Medizin den arabischen Ärzten zu verdanken ist, die sich ihrerseits wiederum auf die Hindumedizin, die

Ayurveda-Ärzte, stützten (Abb. 20). Diese Vermittlung des medizinischen Wissens schließt nicht aus, daß auch auf anderem Weg Kunde über diese Pflanzen in den Westen gelangte, vor allem, wenn es sich um Spezereien, um orientalische Gewürze, handelte.

Schon in alttestamentlicher Zeit brachten – wie wir sahen – die arabischen Karawanen Myrrhe und Weihrauch, Zimt, Kalmus, Kassia, Kardamom und Süßholz in die Mittelmeerländer und auf diesem Wege auch zu uns. Die folgenden Drogen fanden erst im Mittelalter ihren Weg über die arabischen Ärzte in die europäische Heilkunde.

Curcumawurzel

Der *Gelbwurz* begegneten wir oben bereits bei den Sumerern, 2000 Jahre vor unserer Zeitrechnung. Ihr Gebrauch bei den Griechen und Römern ist nicht gesichert, und offenbar ist die Droge erst im Mittelalter von den Arabern als Arzneimittel zu uns gelangt.

Als die Indoarier im 2. vorchristlichen Jahrhundert auf ihrem weiten Zug aus Zentralasien schließlich Indien erreichten, verwendeten sie hier die Gelbwurz als kultischen Farbstoff. Die leuchtend gelbe Farbe der Gelbwurz bedeutete für sie das Sonnenlicht und hatte magische Wirkungen, die sich noch heute in indischen Volksbräuchen finden.

Von den Hindu-Ärzten wurde die Curcumawurzel als heiß, bitter, scharf, zusammenziehend und trocknend bezeichnet, was durchaus auch unserem sinnlichen Eindruck von der Droge entspricht. Sie sollte die Säfte stärken, Hautkrankheiten vermeiden und bei Gelbsucht wirksam sein. Lokal wurde die Gelbwurz in der indischen Volksmedizin bei Hautunreinheiten, bei Quetschungen, Verstauchungen und Wunden lokal verwendet. Wie die Hindu verordneten später die Araber die Wurzel, vor allem auch wohl wegen ihrer gelben Farbe, bei Lebererkrankungen und Gelbsucht. Noch heute gilt die Gelbwurz, die ein wesentlicher Bestandteil unseres Currys ist, als galletreibend.

Sandelholz

Auch das Sandelholz gehört zu den ältesten indischen Kulturgütern: Es sollte von einem der Bäume des Paradieses stammen, und der Sonnenwagen war nach der Hindu-Mythologie aus Sandelholz gefertigt. So ist auch das von den Hindus bei Feuerbegräbnissen verwendete Material Sandelholz, wofür die Armen ihr letztes Geld opfern.

Sanskrit-Ärzte beschrieben das Sandelholz als bitter, kühlend, zusammenziehend und nützlich bei biliären Fiebern und heißem Körper. Lokal als Salbe wurde es bei Entzündungen verwendet, und es war das Hausmittel bei Schmerzen aller Art. Die mohammedanischen Ärzte des Mittelalters, die sich der galenischen Vorstellungen bedienten, bezeichneten das Sandelholz als kalt und trokken, herzwirksam, kräftigend, zusammenziehend, ein Allheilmittel und Aphrodisiakum, auch ein Mittel bei entzündlichen Schwellungen. Bereits Alexander hatte das Sandelholz von seinen Zügen in den Orient zurückgebracht. Man weiß, daß es von Indien damals schon nach Oman verschifft wurde. Die medizinische Verwendung in Europa ging aber auf Constantinus Africanus (ca. 1020–1087) zurück, der mit der Medizinschule von Salerno das Wissen der arabischen Ärzte nach Europa brachte.

Nach unseren Kenntnissen wirkt das weiße Sandelholz antibakteriell und krampflösend. Es wird heute bei Infekten der ableitenden Harnwege verwendet. Vielleicht kann man hierin eine Übereinstimmung mit der kühlenden und entzündungshemmenden Wirkung des Sandelholzes in der Hindu-Medizin sehen.

Galgantwurzel

Von der Galgantwurzel beschrieb Ibn Sina (980–1037), der Avicenna unserer Sprachweise, mehrere Sorten und rühmte sie als Magenmittel, bei Koliken und als Aphrodisiakum. Die Verwendung der Galgantwurzel bei Verdauungsbeschwerden und Appetitlosigkeit gilt auch heute noch für gerechtfertigt.

Hopfen

Über die Heilwirkungen der Hopfenpflanze ist weder in den Schriften der Griechen noch der Römer etwas zu finden, obwohl der von Plinius erwähnte *Lupus salictarius* die Hopfenpflanze gewesen sein soll. Er wird von Plinius zu den Pflanzen gezählt, die »in der Tat mehr Leckereien als Speisen sind«. Vereinzelt gibt es Hinweise, daß Hopfen in den Klostergärten der Karolingerzeit gezogen und auch in der Diät verwendet wurde. Wenn man dem Übersetzer trauen darf – die arabischen Originale sind verloren –, geht die früheste Beschreibung der Hopfenpflanze wohl auf den jakobitischen Christen Jahja Ben Maseweih aus Maridin (gest. 1015 n. Chr.) zurück, der von uns als Johann Mesue der Jüngere bezeichnet wird und offenbar ein Schüler Avicennas war. Nach ihm soll der Hopfen besonders mit Molke das Blut von Galle reinigen und Gallenfieber wie Gelbsucht heilen. Fast zur gleichen Zeit erwähnt Hildegard von Bingen in ihrer *Physica* die Pflanze. Einen ersten Hinweis auf die sedative Wirkung des Hopfens finden wir dann bei dem arabischen Botaniker Ibn el Beitar aus Malaga (gest. 1248 n. Chr.) und bei seinem deutschen Zeitgenossen Albertus Magnus (1193–1280). Allerdings scheint sich die dämpfende Wirkung des Hopfens bei den mittelalterlichen Ärzten nicht durchgesetzt zu haben; denn eine schlafmachende Wirkung entsprach kaum den Vorstellungen der galenischen Medizin. J. Th. Tabernaemontanus (Ausgabe von 1731) verwandte den Hopfen noch ähnlich wie Joh. Mesue bei »verstopfter Leber«, zur Austreibung der »verbrannten melancholischen Feuchte« und bei »Geel und Wassersucht«, also ganz im Sinne der galenischen Vorstellungen zur Verbesserung der Körperqualitäten. Offenbar war der erste, der von einer »narkotischen Wirkung« beim Hopfen sprach, der berühmte Botaniker und Arzt Karl v. Linné. Zu seiner Zeit fand die nervöse Erregbarkeit bei den Ärzten zunehmendes Interesse und damit auch eine erregungsdämpfende Wirkung. Aber noch zu Beginn des vorigen Jahrhunderts war die »narkotische« Wirkung des Hopfens umstritten. Es waren dann offenbar zunächst amerikanische Ärzte, die Hopfen als schmerzstillendes, beruhigendes Mittel und bei anhaltender Schlaflosigkeit empfahlen. Erst in jüngster Zeit wird bei uns die Wirkung von Hopfen zur Dämpfung von Erregung und zum Schlafanstoß genutzt, und sie allein gilt heute pharmakologisch als erwiesen.

Kampfer

Avicenna und Serapion (Ende des 11. Jh.) beschrieben den Kampfer als kühlendes Mittel bei Gallefiebern und Lungensucht, mehr noch in Salben und Linimenten bei Gicht, Rheumatismus und Ohrenkrankheiten; auch zur Unterdrückung der Geschlechtslust. Dies zeigt ein Zweizeiler aus der Medizinschule von Salerno, die, wie wir schon hörten, bei der Vermittlung der arabischen Medizin für das Abendland eine entscheidende Rolle spielte: »Camphora per nares, castrat odore mares« (Der Geruch des Kampfers nimmt den Männern die sexuelle Kraft). Fast 700 Jahre später verordnete Leopold Auenbrugger (1722–1809), der Vater der Thoraxperkussion (Beurteilung von Lunge und Herz durch Beklopfen des Brustkorbs), Kampfer zur »Relaxation der Genitalien« in der Behandlung der Manie. Das Bundesgesundheitsamt hält nur die äußerliche Anwendung von Kampfer bei Muskelrheumatismus und die innerliche bei Katarrhen für angemessen.

Löwenzahn

Der botanische Name des Löwenzahn, *Taraxacum*, leitet sich wohl vom persischen *Tarkhashkun* her, den Avicenna bei seiner Beschreibung des Löwenzahns verwendete. Er sprach von einem vorzüglichen Mittel gegen Obstruktionen, gegen Blutwallungen, Blutstockungen, Leberentzündungen und Gelbsucht. Eine Verwendung bei Störungen des Galleflusses, zur Anregung der Harnausscheidung, sowie bei Appetitlosigkeit und Verdauungsschwäche ist in jüngster Zeit monographisch belegt.

Muskatnußbaum

Die Kenntnis des Muskatnußbaums geht auf die Hindu-Kolonisten in Java zurück; von hier erreichte sie Persien, die arabische Welt und schließlich Europa. Schon 540 n. Chr. war der Muskatnußbaum in Konstantinopel bekannt. Die Araber waren also nur die ersten, die die ärztliche Verwendung beschrieben. Mohammedanische Ärzte verordneten die Muskatnuß als stimulierenden Stoff, zur Appetitanregung und als Aphrodisiakum, bei choleraähnlichen Durchfällen, bei Verlegungen von Leber und Milz und äußerlich bei nervösen Kopfschmerzen. Die genannten Verwendungen sind nach Meinung des Bundesgesundheitsamtes nicht ausreichend belegt, ja, der Genuß der Muskatnuß birgt in hohen Dosen Gefahren. In amerikanischen Gefängissen wurde sie von Häftlingen als psychostimulierendes Mittel mißbräuchlich eingenommen, eine Wirkung, die schon den Arabern des Mittelalters bekannt war und genutzt wurde.

Sennesblätter und -schoten

Senna ist eine arabische Arznei und wurde vom Propheten selbst verordnet. Der Arzt El-Kindi, der vom Kalifen El-Mamun (813–833) mit der Übersetzung griechischer Schriften beauftragt war und 873 n. Chr. gestorben ist, verschrieb Senna aus der heiligen Stadt Mekka. Honein ben Ishac (geboren 809 n. Chr.), der Bücher von Hippokrates und Galen ins Arabische übertrug, verordnete Senna bei Hautkrankheiten, Epilepsie und zur Reinigung des Körpers durch den Darm. Senna aus Mekka galt als hervorragendes Austreibungsmittel für Schleim, dem Phlegma der Alten, und allgemein als säfteverdünnendes Mittel im Sinne Galens. So war es bei allen Krankheiten mit verdorbenen Säften angezeigt, wie Gicht, Rheumatismus usw. Vor dem 9./10. Jahrhundert findet man Senna nicht außerhalb der arabischen Welt, und in den Schriften der Hildegard von Bingen wurde sie noch nicht genannt. Die Pflanze hat sich als abführendes und »reinigendes« Mittel, als Kathartikum – wohl nicht zuletzt auch wegen des hohen Preises – nur langsam bei uns durchgesetzt. Bei Tabernaemontanus heißt es dann 1588:

»Es ist kaum ein gebräuchlichere Artzney zu dem purgieren/ dann eben dieser Senet/ bey den Reichen so wol als bey dem gemeinen Mann.«

Wegen des Gehalts an Anthrachinonen wird heute vor einer längerdauernden Anwendung von Präparaten mit Sennesschoten oder -früchten gewarnt.

Herbstzeitlose

Als Arzneipflanze wurde die Herbstzeitlose (Abb. 21), das *Colchicum*, wohl erstmals von El-Biruni, gestorben 1039, und dem berühmten Ibn Sina, Avicenna, ärztlich verordnet. Die antiken Ärzte sprachen dagegen nur von der Giftigkeit der Pflanze, dem *Hermodactylos,* dem

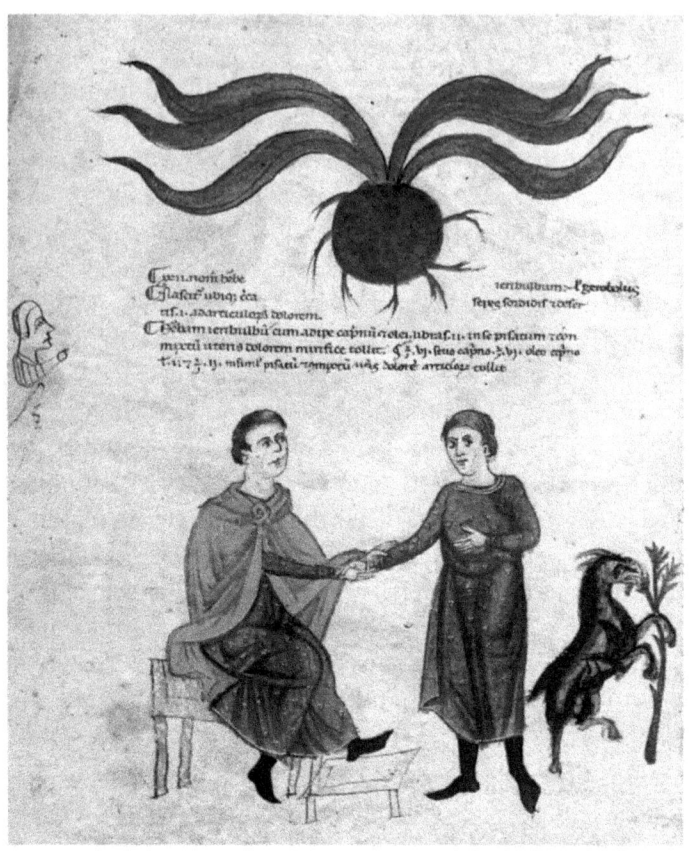

Abb. 21. Darstellung der Herbstzeitlose aus mittelalterlichem Arzneibuch (13. Jahrhundert). Cod. Vindobonensis 93.

Finger des Hermes. Die arabischen Ärzte verwendeten die Herbstzeitlose als eröffnendes und Abflußbehinderungen lösendes Medikament, das sich besonders bei Erkrankungen von Gelenken, Leber und Milz bewähre. Schon damals wurde es in der Behandlung der Gicht verwendet und dabei mit Aloe kombiniert. Erst mehr als 600 Jahre später wurde die Herbstzeitlose von Sydenham, dem englischen Hippokrates, in die europäische Medizin übernommen.

Pomeranzenschalen

Auch die bitteren Zitrusfrüchte waren ursprünglich in Indien beheimatet und kamen erst 1520 durch den Portugiesen Juan de Castro nach Europa. Der medizinische Gebrauch der Pomeranzenschalen geht jedoch auf Avicenna und andere frühe arabische Ärzte zurück. Die Verwendung bei Appetitlosigkeit und Verdauungsstörungen gelten auch im heutigen Sinne als ausreichend belegt.

Weitere Arzneipflanzen und Drogen, deren ärztliche Verwendung auf die Araber zurückgeht, sind *Schachtelhalm* sowie die *Zitwerwurzel (Curcuma zedoaria)*, die auch aus dem indischen Raum gekommen sein dürfte, denn noch heute befinden sich ihre Hauptanbaugebiete in Sri Lanka und Indien.

Göttliches Zeichen und Signaturenlehre

Gelegentlich wurde oben schon erwähnt, daß man die Pflanzen nach ihrer Form und Farbe mit den menschlichen Organen in Beziehung setzte und sie bestimmten Krankheiten zuordnete. So meinte man z. B., daß die *Gelbwurz* und der leuchtend gelbe *Safran* bei Erkrankungen der Gallenwege und der Leber wirksam seien, eben dann, wenn die Gesundheitsstörung in der *gelben* Galle lag. Überhaupt suchte der mittelalterliche Mensch nach Ähnlichkeiten zwischen den Dingen und deutete diese als göttliches Zeichen. Dieses Zeichen aber nannte man die *Signatur*.

Diese Signatur war »die Spur des unsichtbaren Gottes, Schatten und Bild des Schöpfers auf den Geschöpfen«, wie sich ein bekannter Arzt des 16. Jahrhundert ausdrückte. An diesen Zeichen wußte der weise Arzt das Wesentliche, die Heilkraft der Pflanze zu erkennen, »eben jene innere Kraft und geheime Fähigkeit zum Wirken, als ein göttliches Geschenk der Natur«. In einer lateinischen Schrift von Oswald Croll (1560–1609), dem Leibarzt Christians I. von Anhalt-Bernburg, heißt es:

> »Es ist die wechselweise Analogie, der Gleichklang zwischen den Pflanzen und den Körperteilen, die Sympathia. (...) Wir brauchen schärfere Augen, tiefere Begabung und subtilere Forschung, wenn wir vollständigere und intimere Kenntnisse von den Pflanzen erwerben wollen. Es genügt nicht auf Anhieb vielleicht Hundert bei ihrem Namen nennen zu können, und das ohne jede Kenntnis ihres inneren Wertes. Unrichtig und falsch wäre auch die Bewertung ihrer Kräfte nach den vier (galenischen) Kategorien der Qualität: Wärme, Kälte, Feuchtigkeit und Trockenheit. Denn jene sind wie der Schatten der Dinge und haben wie die Farben keine Tiefe und keine Macht. (...) Auf magische Weise sprechen die Kräuter durch ihre Signatur den tief in sich schauenden Arzt an, und allein durch die Ähnlichkeit eröffnet sich ihm, in geheimnisvoller Versenkung, ihr Innerstes. Das Zeichen einer Ähnlichkeit ist nämlich die Art, wodurch der Schöpfer die göttlichen und geheimen Dinge zu offenbaren pflegt, womit er auf die höchste Ähnlichkeit der Ideen verweist. (...) Die Pflanze eröffnet dem Sterblichen wie durch Zauberformeln ihre Kräfte und den Thesaurus ihrer Geheimnisse, damit auch der Elendeste erfährt, wie seinen Leiden Hilfe werden kann.(...) Man wird bei den irdischen Kräutern daraufsehen, wieviel Farben die Blüte hat, denn das ist die Zahl der einer Pflanze innewohnenden Kräfte. Nichts ist zufällig und ohne Sinn in einer Pflanzenfamilie zusammengefügt, alles auf bestimmte Weise und aus guten Gründen in bestimmter Zahl und zweckmäßig nach Zeit und Ort. Und wie die Tauben einander ohne Sprache allein mit ihrem Körper anzeigen, was sie bewegt, so legt auch Gott in die Pflanze sein Geheimnis, damit die ihr innewohnenden Kräfte nicht verborgen bleiben und durch die äußeren Signaturen, also durch die Ähnlichkeit in Form und Gestalt, aus dem Anblick erschlossen, erahnt und offenbart werden können.«

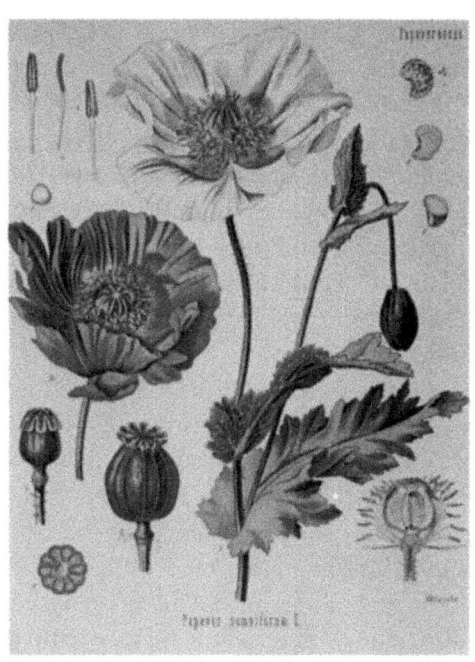

Abb. 22. Papaver somniferum (Mohngewächs).

Das bekannteste Beispiel ist die Mohnkapsel, die – wie man meinte – in ihrer kopfförmigen Ausbildung mit der aufsitzenden Krone die königliche Wirkung des *Papavers* auf die menschlichen Kopforgane und das Gehirn anzeige (Abb. 22).

Aber es ging nicht nur um Pflanzen, sondern auch um mineralische Stoffe. Man liest mit Vergnügen das schöne Beispiel vom »hohlen Berg« zwischen Padua und Vicenza, von den »erstaunlichen und formenreichen Gebilden, von den Spielen der Natur«. Es heißt hier, daß in den labyrinthartigen Verzweigungen der Höhle das vom Gewölbe herabtropfende Wasser spontan zu Fels erstarrte, und sich dabei verschiedene steinerne Formen bildeten. Zu Pulver zermahlen vermöchte aber dieser Stein im

Gewicht einer Drachme (= 3,7 Gramm) wirksam den Schweiß zu treiben. Bei gebrochenem oder verletztem Knochen verwende man mit Nutzen ein Gemisch des Pulvers auf einem geeigneten Pflaster. Gelöst in destilliertem Essig aber sei das Pulver entsprechend seiner Signatur bei Kalksteinen z. B. in der Blase und bei knotigen Formen der Gicht (Podagra) wirksam. Ja, immer wo ein Übel oder eine Krankheit auftrete, halte auch die Natur ein geeignetes Mittel bereit, um daß wir nicht lange zu bitten hätten.

Um die Erkenntnis war also zu bitten; man gewann sie nicht durch aktives Forschen wie in unserer Zeit. Durch die demutsvolle innere Schau kam man zu wunderbaren Heilkräften wie hier beim Pulver aus den Stalaktiten, das in Analogie zum abtropfenden Wasser schweißtreibend wirken sollte. Es vermochte auch die Knochenheilung zu beschleunigen, weil der Stalaktit das Wachstum von festem Kalk aus dem Tropfwasser demonstrierte. Bei knotigen Formen der Podagra aber wirkte der Höhlenkalk wegen der äußeren Ähnlichkeit zu den Gichtknoten, wie man meinte. Auch bei dieser Art der Suche nach Arzneimitteln ging es um eine Empirie, nämlich um die Erfahrung, die Schau von Formen und Vorgängen in der Natur und deren Zuordnung zu Krankheitsvorstellungen nach Ähnlichkeit und Analogie. Die therapeutischen Möglichkeiten, die eine Arznei bot, wurde also nicht als Wirksamkeit am Krankenbett beobachtet und erfaßt, sondern die ärztliche Anwendung von Pflanze und Mineral ergab sich aus der Wahrnehmung göttlicher Zeichen, der Signaturen.

Paracelsus und das Ende der Lehre Galens

Für 14 Jahrhunderte hatte die Lehre Galens die mittelalterliche Medizin bestimmt, und noch bis weit in die Neuzeit hinein stützten sich die zahlreichen Kräuterbücher in ihren Heilaussagen im wesentlichen auf die galenische Lehre von den Säften und deren Qualitäten.

Der erste, der mit den überlieferten Vorstellungen der galenischen Medizin brach, war Paracelsus (1493–1541). Es sei nicht – wie Galen gelehrt – die warme oder kalte, trockene oder feuchte Qualität einer Pflanze, die ihren therapeutischen Nutzen ausmache, sondern eine dem einzelnen Mittel anhaftende »Tugend« oder, wie wir sagen würden, ihre therapeutische Eigenschaft. Diese »Tugend« aber gehöre unveränderlich zu den einzelnen Arzneien, zähle also zu ihrem Wesen. Man begnügte sich aber nicht mit dieser neuen Erkenntnis und wollte diese »Tugend« auch aus der Pflanze darstellen, freisetzen, sozusagen extrahieren. Hier war der Einfluß der inzwischen zur Wissenschaft gereiften Alchemie unverkennbar.

Man ging in der Alchemie davon aus, daß alles, was Gott geschaffen habe, letztlich vollkommen sei. Nur im unteren, irdischen Bereich des Kosmos hätten alle Dinge eine zwiefache Natur; sie seien unvollkommen und vollkommen zugleich. Hier müsse die *Quinta essentia*, die Quintessenz, der wirksame Bestandteil der Pflanze, von den Schlacken getrennt werden. Die wirkliche Arznei sei durch Schalen verschlossen, wie Mandeln und Nüsse, und müsse von ihren unreinen Anteilen geschieden werden.

Die verborgene Wirkung erschien als Geheimnis der Natur, und Paracelsus verglich die in der Pflanze verschlossene und gebundene Wirkung mit einem gefesselten Mann, der auf seine Befreiung warte. Träger der Wirkung seien allein die Spiritus, die Geister der Pflanzen, und die aus ihnen gewonnenen spirituösen Tinkturen oder Auszüge. Die »toten Körper« der Pflanzen aber, und auch deren Qualitäten, wie sie Galen beschrieben habe, seien für die Behandlung nutzlos.

Nicht zuletzt unter dem Einfluß der Alchemie, über die wir im nächsten Kapitel sprechen werden, begann mit Paracelsus und seinen Schülern das Bemühen um die Extraktion und Darstellung der wirksamen Anteile, der Geister, der Pflanzen. Noch heute spricht man ja bei Frucht- und Pflanzenschnäpsen von »Geistern«, z. B. vom Himbeergeist. Die Geister aber sind bei Paracelsus noch keine eindeutig materiellen Bestandteile; sie haben bei ihm noch das Spirituelle, Seelenhafte, Immaterielle. Im Verlaufe der folgenden 300 Jahre gewannen dann die wirksamen Anteile der Pflanzen im Bewußtsein der Ärzte zunehmend an materieller Existenz, bis man zu Beginn des vorigen Jahrhunderts die ersten Bestandteile chemisch, also materiell, zu isolieren und darzustellen vermochte.

Die Wende zum 16. Jahrhundert brachte aber nicht nur den Bruch mit der Lehre Galens, sie war auch die Zeit der Reformation und des Humanismus, der Entdeckung Amerikas und des Kopernikanischen Systems. Der Mensch überwand Vorurteile und erschloß sich damit neue Räume. Das galt auch für die Behandlung von Krankheiten. Man hielt Umschau nach neuen pflanzlichen Arzneimitteln und hier eröffneten sich mit Amerika ungeahnte Horizonte: Die Eroberer und in ihrem Gefolge die christlichen Sendboten brachten uns nicht nur die Seuchen der neuen Welt, sondern sie trugen neben Gold und Preziosen die Arzneipflanzen aus den langen Jahrhunderten hoher indianischer Medizinkultur in ihrem Gepäck.

Arzneipflanzen aus der neuen Welt: die indianische Tradition

Wir verdanken die Kenntnisse der indianischen Pflanzenarzneien vor allem ärztlich ausgebildeten Missionaren, aber auch Spaniern, die sich in der Neuen Welt chronische Darminfektionen, Wechselfieber oder gar die »Lustseuche« zugezogen hatten, also selbst betroffen waren. Später waren es auch Händler, die nach allem Umschau hielten, was in der Alten Welt nicht zu haben war und so mit gutem Gewinn verkauft werden konnte.

Betrachtet man die pflanzlichen Arzneimittel bzw. Drogen, die seit Entdeckung der Neuen Welt zu uns gekommen sind, so ergibt sich ein erstaunliches Bild. Handelt es sich doch vor allem um Zubereitungen aus der *Rinde* oder den *Wurzeln* von Bäumen und Sträuchern mit bestimmendem Gehalt an Gerb- und/oder Bitterstoffen sowie Harzen:

Angosturarinde (San Tomé de Angostura in Venezuela, 1759),
Kaskarillenrinde (Südamerika, 1670),
Kondurangorinde (Ecuador und Peru),
Quassiaholz und zuerst auch die *Blüten* von *Quassia* (Surinam/ Guayana, 1714),
Ratanhiawurzel (Peru, 1779),
Sassafrasholz (Mexiko, 1538),
Serpentaria- oder *Schlangenwurzel* (Virginia, 1633),
Simarube (Cayenne, 1713).

Dies sind alles Mittel für die typischen Problemkrankheiten tropischer Länder – und das erklärt auch das Übergewicht von gerb- und bitterstoffhaltigen Drogen – nämlich für die Verdauungsschwäche mit ihren Folgen, für die häufig chronischen Durchfallerkrankungen verschiedenster Ursachen, also die »Bauch- oder Schleimflüsse«, aber auch für die »Schleimflüsse« der Lungen, nach dem Griechischen als Katarrhe bezeichnet, und eben für die Fieber, die nicht selten mit diesen Leiden in Zusammenhang standen.

Ipecacuanha

Ein Mittel für die Ruhr und andere Durchfallerkrankungen war die Ipecacuanha der Indianer, die *Brechwurzel* (Brasilien, Mitte des 17. Jh.). Wie wir heute wissen, enthält sie das Alkaloid *Emetin*, ein Gift für Amöben (einzellige Krankheitserreger); sie ist damit ein Spezifikum bei der sog. Amöbenruhr. Darüber hinaus löst die Droge in höheren Dosen Erbrechen aus und vermag so aufgenommene Schadstoffe und Gifte aus dem Körper zu entfernen. Als Brechmittel ist Ipecacuanha bis in unsere Zeit noch in Gebrauch.

Senega- oder Klapperschlangenwurzel

Die Senega- oder Klapperschlangenwurzel war für die Indianer der pennsylvanischen Wälder ein spezifisches Mittel bei Klapperschlangenbiß. 1735 meinte der schottische Arzt John Tennent, daß bestimmte bei Biß der Schlange auftretende Vergiftungserscheinungen solchen bei Erkrankungen des Brustraums ähnlich seien und verwandte die Senega auch bei diesen. Bei der Indikation »Brustkrankheiten« ist es für die Senegawurzel bis heute geblieben.

Guajakholz

Neben den tropischen Magen- und Darmerkrankungen war ein weiteres Problem der Indianer im vorkolumbianischen Amerika die Ausbreitung der Syphilis und anderer venerischer Erkrankungen. Auch hier brachten die Eroberer der Neuen Welt nicht nur die furchtbare

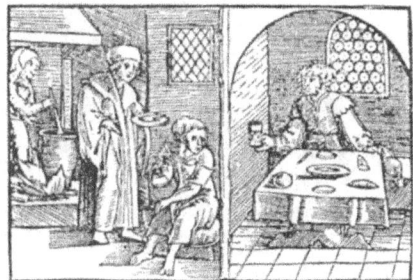

Abb. 23. Erste Seite von Paracelsus, Vom Holz Guajaco gründlicher Heilung (1529).

»Lustseuche«, sondern auch die Arzneien zu ihrer Behandlung nach Europa mit. Wieder sind es Produkte aus dem Holz von tropischen Bäumen: Das Guajakholz wurde 1508 durch Consalvus Ferrand, der selbst an Syphilis erkrankt war, von Sto. Domingo nach Europa eingeführt, und schon 1529 wandte Paracelsus diesem Heilmittel seine Aufmerksamkeit zu (Abb. 23). Die Umsetzungen von Erkenntnissen ging damals schneller als heute in der bürokratischen Zeit.

Sarsaparillenwurzel

Die ebenfalls bei der Syphilis verwendete Sarsaparillawurzel gelangte 1530 in die Alte Welt. Sarsaparillawurzel und Guajakholz waren wohl die ersten Drogen, die aus Amerika zu uns kamen. Vielleicht war es die Bedrohung

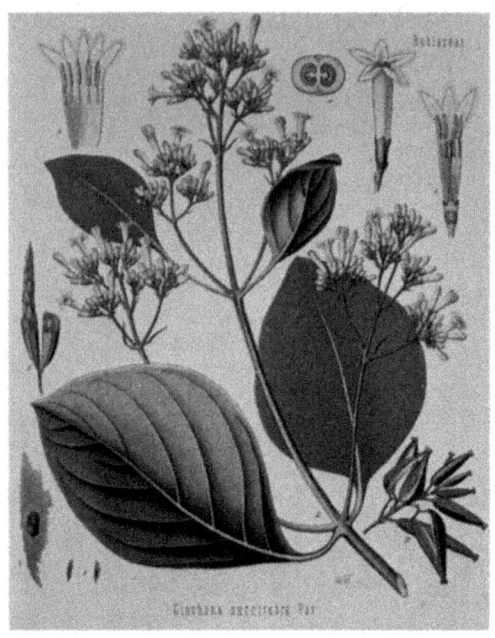

Abb. 24. Chinchona succirubra (Chinarindenbaum).

durch die damals weit dramatischer als heute verlaufende »Lustseuche«, die den Rezeptionsprozeß beschleunigte.

Copaivabalsam

Bei Gonorrhoe wurde von den Indianern der aus dem Weichharz eines Baumes gewonnene Copaivabalsam mit Eigelb vermischt an den Entzündungsort gebracht. Die erste Mitteilung von dieser Behandlung datiert aus dem Jahr 1648.

Chenopodiumkraut

Zur Behandlung der bei den Eingeborenen häufigen Wurminfektionen wurde das Chenopodiumkraut, das mexikanische Traubenkraut oder der Jesuiten- oder Karthäusertee, als Aufguß verwendet. Die Droge enthielt, wie wir heute wissen, *Ascaridol*, einen Stoff aus der im Pflanzenreich weit verbreiteten Gruppe der Monoterpene. Ascaridol ist bei Spul- und Hakenwürmern wirksam.

Chinarinde

Die Droge der Neuen Welt aber, die wohl am meisten Geschichte gemacht hat, ist die Chinarinde, auch *Cortex peruvianus* (Perurinde), *Cortex febrifugus* (Fieberrinde) oder französisch *Quinquina* genannt. Bei ihr wollen wir etwas verweilen.

Cortex chinae ist die Zweig- und Stammrinde kultivierter Cinchonen-Bäume, vorzugsweise solche der *Cinchona succirubra* (Abb. 24). Linné gab dem Baum den Namen Cinchona zu Ehren der Gräfin del Chinchón (geb. 1599 in Altkastilien), die, wie man meinte, eine »der edelsten Wohlthäter der Menschheit« gewesen sei. Um sie spann sich die rührende Legende von der Entdeckung der wohltätigen Chinarinde.

Zu Lima, der Hauptstadt von Peru, lag schwer an einem Tertianafieber danieder Ana de Osorio, die Gräfin del Chinchón, Gemahlin des Vizekönigs, so hieß es in der Legende. Da verriet die schöne Peruanerin Zuma der fiebernden Vizekönigin das Geheimnis von der Heilkraft der Rinde, dessen Preisgabe mit dem Tode bedroht war. Genesen kehrte die Gräfin nach Spanien zurück, führte eine größere Menge der kostbaren Rinde mit sich und verteilte sie mit freier Hand in ihrer vom Fieber stets gequälten Heimat. Für lange Zeit hieß so das Mittel »Gräfinnenpulver« (pulvis Comitissae), und noch heute sollen die Taten der Gräfin in jener Gegend Spaniens gepriesen werden. Die Legende hat La Fontaine zu einem Gedicht und Madame de Genlis zu einer gefühlvollen Novelle inspiriert.

Tatsächlich aber war Ana de Osorio die erste Gemahlin des späteren Vizekönigs, des Grafen del Chinchón, und bereits vor der Ernennung des Grafen zum Vizekönig verstorben. Historisch gesichert fällt die erste Heilung eines Spaniers durch die Chinarinde in das Jahr 1630. Es war der Corregidor Don Juan Lopez de Canizares. Drei Jahre darauf hat dann der Augustinermönch Antonio de la Calancha über die wunderbaren Resultate der Chinarinde beim Tertianafieber in Lima berichtet. Die Kunde von der Fieberrinde gelangte erstaunlicherweise erst fast 130 Jahre später in die Alte Welt als die vom Holze Guajac.

Aber die orthodoxe Medizin in Europa empfing die Chinarinde durchaus nicht mit offenen Armen. Dies beruhte sicher nicht zuletzt auf einem Mißtrauen gegen die Jesuiten, deren Missionare die Rinde als erste, noch vor Antonio, nach Europa gebracht haben sollten (1632). Entscheidend aber war wohl, daß die Fieberbehandlung der galenischen Qualitätenlehre zuwiderlief und die Übernahme der Cinchona für die damalige Medizin einen Umsturz bedeutet hätte, wie das Schießpulver für die Kriegführung.

Es waren nur einzelne, die sich für die Perurinde einsetzten. Die Mehrzahl der Ärzte hielt unbekümmert – 100 Jahre nach Paracelsus – an der galenischen Doktrin fest und wehrte sich gegen alles Neue. Man versuchte auch keine eigenen Erfahrungen zu sammeln, vielmehr mißtraute man – und das vielleicht zu Recht – der Herkunft und Natur der Rinde, und verwechselte zudem Cinchona mit Quinquino, dem pflanzlichen Ausgangsmaterial des Perubalsams. So bemächtigten sich die Quacksalber der »Jesuitenrinde«.

Es war der große Thomas Sydenham (1624–1689), der sich als einer der ersten Ärzte von den dogmatischen Vorurteilen der galenischen Orthodoxie freimachte. Obwohl er sehr kritisch gegen Arzneimittel war, empfahl er nachdrücklich die Perurinde als spezifisches Mittel bei Wechselfieber. Das aber bedeutete den Wandel. Im weiteren erfreute sich dann die Chinarinde über die folgenden Jahrhunderte zunehmender Beliebtheit und der Verbrauch stieg allein in Deutschland im Jahre 1880 auf 28.125 kg.

Die Gefahr lag schon damals im Raubbau und in der Vernichtung der Cinchonen. Nach Humboldt wurden für 100 Zentner Rinde über 800 Bäume gefällt. Hier begann bereits das Problem der Ausrottung tropischer Bäume. Es gelang dann Dr. Karl Haßkarl aus Kleve, im Auftrage der holländischen Regierung 1854 21 Kisten junger Bäumchen nach Java zu bringen und dort heimisch zu machen. Damit waren die Cinchonen gerettet und der Nachschub für die ärztliche Versorgung gesichert.

Weiter verdanken wir den Indianern die *Jalapawurzel* aus Mexiko (1570), die ein bitteres Harz enthält und »böse Säfte abführen« sollte, die *Boldoblätter* aus Chile und Peru, die *Cymbopogon-Arten*, die *Gartenbohnenhülsen* aus Peru (16. Jh.), den *Perubalsam* aus Mexiko (1580), die *Vanille* (16. Jh.), das *Cajeputöl* (1717) und andere Drogen, die wie die meisten hier genannten inzwischen vergessen sind.

Kokapflanze

Eine Pflanze, deren arzneiliche Verwendung erst im vorigen Jahrhundert zu uns gelangte, ist *Erythroxylon Coca* (Abb. 25), die Koka, deren Blätter in Südamerika bei den Indianern verbreitet zu Heil- und Genußzwecken Verwendung fanden und finden. Schon 1499 hören wir in einem Bericht des Priesters Thomas Ortiz an seine Oberen von der Verwendung der Kokablätter bei den Eingeborenen der Nordküste Südamerikas. In vorkolumbianischer Zeit gehörte die Kokapflanze zu den kultischen

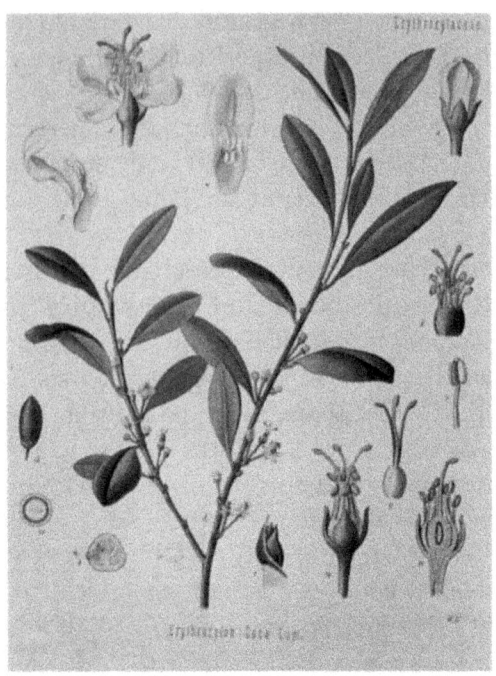

Abb. 25. Erythroxylon coca (Cocastrauch).

Pflanzen der südamerikanischen Völker. Es gab im Peru der Inka, wo die Koka als Göttergeschenk der Sonne geweiht war, keine Zeremonie ohne diese Pflanze. Bei den großen Festen räucherte man mit Kokablättern, und die mit Kokazweigen bekränzten Priester weissagten aus dem Rausch. Nur mit einem Kokabissen im Munde wagte man, sich den Göttern zu nähern. Anbau und Nutzung war ein Vorrecht der Herrscherfamilie und außer ihnen durften nur die Priester Koka kauen. Koka hatte und hat in Südamerika die gleiche Bedeutung wie der Pilz Teonanacatl und der Peyotl-Kaktus bei den schamanischen Handlungen der mittel- und nordamerikanischen Indianer.

Heute wird das getrocknete oder auch geröstete Blattpulver der Koka als genuß- und leistungssteigerndes Mittel zusammen mit pulverisiertem, ungelöschtem Kalk oder mit Pflanzenasche von den Indianern gekaut, um Hunger und Müdigkeit zu unterdrücken und die Stimmung zu heben. Mehr und mehr verlieren die Rauschdrogen ihre kultischen Bezüge und werden mit dem Abstieg der Kulturen zu Mitteln des persönlichen Lebensgenusses, ein verbreitetes Phänomen, das auch unserer Gesellschaft vom Alkohol her nicht unbekannt ist.

Die Geschichte der Kokapflanze in der modernen Medizin begann mit einer Monographie des italienischen Arztes und Kulturphilosophen Paolo Mantegazza (1831–1910), die 1859 unter dem Titel *Sulle virtù igieniche e medicinali della Coca* (Über die hygienischen und medizinischen Vorzüge der Koka) erschien. Hier berichtet Mantegazza von seinen Selbstversuchen und seinen Beobachtungen mit Koka während seiner mehrjährigen ärztlichen Praxis bei den Indianern Südamerikas. Wenig später kam die Nachricht von der Darstellung des Kokain aus den Kokablättern durch Albert Niemann im Labor des Altmeisters Friedrich Wöhler in Göttingen.

Für das weitere Schicksal des Kokain entscheidend wurden die Arbeiten des berühmten Wiener Neurologen Sigmund Freud (1856–1939), des Begründers der Psychotherapie. Freud empfahl das Mittel bei Melancholien und bei schwerer physischer und psychischer Erschöpfung. Die Verwendung des Kokain in der Neurologie fand aber bald ihre Grenzen im Auftreten von Vergiftungserscheinungen. Schwere Erregungszustände mit Halluzinationen zwangen schließlich sogar die Wiener Behörden zum Eingreifen.

Aber es gab noch eine weitere Entwicklung. Der ebenfalls in Wien tätige Pharmakologe Karl Damian Ritter v. Schroff (1802–1887) hatte Anfang der 60er Jahre ebenfalls mit Kokain gearbeitet und bei seinen Versuchstieren eine Unempfindlichkeit der Haut festgestellt. Man erklärte diese jedoch mit der bekannten Wirkung des Kokain am zentralen Nervensystem und maß ihr keine praktische Bedeutung bei. 1880 stellten dann die beiden französischen Ärzte Coupard und Bordeau die anästhesierende Wirkung des Kokain an der Hornhaut von Versuchstieren fest. Gleichzeitig beobachtete der Physiologe Anrep im Selbstversuch als erster die lokalanästhetische Wirkung des Kokain an der Haut. Entscheidend aber war auch hier wieder Sigmund Freud, der zwei Kollegen am Allgemeinen Krankenhaus in Wien veranlaßte, Kokain systematisch bei schmerzhaften Erkrankungen des Auges und bei Augenoperationen zu verwenden (L. Koenigstein und C. Koller). Koller kommt dann der entscheidende Verdienst zu, die praktische Bedeutung der lokalen Schmerzfreiheit, der Lokalanästhesie, vor allem für die Augenheilkunde erkannt zu haben.

Das war der Beginn der Lokalanästhesie, bei der man aber erst von einem Durchbruch sprechen konnte, als die pharmazeutische Industrie in den folgenden Jahrzehnten, zunächst ausgehend vom Molekül des Kokain, synthetische Präparate zu entwickeln vermochte, die eine weitaus geringere Wirkung auf das Zentralnervensystem ausübten als Kokain selbst. Nach einer Reihe von Mißerfolgen und einer großen Anzahl unbefriedigender Präparate war schließlich das 1905 synthetisierte *Novocain*® das erste befriedigende Lokalanästhetikum, das noch bis in unsere Zeit in der Leitungs- und Infiltrationsanästhesie verwendet wird.

Entdeckung und Wiederentdeckung von pflanzlichen Arzneiwirkungen durch die Medizin im 18. und 19. Jahrhundert

In der 2.Hälfte des 18. Jahrhunderts, zur Zeit der Aufklärung, begann sich die Medizin ihrer Hilflosigkeit in der Krankenbehandlung bewußt zu werden. Man sah sich nach neuen therapeutischen Möglichkeiten um und suchte nach brauchbaren Heilpflanzen und therapeutisch wirksamen Stoffen.

Die erste und äußerst segensreiche Entdeckung dieser Art war die der Wirkung von *Zitronen* und *Orangen* bei Skorbut 1747 durch James Lind (1716–1794). Lind berichtete von seiner denkwürdigen Seereise mit der »Salisbury«. Am 20. Mai 1747 litten 12 Leute seiner Mannschaft an den typischen Symptomen des Skorbut. Lind ordnete an, daß jeweils 2 von den Erkrankten in täglicher Verordnung Apfelwein, Vitriolelixier (eine Zubereitung von Schwefelsäure), Essig, Seewasser oder aber Zitronen und Orangen erhielten. Am schnellsten und deutlichsten trat die Wirkung bei den Matrosen auf, die täglich Zitronen oder Orangen aßen. Einer von ihnen war bereits nach 6 Tagen wieder arbeitsfähig. Das war der Durchbruch in der Behandlung des Skorbuts, des gefürchteten Scharbocks, vor allem auf langen Schiffsreisen. Gegenüber dem Löffelkraut *(Cochlearia officinalis)* und dem Fieberklee *(Trifolium fibrinum),* als Scharbockskraut und Scharbocksklee bis dahin in der Behandlung des Skorbuts gebräuchlich, hatten Zitrusfrüchte den Vorteil besserer Verfügbarkeit und Haltbarkeit des antiskorbutischen Prinzips (Vitamin C, Darstellung 1928 von A. Szent-Györgyi) auf langen Seefahrten.

1756 entdeckte Anton de Haen (1704–1776) die Wirkung der *Bärentraubenblätter* bei Erkrankungen der

Harnwege, und 1763 beschrieb der Reverend Stone die Wirkung der *Weidenrinde* bei Schüttelfrost und Fieber, die wie wir heute wissen, auf den Gehalt an Salicylsäureverbindungen zurückgeht. Hier knüpfte später die chemische Forschung an und gelangte zu dem hoch geschätzten und in Tonnenmengen verordneten Aspirin, der Acetylsalicylsäure (s. S. 196).

Ein erfolgreicher Pionier der Arzneipflanzensuche war Anton Stoerck (1731–1803), Professor an der Klinik in Wien und Hofmedicus. Er scheute sich nicht, neue Wege im Umgang mit den Giften zu beschreiten. Denn

>»die Giftpflanzen verheißen uns vieles.(...) Die spezifische Kraft dieser Drogen ist noch nicht erfaßt; so habe ich mich in letzter Zeit mehr mit ihr beschäftigt: Ich möchte zunächst zeigen, wie diese Drogen ohne Schaden den Kranken verabreicht werden können und weiterhin, bei welcher Krankheit sie verwendbar scheinen«.

Das war ein mutiger Entschluß. Man spürt in ihm einen neuen Geist, der sich von den Abstraktionen der barocken Medizin freimachte und sich einer voraussetzungsfreien Empirie zuwendete. Stoerck erzählte, wie er als Leibarzt mit der Familie Ihrer kaiserlichen Majestät, Maria Theresia, den Sommer in Hetzendorf verbrachte, am frühen Morgen und gegen Abend durch die Wiesen streifte und nach verwendbaren heimischen Pflanzen Ausschau hielt. Er sah aber die Pflanzen nicht mit den Augen des Botanikers, sondern mit denen des Arztes, der Hilfe für seine Patienten suchte. Er prüfte schulmäßig eine Reihe von Pflanzen auf ihre therapeutische Wirkung hin, begann mit der Beschreibung der Botanik der jeweiligen Pflanze und machte dann genaue Angaben über die jeweils verwendete Zubereitung. Als nächstes verabreichte er diese Hunden und beschrieb sorgfältig das beobachtete Vergiftungsbild. Wir haben es hier mit einigen der frühesten systematisch durchgeführten Tierversuche zum Zwecke der Arzneimittelentwicklung zu tun. Hierauf folgte ein Selbstversuch und dann erst verabreichte er das Präparat seinen Patienten. Dieser Art liegen aus den Jahren 1761–1771 Untersuchungen mit *Wasserschierling, Stechapfel, Bilsenkraut, Herbstzeitlose* und *Küchenschelle* vor.

Joseph Collin (1731–1784), der Nachfolger von Anton Stoerck in der Leitung des Parzmayrschen Krankenhauses in Wien, hatte sich bereits an den pharmakologischen Versuchen seines Vorgängers eifrig beteiligt und setzte diese später mit *Kreuzblume, Wohlverleih, Kampfer* und anderen fort.

Fingerhut und Herzglykoside

Die Glykosiddroge[1] mit der längsten Geschichte ist die schwarze Nieswurz *(Helleborus niger)*. Mit ihm, sagt die griechische Mythologie, soll schon der Ziegenhirt und Seher *Melampus* die rasenden Töchter des Proteus geheilt haben, daher auch für die Pflanze der griechische Name *Melampodion* (Abb. 26). Seit dem Altertum genoß der Helleborus hohes Ansehen als Purgans, vor allem bei Geisteskrankheiten. Das Purgieren war die wesentliche Therapie zur Abführung der verdorbenen Säfte bei geistiger Verwirrung.

Bei Paracelsus heißt es dann im *Herbarius* zur Nieswurz:

»Es leert den Brunnen aus und die Bäche, die da von ihm fließen und die Wassersucht machen; also, das was da wächst, das wird hinweggenommen(...) so viel, daß es denen, die es nicht gesehen haben, nit gläublich ist, gleich als hätte Moses mit einer Rute

---

[1] Glykosiddroge ist ein pharmazeutisches Pflanzenpräparat, das organische Stoffe mit Zucker in typischer Bindung enthält, eben die Glykoside.

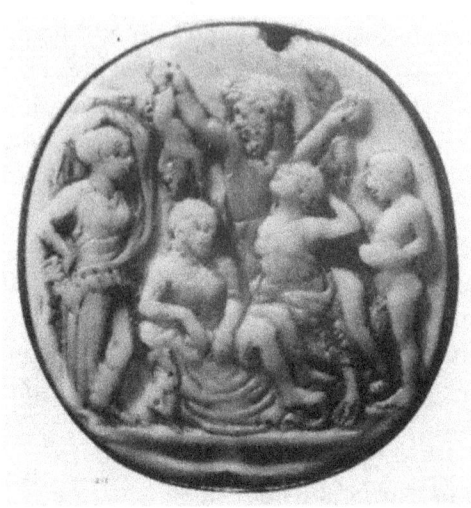

Abb. 26. Melampus, mythologischer Seher und Arzt, und die rasenden Töchter des Proteus. Archaische Gemme (7.–6. vorchristliches Jh.) Louvre, Paris.

in die Leber geschlagen, und liefe für und für nichts heraus als Wasser, (was vielleicht wohl nicht anders sein wird, denn daß Gott ebenso eine Rute schlägt, wie Moses).«

Wir stoßen hier auf die wasseraustreibende Wirkung der Herzglykoside enthaltenden Nieswurz, die lange vor der Herzwirkung bekannt war.

Ebenso weit zurück wie bei der Nieswurz können wir auch die Geschichte der Meerzwiebel (*Scilla maritima*; Abb. 27) verfolgen, ebenfalls eine dem Fingerhut in ihrer Wirkung nahestehende Glykosiddroge, die seit den Zeiten des Pythagoras (580–489 v. Chr.) als harntreibendes Mittel verwendet worden sein soll. Offenbar hatte er die Kräfte der Wurzel in Ägypten kennengelernt.

Eine Entdeckung erst der Neuzeit dagegen ist das *Maiglöckchen*, auch ein Vertreter der Gruppe der digita-

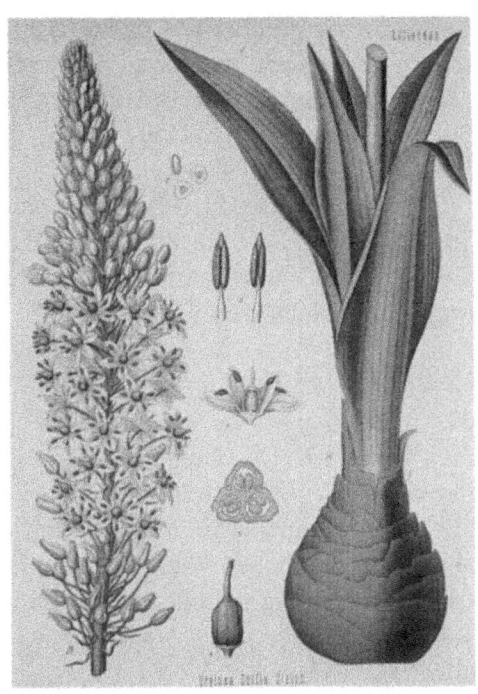

Abb. 27. Scilla maritima (Meerzwiebel).

lisähnlichen Herzglykoside. Es war dem Altertum und dem Mittelalter unbekannt und wurde erstmals im 15. Jahrhundert bei Gabriel von Lebenstein im Traktat *Von den gebrannten Wassern* genannt. Hier hieß es:

»Es sterckt auch das Herz, und macht den Menschen fröhlich an allen seinen Gliedern«.

Das ist die erste eindeutige Nennung der herzstärkenden Wirkung einer Glykosiddroge. Als Mittel für Herz und Hirn findet man dann auch das *Lilium convallium*, die Lilie der Täler, in allen Kräuterbüchern der folgenden Jahrhunderte. So hieß es 1530 in den *Herba-*

rum vivae eicones des Otto Brunfels: »Corrobat cor caeteraque spiritualia membra« (Es kräftige das Herz und alle übrigen spirituellen Glieder) und 1542 bei Leonhart Fuchs'in seiner *Historia stirpium*, es stärke Herz, Leber, Hirn, sein Dekokt wirke gegen Synkope und Schwindel.

Es ist erstaunlich, daß die Botanikerärzte jener Zeit nur aus der Erfahrung und Beobachtung heraus, ohne Kenntnis von Blutkreislauf und Herzfunktion diese Wirkung zu erkennen vermochten.

Die letzte große Entdeckung auf dem Gebiet der Glykosidpflanzen fiel in das Jahr 1785, als William Withering die diuretische Wirkung der Fingerhutblätter erstmals beschrieb. Der Fingerhut war sowohl der Literatur des klassischen Altertums als auch der des frühen Mittelalters unbekannt; seine Verwendung ist einen anderen, eher ungewöhnlichen Weg gegangen. Eine erste therapeutische Erwähnung fand der Fingerhut in einer alten keltischen Schrift *Meddygon Myddway*, die im frühen Mittelalter in Irland entstanden ist.

Leonard Fuchs war der erste, der den Fingerhut 1542 in der *Historia stirpium* beschrieben und dargestellt hat. Er sprach auch von seiner innerlichen und äußerlichen Anwendung. In England hatte die volksmedizinische Verwendung im 17. und zu Beginn des 18. Jahrhunderts sogar einen beachtlichen Umfang angenommen. William Withering berichtete, auf welche Weise er auf den Fingerhut gestoßen war:

>»Im Jahre 1775 wurde ich nach meiner Meinung über ein Familienrezept zur Behandlung der Wassersucht befragt. Mir wurde gesagt, daß es lange als Geheimmittel einer alten Frau in Shropshire benutzt worden wäre, die manchmal noch Heilung erzielt hätte, wenn die praktischen Ärzte nichts mehr ausgerichtet hätten. Es wurde mir auch berichtet, daß die Wirkung in kräftigem Brechen und Abführen bestanden hätte, denn die diuretische Wirkung schien übersehen worden zu sein. Diese Medizin war

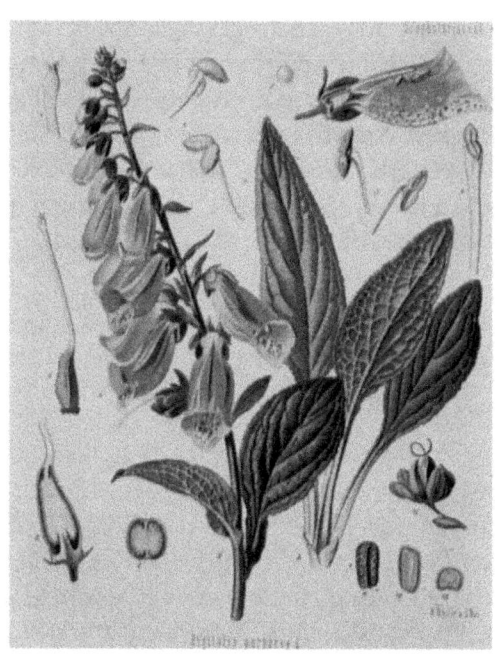

Abb. 28. Digitalis purpurea (roter Fingerhut).

aus zwanzig oder mehr Kräutern zusammengesetzt, aber es war für einen in diesen Dingen Erfahrenen nicht sehr schwierig zu erkennen, daß das wirksame Kraut nichts anderes als der Fingerhut sein konnte.«

Wir haben hier also eine ähnliche Situation wie bei der schwarzen Nieswurz und der Meerzwiebel; auch hier war über lange Zeit die diuretische Wirkung hinter der abführenden verborgen geblieben.

Withering fand sehr bald seine Vermutung bestätigt. Er gestattete sich im *Botanical Arrangement* 1776 den Hinweis, daß die *Digitalis purpurea* (Abb. 28) »mehr Aufmerksamkeit verdiene, als die moderne Praxis auf sie verwendete«. Gleichwohl zögerte Withering noch immer mit einer regelmäßigen Verordnung der Droge.

Nach zehnjähriger Erfahrung mit dem Fingerhut berichtete dann Withering über 168 Fälle aus der eigenen Praxis und über eine Reihe weiterer Patienten, die von anderen Ärzten nach seiner Methode behandelt worden waren. Die Patienten litten an verschiedenen Formen der Wassersucht. Man findet bei Withering aber auch bereits die Bemerkung:

»(Digitalis) übt auf die Bewegung des Herzens einen starken Einfluß aus, wie es bisher bei keiner anderen Medizin beobachtet wurde; und dieser Einfluß kann zu Heilzwecken genutzt werden.«

Withering hat lange mit der Abfassung seiner Schrift gezögert. Er wollte den ärztlichen Kollegen ein ausgereiftes Behandlungsverfahren vorstellen, nichts Unfertiges. Trotz allem blieb die Droge lange Zeit umstritten. Dies lag nicht zuletzt auch daran, daß man sie ziemlich wahllos einsetzte und mehr und mehr die ursprüngliche Indikation aus den Augen verlor.

Die entscheidenden pharmakologischen Untersuchungen zur Herzwirksamkeit des Fingerhut und der anderen Glykosiddrogen wurden erst in der 2. Hälfte des vergangenen Jahrhunderts durchgeführt. Sie waren erst möglich, nachdem man die Glykoside aus den Drogen in reiner Form darstellen konnte (Schmiedeberg 1874/5) und man gelernt hatte, am isolierten Tierherzen Messungen der Herzleistung durchzuführen (am Froschherz 1880, am Säugetierherz 1903).

Tollkirsche

Die Einführung der Tollkirsche *(Atropa belladonna)* in die Arzneitherapie war, wie die Entdeckung der Digitaliswirkung durch Withering, in jeder Hinsicht ein bemerkenswertes Ereignis. Beide Entdeckungen verliefen ähnlich. Der erste Bericht über die Digitaliswirkung fiel in das Jahr 1785, der über die Verwendung der Tollkirsche in das Jahr 1789. Seit langem waren beide Pflanzen in der Volkskunde bekannt, und die Tollkirsche wurde auch schon vereinzelt von Ärzten, vor allem lokal durch Auflegen der Blätter, bei Krebsleiden verwendet. Aber allgemein bestand ärztlicherseits eine Abneigung gegen die Behandlung mit Zubereitungen der Tollkirsche, wohl nicht zuletzt wegen ihrer bedrohlichen Nebenwirkungen. Eine ungefährliche Dosierung der im Wirkstoffgehalt stark schwankenden Zubereitungen war damals kaum möglich.

Bereits von Theophrastos wurde die Tollkirsche erwähnt; ihre Verwendung beschränkte sich aber auf Zaubergetränke, und das vor allem im südosteuropäischen Raum. Dr. Johannes Weiser, Leibarzt des Herzogs von Kleve und einer der ersten, der sich gegen die Hexenverfolgungen wandte, schilderte die Folgen der Einnahme von Belladonnabeeren durch einen Knaben mit »primum coepit furiose agere« (Zunächst begann er sich wie rasend zu gebärden). War diese bei Vergiftungen mit Tollkirschen beobachtete Raserei der Anlaß, die Droge zur Vorbeugung und Behandlung der Tollwut zu verwenden, die damals in der Heilkunde eine weit größere Rolle spielte als heute. Eine Vorahnung des homöopathischen Prinzips?

Das Verdienst, die Tollkirsche für die Therapie entdeckt zu haben, gebührt ohne Zweifel Johann Heinrich Münch, »Superintendent zu Clötze, im Fürstenthum Lüneburg, der Königl. und Churfürstl. Landwirtschaft-Gesellschaft in Celle Mitglied«, wie es auf dem Titelblatt der Schrift *Beobachtungen bey angewendeter bella donna bey Menschen* heißt. Münch war also kein Arzt, sondern Theologe. In der Aufklärungszeit war es nicht ungewöhnlich, daß sich Geistliche für ärztliche Belange verwendeten, wie heute für die soziale Wohlfahrt. Vom Hofprediger J. H. K. Wolf stammte z. B. eine der frühesten deutschen Schriften zur Pockenschutzimpfung. Es bedurfte häufig der Verkündigung von den Kanzeln und der geistlichen Autorität, um dem »schwerfälligen Volk« Vertrauen zum Neuen zu geben, vor allem, wenn es Mut erforderte und mit Gefahren verbunden war.

Die Darstellungen der Fälle des Superintendenten Münch aber waren von hoher Präzision und zeugen von einer ausgeprägten Beobachtungsgabe. Die Gesamtbilanz des Geistlichen waren mehr als 6000 protokollierte Fälle und eine Reihe von Selbstbeobachtungen bei Gicht und rheumatischen Erkrankungen, bei Entzündungen im Bereich von Mund und Rachen mit Drüsenschwellungen, bei Nervenschmerzen, bei venerischen Erkrankungen und beim Schlangenbiß. Am erstaunlichsten aber waren seine Erfolge in Vorbeugung und Behandlung der Tollheit oder Wasserscheu, wie man damals sagte. Insgesamt überblickte er 176 Fälle von Tollwut, und nach den Details der Beschreibung steht in der Mehrzahl der Fälle die Infektion außer Zweifel; vielfach wurde der verdächtige Hund arretiert und verstarb. Wie kann man die Erfolge des Superintendenten erklären, dessen beide Söhne Ärzte wurden und mit der Therapie ihres Vaters zu Ehren kamen?

Die Skepsis gegen die Beobachtungen Münchs mit der Belladonna-Therapie waren auch damals schon groß, und eine Rezension in der Jenaischen Literaturzeitung warf Münch Mangel an medizinischen Grundsätzen vor, die ihn von der Bahn unbefangener Beobachter abgeleitet hätten. Hierauf gab der streitbare Superintendent, der übrigens das mit seinen Kuren erworbene Geld zur Finanzierung einer Kirchenorgel verwandte, eine geharnischte Antwort:

»Daß ich kein Arzt bin, weiß ein jeder, der meine Schriften lieset; daß aber eben deswegen meine Versuche unrichtig und befangen sind, sehe ich nicht ein. (...) Wenn selbst alle Versuche und

Erfahrungen, die mit Arzneymitteln bey Menschen gemacht sind, für falsch und befangen erkläret wären, so bald sie von solchen herkämen, die nicht die Arzneywissenschaft erlernet hatten; so würden viele und nützliche Erfahrungen und Entdeckungen wirksamer Arzneymittel der Welt verborgen geblieben seyn.«

Nach der Aussage Münchs hat Belladonna eine resolvierende, schweiß- und urintreibende, krampfstillende, austreibende, erschlaffende und heilende Kraft. Krampfstillend aber bedeutete zu der damaligen Zeit vor allem auch die Lösung von Eingeweidespasmen. Brachte dieser Hinweis Hufeland auf die Idee, Magenschmerzen mit Belladonna zu behandeln, eine der wenigen Indikationen, die sich bis in unsere Zeit gehalten hat.

Auch die Einführung der Kropfbehandlung mit dem Jod aus *Seealgen* durch Jean François Coindet (1774–1834) und der damals verbreiteten Behandlung von entzündlichen Erkrankungen sowie Herz- und Lungenleiden mit dem *Kirschlorbeer*, der blausäurehaltige Glykoside enthält, durch Christoph Wilhelm Hufeland (1762–1836), sind hier zu nennen.

Mutterkorn

Wenn man im Spätsommer durch das Getreide geht, fallen einem – allerdings heute nur noch äußerst selten – hie und da Ähren auf, deren Körner schwarz verfärbt und mißgestaltet sind. Es handelt sich um eine Erkrankung des Getreides durch Pilzbefall, der in früheren Zeiten für ganze Landstriche schicksalhaft war.

Das Mutterkorn ist das harte, bräunlich-schwarze, spornartige Gebilde, das sich bei Befall durch die Sporen des Pilzes *Claviceps purpurea* statt der normalen Getreidekörner in den Ähren entwickelt. Die wissenschaftliche Bezeichnung des Mutterkorns ist *Secale cornutum*, also das gehörnte Korn – im Volksmund auch Bockshorn,

Hahnensporn oder Vogelsporn –, Benennungen, die auf die spornförmige Bildung des Kornes hinweisen.

Die Benennnung dieses Pilzgebildes als Mutterkorn hat einen mythologischen Ursprung. Man glaubte, wenn das Korn im Winde woge, fahre die Kornmutter über das Feld; ihr waren die schwarzen Körner heilig. Es waren also die Kornmutterkörner oder kurz Mutterkörner. Wieweit sich in diesem Mythos bereits die Beziehung des Mutterkorns zur Gebärmutter andeutete, bleibe dahingestellt, sicher war diese aber schon im germanischen Mittelalter bekannt. Auf die mögliche Verwendung des Mutterkorns als Mittel zur Fruchtabtreibung wurde bereits hingewiesen.

Für die Menschen von der Antike bis zum Ende des vergangenen Jahrhunderts bedeutete das Mutterkorn im Getreide eine ständige Bedrohung. In regenreichen und warmen Sommern kam es zu starkem Pilzbefall der Kornähren und damit zu einer bedrohlichen Verunreinigung des Getreides mit Mutterkorn. Die heute erforschten, damals aber unbekannten Pilzgifte gelangten so in Mehl und Brot. Die Folge war das seuchenhaften Auftreten von Mutterkornvergiftungen, die schon in den Schriften der hippokratischen Medizin als brandig-faulige Veränderungen von Haut und Geweben mit Abstoßung von Knochen, ja von ganzen Gliedern *(Ergotismus gangraenosus)* beschrieben wurden. Das Fleisch fiel von den Knochen, wie es in alten Schriften hieß. Das grauenhafte Leiden raffte ganze Landstriche hin, und da man den Zusammenhang mit dem Mutterkorn nicht erkannte, dachte man an eine göttliche Strafe und suchte Zuflucht bei der Kirche. Man sprach auch vom heiligen Feuer, *Ignis sacer*, und nach dem Schutzheiligen der Erkrankten, dem heiligen Antonius, vom Antoniusfeuer *(Ignis Sancti Antonii)*, Feuer deshalb, weil »die Kranken ein innerliches Feuer in den Gliedern fühlten und wie rasend umherliefen, selbst

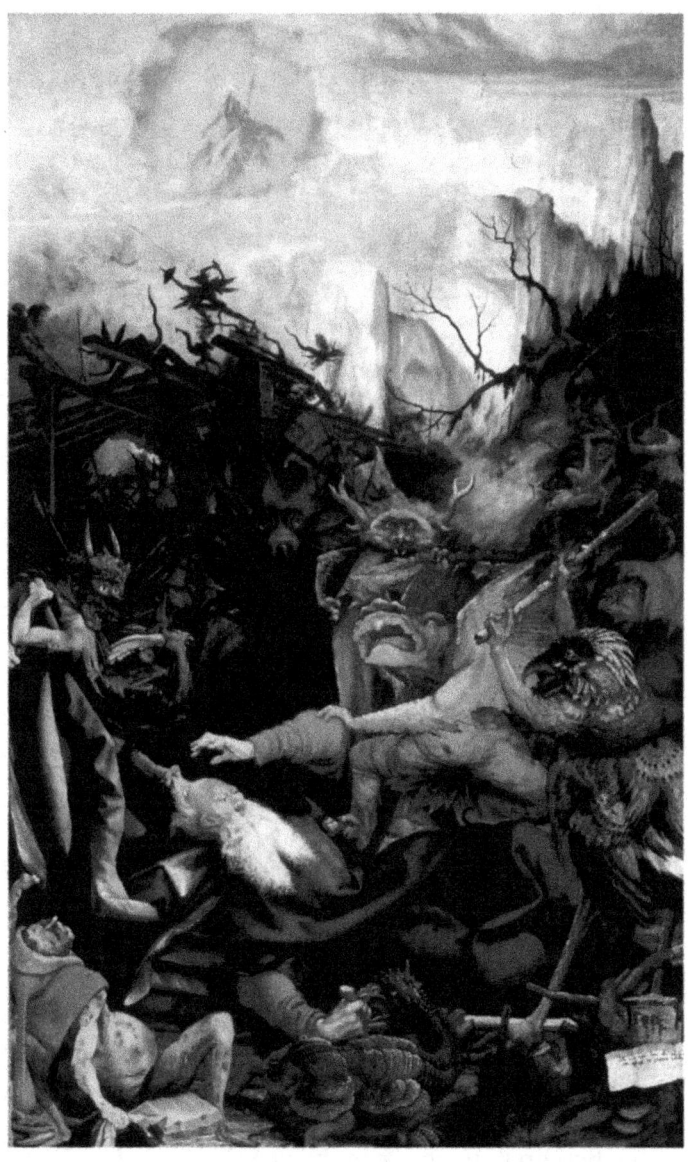

Abb. 29. Grünewaldaltar: Versuchung des Heiligen Antonius. Links im Vordergrund ein Kranker. Unterlinden Museum, Colmar.

in das Wasser«, wie der schwedische Schriftsteller Immanuel Ilmoni bei einer schwedischen Epidemie eindrücklich den Zustand beschrieb. An Mutterkornepidemien ist immer zu denken, wenn man in alten Schriften liest: »die Feldfrüchte verdorrten, die Herden schwanden und die Weiber gebaren fehl«.

Im Mittelalter suchten die Erkrankten zu Scharen heilige Plätze auf, und wurden geheilt, wie Flodoardus von Reims 945 von der Notre Dame in Paris berichtete. Man hört, daß Graf Hugo Capet den Opfern dort selbst die Speisen gereicht habe. Wir wollen den heiligen Orten nicht den verdienten spirituellen Glanz nehmen, aber die Heilung ist sehr einfach zu erklären. In Kirchen und Klöstern wurden die Kranken mit besserem und mutterkornfreiem Getreide versorgt. Das erklärt auch die Aussage von Flodoardus:

>»Als von diesen einige nach Erlöschen des Brandes ihrer Glieder in ihre eigene Behausung zurückkehren wollten, brach die Brand-Krankheit von neuem aus; sie kehrten zur Kirche zurück und wurden von neuem geheilt.«

Beredte Zeugnisse aus der Zeit des St. Antonius-Kultes sind eine Bildtafel des Grünewaldaltars in Colmar (Abb. 29) und die Antoniuskapelle in Bern.

Ursachen dieses Krankheitsbildes sind, wie wir heute wissen, Gefäßverengungen und Durchblutungsstörungen in den Geweben, die auch das Nervensystem einbeziehen und zu geistigen Störungen führen können. Auch Krämpfe *(Ergotismus convulsivus)* treten gelegentlich auf. 1125 wurde zum erstenmal der Zusammenhang der Seuche mit dem Mutterkorn beschrieben, und aus dem Jahr 1588 stammt von Wendelin Thalius die erste medizinische Beschreibung des Krankheitsbildes.

Die während der Epidemien gehäuft beobachteten Fehlgeburten wiesen bereits auf eine Beziehung der Mutterkorngifte zur Gebärmutter hin. Die arzneiliche Verwendung des Mutterkorns aber ist weder für das Altertum noch für das Mittelalter gesichert und kann nur nach Beschreibungen vermutet werden. Man sprach in den hippokratischen Schriften davon, daß die vom Weizen ausgelesenen größeren Körner, also wahrscheinlich das verunreinigende Mutterkorn, zur Abtreibung verwendet wurden. Erst im 16. Jahrhundert fand sein volksmedizinischer Gebrauch zur Blutstillung und als Abortivum in einem Kräuterbuch Erwähnung. R. B. Camerarius konnte 1709 in seiner Dissertation der wissenschaftlichen Welt die ihr bis dahin offenbar unbekannte Mitteilung machen, daß sich die deutschen Hebammen verbreitet des Mutterkorns bedienten, um bei Schwangeren und Wöchnerinnen Gebärmutterkontraktionen auszulösen. Die ersten Geburtshelfer, die die Droge daraufhin verwendeten, waren 1747 der Holländer Rathlaw und 1777 der Franzose Desgranges. Aber die Ärzte griffen ihre Anregung nicht auf, ja, man bestritt sogar die Brauchbarkeit des Mutterkorns für die Behandlung der Gebärenden und Wöchnerinnen. Heute wird so die Verwendung des Mutterkorns in der Geburtshilfe erst auf den Amerikaner J. Stearns zurückgeführt, der 1808 seine Erfahrungen mit dem Mutterkornpulver (pulvis parturiens, dem Gebärpulver) zur Beschleunigung der Geburt veröffentlichte.

Die Diskussion ging hin und her, und die arzneiliche Anwendung des Mutterkorns wurde sogar mancherorts vorübergehend verboten. Man nannte das Mutterkornpulver statt *Pulvis ad partum* (Geburtspulver) auch das *Pulvis ad mortem* (Todespulver).

Ein erster Schritt auf dem Weg zu brauchbaren Präparaten bedeutete die Darstellung kristalliner Wirkstoffe aus dem Mutterkorn *(Ergotinin,* 1875, *Ergotoxin,* 1906 und *Dihydroergotinin,* 1906/1907). Der Durchbruch aber gelang 1918 mit den Arbeiten von A. Stoll und der Reindarstellung des *Ergotamin* in den Sandoz-Laboratorien zu Basel. Im Ergotamin hatte man einen der wichtigsten Wirkstoffe des Mutterkorns, und die Mutterkornzubereitungen der Apotheker wurden jetzt völlig verdrängt. Das *Gynergen*® wird heute zwar nicht mehr in der Geburtshilfe, aber noch gelegentlich zur Behandlung des Migräneanfalls verwendet.

Es folgten in Basel die Arbeiten zum *Ergometrin*, *Ergocrystin*, *Ergocryptin* und *Ergocornin* und zu zahlreichen anderen Alkaloiden der Lysergsäure, wie das chemische Grundgerüst der Mutterkornwirkstoffe jetzt bezeichnet wurde. Die schwierige Strukturaufklärung beschäftigte die Chemiker für Jahrzehnte. Ihre Arbeiten aber wurden durch die pharmakologische Analyse am Versuchstier geleitet. Die feinen Wirkungsunterschiede der Mutterkornalkaloide wurden zunächst am Hahnenkamm, später am Blutdruck der narkotisierten Katze und schließlich am Modell der isolierten Gebärmutter oder des isolierten Darms von Katze und Meerschwein herausgearbeitet. Heute kennen wir in der Arzneibehandlung eine Reihe von Lysergsäureverbindungen, nicht nur in der Geburtshilfe. Auch das *LSD* gehört zu dieser chemischen Gruppe. Durch einen Zufall, man könnte auch sagen durch ein Mißgeschick im Labor, wurde diese Verbindung entdeckt, die in kleinsten Dosen bereits Störungen der Sinneswahrnehmung, sog. Halluzinationen, erzeugt und so als Betäubungsmittel der Kontrolle durch die Weltgesundheitsorganisation unterstellt wurde. Das LSD ist chemisch den indianischen Kultdrogen *Teonanacatl* und *Ololiuqui* verwandt.

Ephedrakraut

1887 fiel den Botanikern Aitchison und Griffith auf, daß das Ephedrakraut in Indien von Heilkundigen verwendet wurde, und daß man eine verwandte Art in Afghanistan wegen seiner erregenden Wirkung schnupfte.

Die beiden Engländer wußten damals nicht, daß sie bei ihren botanischen Arbeiten auf eine Pflanze gestoßen waren, die in Persien und Indien bis in unsere Zeit als sakrales Mittel diente. Noch im vergangenen Jahrhundert verwendeten die indischen Parsen, von denen wir eingangs schon gehört haben, bei ihren Zeremonien die getrocknete Ephedra aus ihrer geistigen Heimat Persien. Sie nannten sie *Huma*, und man nimmt zu Recht an, daß es sich hierbei um eine psychostimulierende Ersatzdroge für das sakrale Getränk *Soma/Haoma* handelte, das ursprünglich aus dem Fliegenpilz hergestellt wurde (s. S. 17). Soma/Haoma hatten ja die Indoarier aus ihrer mittelasiatischen Heimat mitgebracht. Hier wuchs in der Tundra der Fliegenpilz in ökologischer Gemeinschaft mit Birke und Kiefer. Im iranisch-indischen Raum waren jedoch Fliegenpilze für die Priester nicht mehr verfügbar. Sowohl für das Soma der Bramanen als auch für das Haoma der Perser und Parsen scheint das Ephedrakraut eine der Ersatzdrogen gewesen zu sein. Um Ephedra handelte es sich auch beim *Ma Huang* der alten chinesischen Medizin.

Bis ins vergangene Jahrhundert waren die Ephedraarten in Europa nur den Botanikern bekannt. Erst die Entdeckung von Aitchison und Griffith weckte auch in Europa das Interesse der Ärzte für die Verwendung der Ephedraarten. 1891 berichtete man, daß sich Zubereitungen aus der Ephedra zur Behandlung von Rheumatismus und Erkrankungen mit behinderter Atmung eignen würde.

1887 isolierte dann Nagajosi Nagai das Alkaloid *Ephedrin* aus dem Ephedrakraut, ein Stoff von ähnlicher Struktur wie das berüchtigte Amphetamin der Rauschgiftszene. Die stark erregende und psychisch anregende, ja, in hohen Dosen berauschende Wirkung vermag den Gebrauch der Ephedra als kultisches Rauschmittel zu erklären. In geringeren Mengen jedoch zeigten sich nützliche Wirkungen bei asthmatischen Erkrankungen und

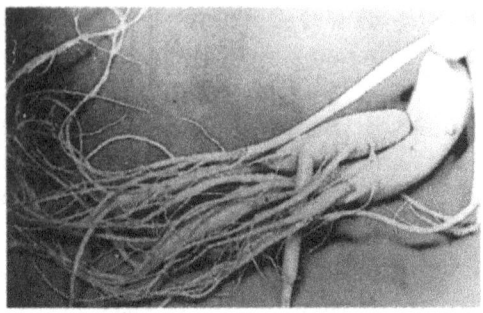

Abb. 30. Ginseng-Wurzel in Form eines Menschen, ein Allheilmittel der chinesischen Arzneibücher.

bei Rhinitis, wie sie ähnlich für das Ephedrakraut schon beschrieben waren. So wurde Ephedrin das Modell für die Chemiker bei der Entwicklung zahlreicher chemisch ähnlicher Substanzen, ohne die heute eine Behandlung asthmatischer Krankheiten kaum vorstellbar wäre.

Kath

Nach Wirkung und Struktur der Inhaltsstoffe schließt sich hier die Kathpflanze an. Das Kath ist die Droge aus der Staude *Catha edulis*, die in den Hochländern Abessiniens und im Yemen kultiviert wird. Kath ist dem Ephedrin chemisch nahe verwandt und erinnert wie dieses an die Koffeinwirkung. Seine Verwendung ist jedoch älter als die des Koffeins. Neben der angenehm stimulierenden Wirkung hat Kath ohne Zweifel auch psychische Wirkungen, die zur Abhängigkeit führen können. Die Droge verliert bei der Lagerung einen Teil ihrer Wirkung, wird daher meist in frischem Zustand genossen und eignet sich nicht zu weitem Transport. Einer ihrer Wirkstoffe ist das *Norpseudoephedrin*, das bei uns vor allem als Appetitzügler zu Abmagerungskuren verwendet wurde, wegen der Gefahr einer psychischen Abhängigkeit

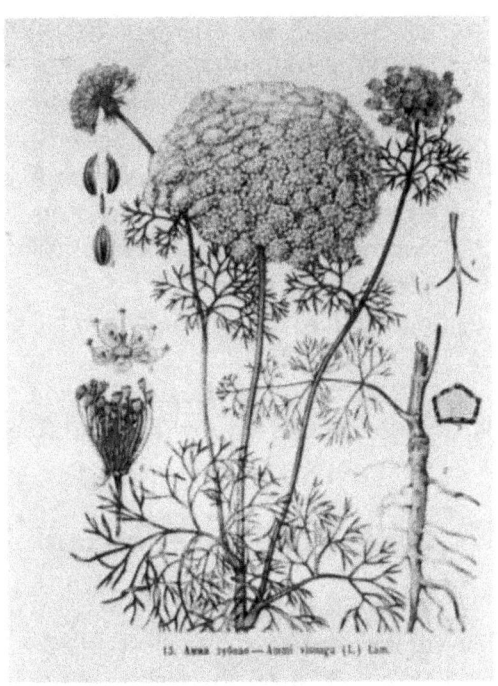

Abb. 31. Ammi visnaga (Doldenblütler).

dafür aber völlig ungeeignet ist und heute den internationalen Betäubungsmittelabsprachen untersteht.

Die Suche nach exotischen und heimischen Drogen und pflanzlichen Heilmitteln fremder Völker geht weiter und wird wohl nie abgeschlossen sein. An Erfolgen aus den vergangenen 100 Jahren sind zu nennen:

> Die *Rauwolfia serpentina,* die indische Schlangenwurzel, zur Behandlung psychischer Erkrankungen und des erhöhten Blutdrucks,
> die *Ginsengwurzel* zur Behandlung von Altersbeschwerden (Abb. 30),

- die afrikanische *Hypoxis Rooperi* zur Behandlung der Prostatahypertrophie, hierzu auch *Radix urticae*, die heimische Brennesselwurzel, und die Beerenfrüchte der Zwergpalme, *Sabal serrulata*,
- die Früchte der *Ammi visnaga* (Abb. 31) seit langem verwendet in Ägypten, zur Behandlung von Krämpfen der Eingeweidemuskulatur und der Herzkranzgefäße,
- die Blätter von *Ginkgo biloba* bei Gefäßerkrankungen und
- die Wurzeln des *Harpagophytum procumbens*, der Teufelskralle, bei Arthritis und Rheuma.

Isolierung der Pflanzeninhaltsstoffe

Wie schon gesagt, hatte sich Paracelsus ganz von den Vorstellungen Galens gelöst und den Begriff der »Tugend« einer Pflanze, ihrer therapeutischen Eigenschaft, eingeführt. Unter dem Einfluß der Alchemie ging man seitdem davon aus, daß diese »Tugend« erst durch chemische Behandlung freigesetzt werden mußte. Das war der für die Arzneitherapie entscheidende Bruch mit der mittelalterlichen, hippokratisch-galenischen Tradition, bei der die Pflanze zunächst als Feldfrucht oder in möglichst wenig veränderter Form als Droge verwendet wurde. Nur die weitgehend erhaltene Pflanze konnte nach diesem Verständnis Trägerin der materiellen Qualitäten sein, von denen Galen einmal ausgegangen war.

Als man gegen Ende des 18. Jahrhunderts dann die ersten organischen Verbindungen darstellte und ihre Struktur aufklärte, lag es nahe, sich auch den Inhaltsstoffen der Pflanzen zuzuwenden. Man folgte also den Spuren der Alchemie, die nach Paracelsus die »Tugend« aus der Droge zu befreien suchte.

Es war sicher nicht zufällig, daß es um die Wende zum 19. Jahrhundert zunächst das Opium war, mit dem man sich beschäftigte, die Droge, die gerade bei den Ärzten der Romantik hohes Ansehen genoß, und neben dem Aderlaß und den Brechmitteln »Anführer des (ärztlichen) Streitheeres« war. Friedrich Wilhelm Adam Sertürner (1783–1841) isolierte 1805, gerade 22 Jahre alt, das Morphin aus dem Opium. Kein geringerer als der Begründer der wissenschaftlichen Pharmakologie François Magendie hat dann 1818 die narkotische Wirkung des neuen Stoffes erstmals anhand von Tierversuchen und am Menschen beschrieben.

Schlag auf Schlag folgten jetzt die Entdeckungen von neuen Pflanzeninhaltsstoffen und die Mitteilungen von ihrer pharmakologische Bearbeitung. 1817 wurde das *Emetin* aus der *Ipecacuanha*-Wurzel dargestellt und 1819 die Isolierung von *Strychnin* aus der Brechnuß *(Strychnos nux vomica)* veröffentlicht.

1822 faßte François Magendie die chemischen und pharmakologischen Arbeiten seiner Pariser Gruppe, die entscheidend an diesen Arbeiten beteiligt war, in einem kleinen Büchlein zusammen. Dies verdient insofern besondere Beachtung, als es das erste »Lehrbuch« der experimentellen Pharmakologie war. Magendie berichtete hier auch über das *Chinin* aus der Chinarinde, das bereits 1810 Bernardino Antonio Gomes (1769–1823) in Lissabon dargestellt hatte, und von dem aus Pfefferkörnern *(Piper nigrum L.)* isolierten *Piperin*. Die deutsche Übersetzung dieses Buches im Jahre 1824 war erweitert worden um das *Solanin* aus dem Bittersüß, einem Nachtschattengewächs, um *Gentianin* aus der Enzianwurzel, um das *Jod* aus Seetang (bereits 1813 von Courtois beschrieben), um *Lupulin* aus den Hopfenblüten, um das *Atropin* aus der Tollkirsche *(Atropa belladonna L.)* und um *Pikrotoxin* aus den Kokkelskörnern. Für 15 Jahre

Forschungsarbeit war das eine bemerkenswerte Ausbeute, an der die französischen Chemiker und der Pharmakologe Magendie in Paris einen entscheidenden Anteil hatten. Dies sei deshalb betont, weil wir mit Beginn der Tätigkeit von Magendie 1808 in der Wissenschaftsgeschichte erstmals mit Recht von einer experimentellen Arzneimittelforschung, von der Pharmakologie, sprechen können.

Es folgten an weiteren Arbeiten:

1820 die Darstellung des *Coffeins* aus den Kaffeebohnen,
1828 die Darstellung des *Nicotins* aus den Tabakblättern,
1830 die Darstellung des *Curarins* aus den Samen verschiedener Strychnosarten,
1833 die Darstellung des *Chinidins* aus der Chinarinde,
1832 die Darstellung des *Codeins* aus dem Opium,
1840 die Darstellung der *Salicylsäure* aus den Blüten der *Spirea ulmaria* (Spierblüten),
1841 die Darstellung des *Theobromins* aus den Kakaobohnen,
1848 die Darstellung des *Papaverins* aus dem Opium,
1860 die Darstellung des *Kokains* aus den Kokablättern,
1887 die Darstellung des *Ephedrins* aus dem Ephedrakraut.

Das ist nur eine kleine Auswahl aus der kaum übersehbaren Fülle der Darstellungen von Pflanzeninhaltsstoffen im letzten Jahrhundert. Es ist kaum noch vorstellbar, daß ein solches Wissen in 80 Jahren erarbeitet und zusammengetragen werden konnte. Die Chemie hatte jetzt die *Quinta essentia* vollständig von den Schlacken befreit. Das hohe Ziel von Paracelsus und den Paracelsisten, das die Alchemie vorgegeben hatte, war erreicht. Ja, man ging sogar darüber hinaus. Denn inzwischen hatte sich auch die synthetische Chemie entwickelt und war in der Lage, die aus den Pflanzen gewonnenen Substanzen in der Retorte nachzubilden. Mit dieser Möglichkeit wurde das Pflanzenreich zum »Steinbruch« der Chemie, aus dem man einzelne bekannte Wirkstoffe herausbricht, um diese in der Retorte nachzubauen.

Dieser Prozeß ist noch nicht abgeschlossen. Auch heute noch werden ständig neue, in der Krankenbehandlung wirksame Pflanzen entdeckt, deren entscheidende Bestandteile dargestellt, ihre chemischen Strukturen bestimmt und in der Retorte nachgebildet. Die Natur ist in ihrem Angebot schier unerschöpflich.

3 Von der Therapie mit tierischen Organen und Ausscheidungsprodukten

Die Behandlung von Verwundungen und Krankheiten mit Zubereitungen aus tierischen Organen ist sicher ebenso alt wie die Behandlung mit Pflanzen. Schon in der antiken Medizin, also bei Hippokrates und seinen Schülern, spielte die Verwendung von tierischen Produkten (Fleisch, Milch, Fette) in der Krankendiät eine große Rolle. Die gezielte Behandlung mit tierischen Organen oder tierischen Ausscheidungsprodukten hielt sich jedoch in Grenzen. Erst im Mittelalter, in den Arzneibüchern der Klöster, hat die Behandlung mit ganzen Tieren, tierischen Organen, mit deren Bestandteilen, mit Exkrementen und deren Verbrennungsprodukten einen größeren Umfang angenommen. Nicht wenige dieser Verordnungen kamen wohl aus der Volksmedizin und stützten sich auf das naturverbundene germanische Brauchtum und auf den heidnischen Glauben unserer Vorfahren.

Vorwiegend verwendete tierische Produkte

Seit frühesten Zeiten wurden tierische Produkte bei menschlichen Erkrankungen verwendet. Zu ihnen gehörte neben der Frauenmilch die *Milch* von Kuh, Ziege,

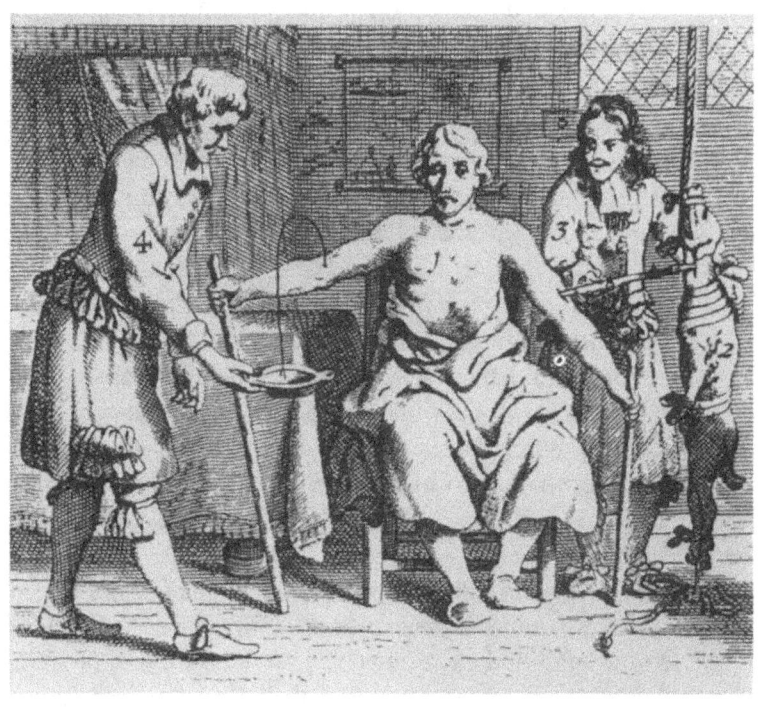

Abb. 32. Bluttransfusion vom Lamm zum Menschen. Aus: Joh. Scultetus, Appendix...ad armamentarium chirurgicum, Amsterdam 1671.

Schaf, Esel, Stute, aber auch von Hund, Zebu, Büffel, Kamel, Dromedar und Lama. Schafsmilch galt bei Hippokrates als stopfend, Stuten- und Eselinnen-, auch Ziegen- und weniger Kuhmilch für eröffnend. Sie wurden bei langwierigen schleichenden Fiebern und die Stutenmilch auch bei Schwindsucht verwendet.

Im Lorscher Arzneibuch wird die Ziegenmilch bevorzugt – vielleicht weil sie in der kleinbäuerlichen Wirtschaft unserer germanischen Vorfahren eher verfügbar war als Kuh- oder Stutenmilch. Aber die Ziege war auch das älteste Milchtier der Menschheit überhaupt; die »heilige Geiß« soll schon Zeus auf Kreta ihre Zitzen geboten haben, wie der Mythos sagt. Man verwandte im Mittelalter Ziegenmilch mit Hasenhirn lokal beim Zahnen der Kinder; mit Kresse trank man sie bei Brustschmerzen und blutigem Auswurf. Vielleicht war diese Therapie ein Vorläufer der Ziegenmilchtherapie der Tuberkulose, wie sie im vergangenen Jahrhundert fast sprichwörtlich wurde. Mit Ziegen- oder Schafmilch wurde im Mittelalter auch bei Schmerzen im Rachen gegurgelt.

Bekannt ist auch seit langem der Gebrauch von Molke *(Serum lactis)* bei »entzündlichen, galligen und fauligen Fiebern« und der »kühlenden, einhüllenden, reizmindernden und abführenden« Buttermilch *(Lac ebutyratum)*.

Seit einigen Jahren wissen wir, daß die Milch Caseomorphine enthält. Das sind körpereigene schmerzlindernde und stimmungsverbessernde Wirkstoffe, die dem Morphin nahestehen. Wieweit diese bei der Therapie mit Milch und Milchprodukten eine Rolle spielten, ist schwer abzuschätzen.

Im Lorscher Arzneibuch aus dem 8. Jahrhundert finden wir ein Rezept, dem historische Bedeutung zukommt, denn es könnte ein erster Hinweis auf eine antibiotische, *bakterientötende Wirkung des Schimmels* sein. Es heißt hier:

»... gegen Unterschenkelgeschwüren an den Schienenbeinen; sie heilen schnell, selbst wenn schon die Knochen herausschauen: Man reibt Schimmel von trockenem Käse und etwas weicherem Schafdung zu gleichen Teilen und gibt ein klein wenig Honig hinzu: es heilt innert zwanzig Tagen.«

Milch und Milchprodukte waren so bis in unsere Zeit wesentliche Bestandteile der Arzneibücher. Im Schweizer Kanton Appenzell kam es im vergangenen

Jahrhundert – ganz in der Tradition der Antike – zu einer fast kultischen Verehrung der »düftegeschwängerten Luft eines Kuhstalls«. Dabei brauchte sich der kranke Gast in den Bergdörfern nicht einmal die Schuhe im Kot des Stalles zu beschmutzen. Hotels in Flims oder in Kurorten wie Heinrichsbad oder Rosengarten im Säntisgebiet boten um 1860 »Zimmer zum Einatmen von Kuhstalluft« an. Die Direktion ließ regelmäßig frischen Kuhmist und ein Jauchefaß zur Verfügung der Gäste deponieren. Bevor wir darüber lächeln, sollten wir die Narreteien unserer Zeit betrachten.

Schon bei Hippokrates war die *Ochsengalle* in Gebrauch, und zwar bei einer Wurmkur und vor allem in Suppositorien oder Klistieren als Abführmittel, wobei man - wie wir heute wissen - die Wirkung der Gallensäuren auf die Peristaltik nutzte. Ochsengalle diente auch lokal als Reizmittel für schlecht heilende Wunden. Im Lorscher Arzneibuch gibt es 2 Verschreibungen mit Ziegengalle, allein oder mit Kuhmilch, zur lokalen Anwendung im Gehörgang bei Ohrenschmerzen und schlechtem Gehör.

Zu den tierischen Produkten gehört letztlich auch der *Honig*, der im Lorscher Arzneibuch allein für die innerliche Verwendung mehr als 150mal genannt wurde. Er war nicht nur als Träger von pflanzlichen und tierischen Arzneistoffen beliebt, sondern es wurde ihm eine eigene heilende Wirkung zugeschrieben. Im ganzen Altertum hat der Honig die Stelle unseres Zuckers vertreten. Man kannte ihn bereits in der mesopotamischen Medizin, aber die größte Beliebtheit erreichte er wohl im Ägypten der Pharaonen. Von Ägypten gelangte dann die arzneiliche Verwendung des Honigs zu den Arabern (Abb. 33). Mohammed selbst lobte den Honig als Universalmittel (Koran, Sure 16: Die Bienen):

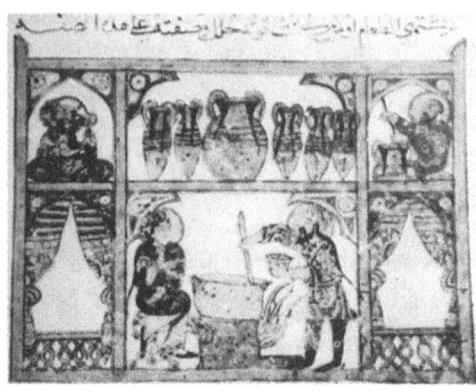

Abb. 33. Arabischer Apotheker bereitet eine Arznei mit Honig. Aus: De Materia Medica von Dioskurides (Kopie), 1224. Metropolitan Museum of Art, N.Y.

»Aus den Leibern der Bienen kommt ein Trank, mannigfach an Farbe. Darin ist Heilung für die Menschen. Wahrlich hierin ist ein Zeichen für die Leute, die nachdenken.«

Bis in unsere Zeit ist der Honig ein wichtiges Mittel auch der von den westlichen Naturwissenschaften geprägten Schulmedizin im heutigen Ägypten.

In der Frauenheilkunde waren bei Hippokrates Räucherungen gebräuchlich, bei denen die Patientinnen mit gespreizten Beinen über dem Räucherfeuer saßen, in welchem Ziegenkot, Rindermist, Hasenhaare, Robbenfett und Gewürze geworfen wurden. Die Wirkung dieser »Organotherapie« auf die Gebärmutter dürfte nur gering gewesen sein, jedoch gab es, wie auch ausdrücklich betont wurde und wohl auch zu erwarten war, Kopfschmerzen.

Tierische Fette aller Art, vor allem auch Bärenfett, waren schon in frühesten Zeiten die natürlichen Träger in Salben oder anderen äußerlichen Zubereitungen, aber auch ohne Zusätze bei Rhagaden, Hautkrankheiten und (rheumatischen) Schmerzen im Bewegungsapparat.

Zur Organotherapie gehört letztlich auch die Verwendung des Blutes. Sein Genuß galt bei den alten Ärzten vielfach als giftig, doch sollen andererseits auch Epileptiker durch das Trinken des warmen Blutes getöteter Gladiatoren völlig von ihrem Leiden geheilt worden sein. Von der später vielfachen Verwendung des Tierblutes, wie bei Biß des tollen Hundes, bis zur erfolgreichen Bluttransfusion war aber noch ein langer Weg (Abb. 32).

Auch die seit Sylvius gebräuchliche Verwendung pulverisierter kalkhaltiger, tierischer Knochen- und Stützsubstanz zur Bindung von Säure gehört letztlich zur Organotherapie (s. S. 139).

Einhüllende und absorbierende Zubereitungen

Wegen der einhüllenden und lokal reizmindernden Wirkung wurden gallertige Hirschhornzubereitungen *(Cornu cervi raspatum, Gelatina cornu cervi Ph.Sax.)*, die gelatinösen Hausenblase *(Colla piscium, Ichthyocolla, Fischleim)* und andere tierische Organe bei Durchfällen und Vergiftungen, bei Reizerscheinungen des Kehlkopfs und der Lunge, sowie bei Hautreizungen und Wundsein verwendet. Diese sog. Gelatinosa erfreuten sich bis in unser Jahrhundert großer Beliebtheit.

Nach Plinius bedienten sich die Römer auch der Hausenblase zum Verkleben kleiner Wunden, bei Hautkrankheiten und zu kosmetischen Zwecken.

Hierher gehört ferner die Verwendung von veraschten tierischen Organen wie etwa in der Klostermedizin die Hirschhornasche mit Essig und Rosenöl oder in Wein, verbrannte Schweineknochen und -klauen, die Asche eines Wiesels mit Ei, die Asche aus den Hufen eines Maulesels und die Asche von Nachtschnecken. Man bediente sich dieser Präparate aus tierischer Asche lokal, um Zähne weiß zu machen, bei Körpergeruch, bei Schanker und bei anderen Geschwüren. Es gab also schon im Mittelalter eine durchaus rationale Therapie zur Reinigung und Absorption von Schmutz und Gerüchen sowie zur Austrocknung von Geschwüren. Bei Nasenbluten verwendete man geröstete Eierschalen, als Pulver in die Nase verbracht. Zur Blutstillung von Wunden verbrannte man Pferdemist mit Eierschalen, beträufelte die Asche mit Honig und legte die Masse auf die Wundfläche.

Kanthariden

Schon die Griechen und Römer sammelten zu Arzneizwecken Kanthariden, eine namentlich auf Weizen vorkommende Käferart. Ob diese Kantharis, die Hippokrates und andere bei Wassersucht verabreichten, zoologisch unserer *spanischen Fliege* entsprach, ist nicht sicher geklärt. Es ist jedoch nach der Beschreibung ihrer Wirkung wahrscheinlich. Bis ins vorige Jahrhundert erfreuten sich Zubereitungen der spanischen Fliege trotz ihrer Nebenwirkungen der ungebrochenen Beliebtheit der Ärzte als harntreibende Mittel. Heute wissen wir, daß die spanische Fliege in ihrer Lymphe das stark lokal reizende *Cantharidin* enthält, dessen Wirkung die auftretenden Magenbeschwerden, die Harnflut und auch die aphrodisierende Wirkung der Präparate zu erklären vermag.

Es wurden schon im Mittelalter Ersatzmittel für die Kanthariden empfohlen und zwar ein giftiger Hahnenfuß, vielleicht *Caltha palustris* oder *Anemone nemorosa*. Diese Arten enthalten einblasenziehendes Prinzip, ähnlich wie die Kanthariden, das *Proto-Anemonin*.

In Mitteleuropa leichter verfügbare harntreibende Ersatzmittel der spanischen Fliege waren der *Maiwurm*, der einen scharf schmeckenden Saft mit einem sog. Kantharidenkampfer absondert, die *Waldameisen*, deren hautreizende Säure bekanntlich auch bei rheumatischen Beschwerden verwendet wird, die *Tausendfüßler* und zahlreiche andere Insekten und Käfer.

Moschus und Bibergeil
Früher sehr beliebte und viel verordnete Arzneimittel, deren therapeutische Wirkung wir nicht mehr nachvollziehen können, sind der Moschus und das Bibergeil *(Kastorion, Castoreum).*

Der Name *Moschus* kommt wahrscheinlich vom arabischen mesk. Moschus ist der in einer sackartigen Ausstülpung der äußeren Bauchhaut getragene Geruchsstoff einer in Zentralasien lebenden Bisamart, auch Moschustier genannt. Seine medizinische Bedeutung gewann der Moschus bei den arabischen Ärzten des Mittelalters, die den Moschus mit stark riechenden Gewürzstoffdrogen mischten *(Electuarium dulce ex moscho* oder *electuarium aromaticum moschatum).* Damals empfahl Mesue (Jahja Ben Maseweih) Moschus bei Epilepsie, Melancholie, nervösem Schwindel, Starrkrampf und anderen Nervenerkrankungen. Bei diesen Indikationen, »den Krisen mit Erschöpfung der Lebenskraft«, ist es dann bis in das letzte Jahrhundert im wesentlichen geblieben. Daneben wurde die anregende Wirkung auf die Geschlechtsorgane sehr geschätzt. Der berühmte Pharmakologe Schmiedeberg vergleicht die Wirkung des Moschus mit der des Kampfers.

Bibergeil (Kastorion) gehört zu den ältesten Arzneimitteln, die in den Schriften genannt werden. Man hielt es für die Hoden des Bibers, wie schon die Bezeichnung *Kastoros orcheis, fibri testes* (Biberhoden oder Bibergeil) lehrt. Es handelt sich aber um Duftstoffsäcke, die eine durchdringend riechende Flüssigkeit unter die Vorhaut resp. in die Scheide des Bibers entleeren. Hippokratische Ärzte verordneten Bibergeil gegen chronisches Erbrechen und mit anderen widerlich riechenden Stoffen innerlich und zur Inhalation bei hysterischen Beschwerden und anderen Erkrankungen des Nervensystems. Die Indikation hat sich im Laufe der Jahrhunderte kaum geändert. Nach Aussage von Schmiedeberg ist Castoreum pharmakologisch unwirksam. Daß es seinen Ruf der Ähnlichkeit zum Moschus verdankt – wie Schmiedeberg meint –, würde zwar einleuchten, ist allerdings unrichtig, da die Kenntnis des Bibergeils mehr als ein Jahrtausend älter ist als die des Moschus.

Als Ersatzmittel für das Bibergeil wurde im Mittelalter die *Elefantenlaus* empfohlen. Woher diese kam, dürfte ebenso unklar sein, wie die Beschaffung des auch in Klosterbüchern auftauchenden *Kamelheus,* das noch im vorigen Jahrhundert in den Pharmakologiebüchern als *Herbae Schoenanthi s. Junci odorati v. Foeni Camelorum* auftaucht. Was mag zu früheren Zeiten mit solch exotischen Drogen wie Elefantenläusen und Kamelheu betrogen worden sein?

Anwendung tierischer Organe aus Brauchtum und Glauben

Die Zubereitungen aus tierischen Organen lassen sich nach unseren naturwissenschaftlichen Vorstellungen häufig nicht nachvollziehen. Die positivistische Zeit hat daher hochmütig von einer »Dreckapotheke« gesprochen und über alle für uns undurchschaubaren Mittel aus Tieren, tierischen Organen und Ausscheidungen gespottet. Die Mittel wurden aber nicht erdacht, um den Patienten zu schockieren, sie haben vielfach ihre Wurzeln im germanischen Brauchtum, in der heimischen Volksmedizin und im Aberglauben, ja, gehen bis auf das frühe Altertum zurück. Mythologie und magische Praktiken spielen in die Heilkunde hinein oder sind gar Teil derselben.

Nicht selten galten Tiere unseren mit der Natur eng verbundenen germanischen Vorfahren als Träger übernatürlicher, schützender Kräfte. Zu diesen Tieren gehörte die *Schwalbe,* der auch bereits bei den Römern vielfältige

Heilwirkungen zugeschrieben wurden. Viele Bauern der germanischen Zeit duldeten es nicht, daß die glückverheißenden Schwalbennester aus ihren Häusern entfernt wurden. Man fürchtete bei ihrer Beseitigung Unglück. Noch heute trifft man hie und da auf diesen Glauben, der seinen Niederschlag auch in der Heilkunde fand. So heißt es im Lorscher Arzneibuch:

> Bei Biß eines tollwütigen Hundes streicht man in Essig aufgelöste Stücke eines Schwalbennests auf die Bißwunde.
> Der Schlamm eines in Wasser aufgelösten Schwalbennestes, auf Stirn und Schläfen gestrichen, nimmt den Kopfschmerz.
> Bei triefenden Gaumenzäpfchen und geschwollenen Mandeln streicht man Asche von Schwalbendreck mit Honig auf.
> Gegen die Bräune und gegen Wunden im Rachen hilft die Asche einer lebendig verbrannten jungen Schwalbe und Myrrhe im gleichen Gewicht mit Honig vermischt wunderbar.
> Für die rechte Mischung der Säfte im Bauch legt man Schwalbendreck mit Honig auf.

Gelegentlich findet man an Stelle des Schwalbendrecks auch den von *Tauben* oder sehr selten auch den von *Hühnern*.

Vor allem aber war es der *Storch,* den der Germane für heilig hielt. Sein Nest sollte Feuer und Blitz sowie allen Schaden von den Menschen abwenden. Die Kraft, die vom Storche ausging, machte sich auch die germanische Heilkunde zu Nutzen. Im Lorscher Arzneibuch findet man folgende Rezepte:

> Als Schutz gegen Gifte (und diese Indikation ist typisch für eine Zubereitung aus einem heiligen, den Mensch schützendes Tier) verzehre man einen Storchenmagen mit Schafsmilch.
> Ein hervorragendes Mittel gegen die Fallsucht, die Epilepsie, waren 25 Olivenblätter, 1 Pfund Storchenmist, 1 Pfund trockne Elfenbeinschabsel (ein Organotherapeutikum aus dem Elefantenzahn) und 1 Drachme getrocknete Meerzwiebeln.
> Eine Gichtsalbe: Du kochst 3 Storchenküken in 7 Schoppen Öls auf die Hälfte oder auf ein Drittel ein, danach seihst du ab. In die-

ses Öl tust du 3 Pfund Bärenfett, 6 Unzen Stiertalg, 7 Unzen Hirschmark, 1 Schoppen Loröl, 1 Schoppen Myrtenöl, 1 1/2 Unzen Storchenmist.

Es gibt darüber hinaus eine weitere Anzahl von Rezepten mit tierischen Exkrementen zur äußeren Anwendung, bei denen der Zusammenhang mit einer Verehrung des Tieres im Brauchtum nicht so augenscheinlich ist wie bei Schwalbe und Storch. Aber denken wir daran, daß wir heute noch sagen, es bringe Glück, wenn jemand in Hundedreck tritt oder von einem vorbeifliegenden Vogel beschmutzt wird.

Ziegenmist in Essig, Honig oder Schweinefett finden wir in Zubereitungen zum Einreiben oder Auflegen bei Kopfschmerzen, bei Magengeschwüren, bei Mumps, bei gebrochenen Rippen, bei Unterschenkelgeschwüren und Schmerzen in den Fußknöcheln und Gelenken.

»Auf einem peinlich sauberen Ziegelstein verbrannter« *Schweinemist* wurde bei Verlausung und Weichselzopf (Kopfverlausung mit Ekzemkrusten und Verklebung der Haare) verwendet, erwärmter Schweinemist mit Honig bei Blutergüssen, die Asche von Kuhmist in scharfem Essig bei Leisten- und Hodenbrüchen oder getrockneter Kuhmist als Umschlag bei Wassersucht. Wenn man bei Warzen Vogelmist mit frischem Mäuseblut aufstrich, war dies wohl auch »Psychotherapie«, vergleichbar der noch heute auf dem Lande üblichen »Besprechung«.

Wenn das Arzneibuch aus dem 8. Jahrhundert bei der »heiligen Krankheit«, der Epilepsie, die wie ein Schlag des Himmels den Menschen trifft, wochenlang *Lammblut* trinken ließ, so ist dies mehr als nur eine symbolische Teilhabe am Leid Christi, des göttlichen Lammes.

Der Erfolg all dieser Praktiken mag uns Menschen einer naturwissenschaftlichen Zeit zweifelhaft erscheinen. Aber unterschätzen wir nicht die Kraft des Glaubens. Wer sich solchen widerwärtigen Maßnahmen unterzog – und die Menschen werden das damals nicht anders empfunden haben als wir –, wurde von einem starken Glauben getragen und vermochte seelische Kräfte für die Heilung zu mobilisieren. Noch heute hört man gelegentlich, daß nur eine bittere Medizin wirksam sein kann. Was aber hat die Heilkunde den Kranken in früheren Zeiten an Ekel, Widerwärtigem und auch an Schmerz zugemutet!

Die Signatur bei tierischen Organen

Wir haben oben über die Signaturenlehre gesprochen (s. S. 75). Auch bei den tierischen Organen fand man schon im frühen Mittelalter Hinweise auf eine Ähnlichkeit zu den erkrankten Körperteilen des Menschen. Man machte bei schmerzenden Gliedern und kranken Gelenken Umschläge mit Geierfett, Geiergalle und zerstoßene Geierleber oder legte Sehnen des Geiers auf, denn der Geier symbolisierte durch seine Wendigkeit im Flug die Freiheit der Bewegung.

Auch die Verabreichung einer pulverisierten Ziegenblase in Wein bei Einnässen war aus der Signatur, dem göttlichen Zeichen, zu deuten. Die Stierhornasche in Honig und in China das pulverisierte Horn des Rhinozeros (Abb. 34) verwiesen auf Krankheiten des Schamgliedes und die Verwendung als Aphrodisiakum. Vipernfleisch wurde bei Vergiftungen und in Allheilmitteln gebraucht. Diese waren als Theriaka schon bei den Honoratioren der Antike sehr beliebt, bei denen offenbar Vergiftungen unliebsamer Konkurrenten zu den höfischenUmgangsformen gehörten. Die Signatur von Würmern, die im Holz lebten, war das fressende und fistelnde Geschwür.

Im 16. Jahrhundert ist die Zahl der Signaturen von Tieren und tierischen Organen kaum mehr überschaubar:

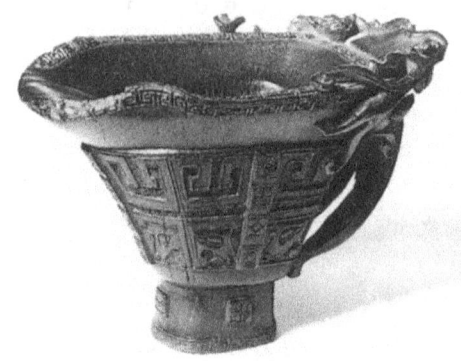

Abb. 34. Tasse aus dem Horn eines Rhinozeros, dessen Pulver in China als Aphrodisiakum verwendet wurde. Offenbar wurden aus dem Becher Stücke des Randes zum Gebrauch herausgebrochen. Wellcome Institute for the History of Medicine, London.

- Wegen ihrer »langen Ohren« wurden Schnecken bei Schwerhörigkeit verwendet.
- Bei Epilepsie gab man frisch präparierte Teilchen vom Schädelknochen eines Epileptikers oder eines Erhängten. Der Erhängte zeigt bekanntlich im Tode einen Krampf.
- Bei Ikterus wurden der gelbe Skarabäus oder die gelben Gallensteine des Ochsen empfohlen.
- Bei spastischen Erkrankungen des Muskels verabreichte man die Kniekehlen des Hasens, des schnellsten Tieres.
- Das Pulver vom Rebhuhn- oder Hirschherzen war ein Herzmittel.

Die Reihe läßt sich beliebig erweitern.

Von der Mumia zur modernen Organotherapie

Paracelsus und seine Schüler sprachen von der *Mumia*, der Mumie, oder auch vom *inneren Balsam* und verstanden darunter eine den Organen innewohnende Lebenskraft, die die zugeführten Nahrungsstoffe aufschließt, nutzbar macht und deren Schlacken zur Ausscheidung bringt. Die Mumia stand für Paracelsus zwischen Geist und Körper, wobei sie alle Teile des Organismus durchwirkte. Bei der Wundheilung müsse der Arzt darauf sehen, daß die innere Wärme, eben die Mumia oder der radikale Balsam erhalten blieben. Die Mumia sei – so meinte man – in allen Geweben vorhanden und so auch z. B. für die Heilung von Knochenbrüchen und Wunden verantwortlich. Letztlich ging es Paracelsus wie schon vor ihm Hippokrates um die Selbstheilungskräfte der Natur, die als Mumia durch den Arzt von innen heraus oder durch äußerliche Umschläge zu unterstützen seien. Diese Vorstellungen von der Mumia als Lebenskraft der Körperteile leiten über zu einer Therapie, bei der mit tierischen Organen auch deren Lebenskraft übertragen wird.

Sicher zu unterscheiden von dieser paracelsischen Mumia ist die Verordnung von Präparaten aus *ägyptischen Mumien*. Dabei handelt es sich um aromatisch riechende Reste von mit Judenpech balsamierten Leichen. Die aus echten Mumien gewonnenen Pulver, Tinkturen, Pflaster und Salben wurden seit Avicenna gegen Verstopfungen, Störungen der Monatsblutung, Krämpfe, Asthma und andere Lungenkrankheiten äußerlich und innerlich verwendet. Dabei war die Wirkung allerdings nicht den menschlichen Überresten zuzuschreiben, sondern den leicht flüchtigen Kohlenwasserstoffen des Juden- oder Erdpechs, des *Asphaltos* der Griechen. Das aus dem Toten Meer und anderen Landseen Asiens gewonnene Judenpech hat einen unangenehmen durchdringenden Geruch, und seine flüchtigen Stoffe werden, wie die ätherischen Öle der Pflanzen, über die Lunge ausgeatmet. Noch im vergangenen Jahrhundert finden wir diese Mumienpräparate in den pharmakologischen Lehrbüchern; sie wurden dann aber durch *Asphaltöl (Oleum asphalti rectificatum)*, durch *Steinöl* und schließlich durch das *Kreosot* abgelöst.

Eine späte Renaissance der paracelsischen Mumia war wohl der *Kadaverspiritus,* den der schwäbische Landarzt J. F. Herrmann 1848 als »Organprinzip« und Heilmittel gegen verschiedene Leiden verwendete. Er verrieb, trocknete und pulverisierte entsprechende Organe von Füchsen und übergoß diese mit Weingeist.

Aber bereits in den Schriften von Paracelsus finden wir auch eine Überleitung von der Mumia zu unserer modernen, vorwiegend auf die innere Sekretion (also die Hormone) ausgerichteten Organotherapie. Es geht um ein *Milzpräparat* zur Auslösung der Monatsblutung. Paracelsus schrieb dazu in den *Archidoxen:*

»Aber um das menstruum zu provozieren, ist da ein spezificum ex splene bovis castrati, aus der Milz eines kastrierten Rindes, zu einem magisterio gemacht oder zur quinta essentia. Sein Provozieren ist bei alten und Jungen vortrefflich.«

Die früheste wissenschaftlich exakte Untersuchung an einem Organextrakt mit physiologischer, nämlich zuckerbildender Wirkung stammt von keinem geringeren als Claude Bernard (1813–1870), einem Schüler des bereits genannten französischen Physiologen und Pharmakologen François Magendie. Er beschrieb im einzelnen ein Extraktionsverfahren für die Leber, das ihn schließlich zur zuckerbildenden Lebersubstanz, zum späteren *Glykogen* führte:

»Nach allen bis jetzt beschriebenen Versuchen steht vollkommen fest, daß die Leber von Hunden, die ausschließlich mit

Fleisch gefüttert wurden, ein besonderes und keinem Körperorgan zukommendes Vermögen besitzt, einen zuckerbildenden, pflanzlicher Stärke durchaus analogen Stoff zu erzeugen, der sich ebenfalls in Zucker verwandeln kann, indem er ein dextrinähnliches Zwischenstadium durchläuft.«

Claude Bernard wurde damit zu einem Begründer der wissenschaftlichen Endokrinologie, der Mutter der Organotherapie; sein Nachfolger am Collège de France, der Physiologe Charles-Edouard Brown-Séquard (1817–1894) führte als erster gezielt eine endokrinologische Organotherapie durch.

Am Anfang stand ein Selbstversuch: Hoden- und Eierstockextrakte

Am Anfang der modernen Organotherapie und auch der neuzeitlichen Endokrinologie stand ein Selbstversuch von Brown-Squard.

Bereits in der 2. Hälfte des 18. Jahrhunderts hatte Théophile de Bordeu (1722–1776) aufgrund der Ausfallserscheinung bei Eunuchen angenommen, daß bestimmte Krankheitsbilder auf Fehlen oder Übermaß von Drüsenstoffen zurückzuführen seien. 1849 wies dann Arnold Adolph Berthold (1803–1861) nach, daß bei Hähnen die Transplantation der *Hoden* an andere Körperstellen die Atrophie der Kämme nach Kastration verhinderte. Damit war das Vorliegen einer inneren Sekretion gesichert.

Brown-Séquard machte nun 1889 die Probe aufs Exempel. Er war bereits im 72. Lebensjahr, als er den Selbstversuch wagte und sich insgesamt 10 Injektionen einer filtrierten wäßrigen Suspension von Hunde- und Meerschweinchenhoden unter die Haut verabreichte. Das Ergebnis war verblüffend. Doch hören wir ihn selbst:

»Am Morgen nach der ersten Injektion und mehr noch an den folgenden Tagen empfinde ich bei mir eine grundlegende Veränderung, und es besteht Grund zu sagen, daß ich (...) zumindest alle meine Kräfte wieder hatte, über die ich in früheren Jahren verfügt habe.– Eine beträchtliche Arbeit im Labor ermüdete mich kaum. Zum großen Erstaunen meiner beiden Oberassistenten und anderer Personen war ich in der Lage mehrere Stunden lang zu experimentieren; dabei stand ich und hatte kein Bedürfnis mich zu setzen. (...) Im Verlaufe eines Monats nach der ersten Injektion zeigten meine Arme eine bemerkenswerte Zunahme an Kraft.«

Die Ergebnisse von Brown-Séquard stießen in der Fachwelt und auch in der Öffentlichkeit auf großes Mißtrauen, ja, auf Ablehnung. Hierbei ging es wohl nicht zuletzt um die moralische Frage, was geschieht, wenn Greise wieder zu jugendlichen Kräften gelangen.

Brown-Séquard war sich aber der Möglichkeiten einer Fehleinschätzung vollauf bewußt und zog bei sich zunächst auch eine suggestive Wirkung in Betracht. Er schloß jedoch eine Täuschung aus, da inzwischen auch Personen die Injektionen erhalten hatten, die die Absicht der Prüfung und die Wirkung des Präparats nicht kannten.

1891, also 2 Jahre nach den Beobachtungen von Brown-Séquard, isolierte Poehl einen Spermin genannten Stoff aus den Hoden. Das Präparat von Brown-Séquard und das Spermin Poehls schienen in der Art ihrer Wirkung gleich zu sein, nur wirkte letzteres 2- bis 3mal stärker. Man beschrieb das Spermin als oxydierenden Bestandteil der Gewebsatmung und war geneigt, es als den wirksamen Inhaltsstoff der Hodenpräparate anzusehen.

1896 war der erste Hodenextrakt von Widder und Stier als Séquardine® (Firma C. Richter) in Frankreich lieferbar und stand für die sog. Orchidotherapie (Orchis, der Hoden) zur Verfügung. Die Indikationsliste war, wie es bei neuen Präparaten so üblich ist, inzwischen sehr umfangreich geworden und begann mit Blutarmut und endete mit Rheumatismus und Altersbeschwerden. Obwohl man gewarnt hatte, war das Séquardine zu einer Panazee, einem Allheilmittel, geworden.

Bis zur ersten vollständigen Synthese der männlichen Sexualhormone gingen weitere 45 Jahre ins Land. Neben Hodenextrakten hatte Brown-Séquard auch bereits mit *Eierstockextrakten* beim Menschen gearbeitet. Der Durchbruch aber gelang hier dem Gynäkologen Chrobak, der 1889 einer 47jährigen Frau, der wegen einer Geschwulst beide Eierstöcke entfernt worden waren und die seit dieser Zeit unter quälenden hormonellen Ausfallserscheinungen litt, frisches Eierstockgewebe oral verabreichte. Erst nach Verbesserung des Ovarialpräparats erreichte er die erwünschte Wirkung. Ein fester Bestandteil der gynäkologischen Behandlung wurde der Eierstockextrakt aber erst, als man feststellte, daß dessen subkutane Injektion die Wirkung der oralen Gabe weit übertraf.

1929, nach mehr als 30 Jahren, wurde dann das erste weibliche Hormon Östron von Edward Adelbert Doisy aus dem Harn kristallisiert dargestellt und 1932 von Adolf Friedrich Johann Butenandt seine Konstitution vollständig aufgeklärt.

1933 war durch die Arbeiten von Butenandt, Slotta, Fernholz u. a. das Gelbkörperhormon in seiner Struktur aufgeklärt, und 1934 hat Butenandt erstmals die Synthese dieses Progesteron genannten Hormons durchgeführt.

Extrakt der Bauchspeicheldrüse und Behandlung der Zuckerkrankheit

Johann Conrad Brunner (1653–1727) beobachtete 1683 bereits einen Zusammenhang zwischen der Entfernung der Bauchspeicheldrüse beim Hund und dem Auftreten von starkem Durst und Harnflut, den typischen Symptomen der Zuckerkrankheit, des Diabetes. Der erste aber, der vermutete, daß das klinische Bild der Zuckerkrankheit auf eine Schädigung der Bauchspeicheldrüse, des Pankreas, zurückzuführen sei, war Thomas Cawley (1788). Seine Vermutung wurde erst 1890 durch Mering (1849–1908) und Minkowski (1858–1931) im Versuch an Hunden bestätigt und gesichert.

Unter dem Eindruck dieser Tierversuche hielten es Fachleute Anfang unseres Jahrhunderts für wahrscheinlich, daß es in absehbarer Zukunft möglich sein müßte, durch Injektion geeigneter Pankreasextrakte die Zuckerausscheidung beim Diabetiker günstig zu beeinflussen. Der Beweis hierfür stand aber noch aus.

Es war dann unstrittig der Berliner Arzt Georg Ludwig Zuelzer (1870–1949), der in den Jahren 1904–1907 als erster die blutzuckersenkende Wirkung eines Pankreasextrakts beim pankreaslosen Hund nachweisen konnte. Die ersten dieser tierexperimentellen Ergebnisse wurden bereits 1904 zur Veröffentlichung eingereicht; die Drucklegung unterblieb aber auf Wunsch des Verfassers »in der nicht erfüllten Erwartung, dass es gelingen würde, aus den theoretischen Untersuchungen praktisch-therapeutische Resultate zu erzielen«.

1907 berichtete dann Zuelzer auf dem Kongreß für Innere Medizin »Über Versuche einer spezifischen Fermenttherapie des Diabetes«, d.h. die ersten Untersuchungen mit parenteraler Verabreichung eines Pankreasextraktes bei diabetischen Patienten:

»Zur Herstellung des Pankreaspräparates wird die Bauchspeicheldrüse vom lebenden Thiere, welches auf der Höhe der Verdauung befindlich ist, entnommen, nachdem die Drüse 1 bis 1 1/2 Stunden gestaut wurde. Die weitere Bearbeitung des Präparates geschieht durch Enteiweissung, die ich bisher auf verschiedene Weise vorgenommen habe, ohne daß jedoch das Ziel, völlig verlustlos ein eiweissfreies Präparat zu gewinnen, erreicht wäre.«

In seiner Veröffentlichung berichtete Zuelzer über die Beobachtungen an 7 Fällen; bei allen Patienten war eine blutzuckersenkende Wirkung des Pankreasextrakts zu erkennen. Aber nach der Injektion traten heftige Reaktionen auf. Diese waren der Grund, daß die pharmazeutische Firma, die damals für Zuelzer den Pankreasextrakt herstellte, offenbar unter Druck der Gesundheitsverwaltung in Berlin das Präparat zurückzog. Die Episode war beendet.

1921 berichtete Sir Frederic Grant Banting mit Charles Herbert Best und I. J. R. Macleod auf der Tagung der American Physiological Society über ihre Bemühungen um die Gewinnung eines Pankreasextrakts zur Behandlung des Diabetes. Den Extrakt nannten sie Insulin. Banting und Mcleod erhielten hierfür 1923 den Nobelpreis; Zuelzer ging leer aus, ja, der Name Zuelzers, des »ersten« Entdeckers des antidiabetischen Prinzips im Pankreasextrakt, ist heute fast vergessen. Man hatte das Rennen zu früh aufgegeben.

Leber und Leberextrakt

Die Leber ist eines der ältesten »Organotherapeutika«. In den Apokryphen der Bibel heißt es, Tobias 6, 6:

»Da sprach der Engel: Haue den Fisch von einander; das Herz, die Galle und die Leber behalte dir, denn sie sind sehr gut zur Arznei.«

Tobias aber wollte genau wissen, was damit zu erreichen wäre. Und der geduldige Engel erklärte ihm:

»Wenn du ein Stücklein vom Herzen und von der Leber legest auf glühende Kohlen, so vertreibt solcher Rauch allerlei böse Gespenster von Mann und von Frau, also daß sie nicht mehr schaden können.«

Wir begegnen hier zunächst wieder einer spirituellen Wirkung: ein böser Geist wird ausgeräuchert und vertrieben, wahrscheinlich die einzige Form einer spezifischen, auf eine bestimmte Krankheit gerichteten Behandlung, die eine frühe Medizin überhaupt kennt.

Ganz in Analogie zu Tobias findet man in den hippokratischen Schriften Seehundstran als Riechmittel bei hysterischen Anfällen. Plinius (23–79 n. Chr.) berichtete dann erstmals, daß auch *Lebertran* von Delphin und Seehund getrunken wurde – allerdings, wie er schrieb, bei zugehaltener Nase. Es gab also irgendwann einen Übergang von der Verwendung des Lebertrans als Räucher- oder als Geruchsstoff zur Einnahme als Arzneimittel. Lange Jahrhunderte findet man dann den Lebertran nur in der Volksheilkunde. Erst 1771 führte Percival in Manchester das Leberöl des Wittlings in die Medizin ein. Der Lebertran gehört also zu den Naturstoffen, die wie viele andere Ende des 18. Jahrhundert für die Medizin entdeckt wurden. Heute wissen wir, daß die Wirkung des Lebertrans – jetzt meist vom Dorsch – vor allem auf den hohen Gehalt an fettlöslichen Vitaminen (A, D, E, K) zurückzuführen ist.

Ein anderer Weg führte zum wäßrigen Leberextrakt – meist vom Rind – und von dort schließlich zum Vitamin B12. Es begann mit dem Glykogenextrakt der Leber von Claude Bernard, über den oben berichtet wurde. 1896, also etwa 40 Jahre nach der Entdeckung von Claude Bernard, stellten zwei seiner Schüler, Gilbert und Carnot, fest, daß die Behandlung von Tieren mit Leberextrakten, wie zu erwarten, die Glykogenbildung, also die Anlage von Kohlehydratdepots, in der Leber anregte.

Aber nicht diese Kenntnis um die Glykogenbildung führte weiter, sondern die in den Gefäßen auftretende Blutgerinnung, die man nach intravenöser Verabreichung von Leberextrakten bei den Versuchstieren beobachtet hatte. Sie veranlaßte Gilbert und Carnot letztlich, Leberkranke mit Neigung zu Blutungen versuchsweise zu behandeln. Die ersten Erfolge mit den Leberextrakten sollen bemerkenswert gewesen sein. Die seit einem Monat bei einer leberkranken Patientin täglich auftretenden Blutungen aus der Nase kamen völlig zum Stillstand.

Nach der umfangreichen Literatur zu schließen, erfreute sich in den folgenden Jahren die Opotherapie – wie die Organotherapie in Frankreich hieß – mit Leberextrakten großer Beliebtheit. Man findet im »Formulaire des Médications Nouvelles« aus dem Jahre 1911 einen *Suc hépatique ou extrait hépatique total* zur Behandlung von verschiedenen Leber- und Bluterkrankungen.

Schon die französischen Untersucher hatten die Beobachtung gemacht, daß anämische Zustände, also Blutarmut, bei Lebererkrankungen auf die Lebertherapie gut ansprachen. In den Jahren 1923–1925 stellten dann Robscheit-Robbins und Whipple bei schwerer Blutarmut von Hunden fest, daß Verabreichung von Rinderleber eine maximale Regeneration von Blutfarbstoff und Blutkörperchen bewirkte. 1926 führten schließlich Georg Richard Minot und William Parry Murphy die Rohleberdiät in die Behandlung der perniziösen Anämie des Menschen ein, eine Blutarmut, die bis dahin immer tödlich verlaufen war. Sie erhielten hierfür 1934 den Nobelpreis. Aus der Rohleberdiät, die vielfach beim Patienten Widerwillen erzeugte, entwickelte sich dann die Therapie mit Leberextrakten. In den 20er Jahren waren diese unter den Namen Campolon® der Farbenfabriken Bayer und Hepatrat® der Nordmarkwerke in Deutschland bekannt. 1948 wurde schließlich das Vitamin B12, das antianämische Prinzip, aus der Leber isoliert. Es verdrängte die Extrakte weitgehend aus der Therapie.

4 Von den Mineralien zu den chemischen Arzneistoffen

Wenn heute von chemischen Arzneien die Rede ist, so denken viele sogleich an Unnatürliches, Künstliches, ja, Giftiges und Bedrohliches. Dies ist ein gefährliches Klischee romantisierender Naturbetrachtung. Es verbaut uns die Sicht auf die Wirklichkeit: der menschliche Geist vermag nichts herzustellen, was im Schöpfungsplan nicht vorgegeben ist. Nichts kann gegen den Schöpfungswillen Existenz erhalten. Jedes Molekül aus der Retorte des Chemikers ist ein Teil der ständig aus den Elementen neuschaffenden Natur. Und die Erde selbst ist die Mutter aller chemischen Stoffe und zudem eines der ältesten Heilmittel.

Arzneien aus der Erde

Terra sigillata

»Da er solches gesaget, spützte er auf die Erde, und machte einen Kot aus dem Speichel, und schmierte den Kot auf des Blinden Augen, (...)«.

Wer erinnert sich nicht an diese Szene aus dem Johannesevangelium, in der Christus dem Blinden die Sehkraft schenkte. Bei Johannes war die Erde das Unbedeutende, Minderwertige, der kotige Boden, der erst durch die geistige Kraft des Speichels und durch die Hand des Gottessohns seine heilende Wirkung erfuhr.

Auch unsere germanischen Vorfahren riefen in Not die Kräfte der Erde an. In einer angelsächsischen Formel wird die Anweisung gegeben, Erde in die linke Hand zu nehmen und Erde unter den rechten Fuß zu legen und zu sagen:

> »Erde hat Macht gegen alle Arten von Wesen, gegen Neid und Vergeßlichkeit, gegen die Zunge eines mächtigen Mannes.«

Schon bei den vorchristlichen Kulturen des Mittelmeerraums genoß die Erde hohes Ansehen. Xenophanes, geboren um 580 v. Chr. in der kleinasiatischen Stadt Kolophon, singt über die Natur:

> »Denn aus Erde ist alles geworden, zur Erde wird alles einst werden«.

Wie bei Johannes wird auch bei den Griechen die Erde durch die Götter zu höheren Zwecken geheiligt. Als Zeus den Hephaistos, Gott des Feuers, aus dem Himmel vertrieb, stürzte er auf die Insel Lemnos. Die Erde aber, auf die er niederfiel, gewann medizinische Eigenschaften. Sie war die *Terra Lemnia,* ein feiner Lehm, mit dem man Wunden und Geschwüre behandelte. Sie wurde unter einem »Qualitäts«-Siegel verkauft und deshalb *Terra sigillata,* die gesiegelte Erde, genannt (Abb. 35). Später kamen weitere Heilerden – so würde man sie heute bezeichnen – hinzu. Die Naturhistoriker Dioskurides und Plinius kannten eretrische Erde *(Terra Eretria)* von der Insel Euböa, kimolische Erde *(Creta Cimolia)* von der Kykladeninsel Kimolos, melische Erde *(Melia Terra)* von der Insel Melos und samische Erde *(Terra Samia)* von der Insel Samos. Es handelte sich um tonige/mergelige Erden mit einem wechselnden Gehalt an Alaun, Schwefel, Eisen

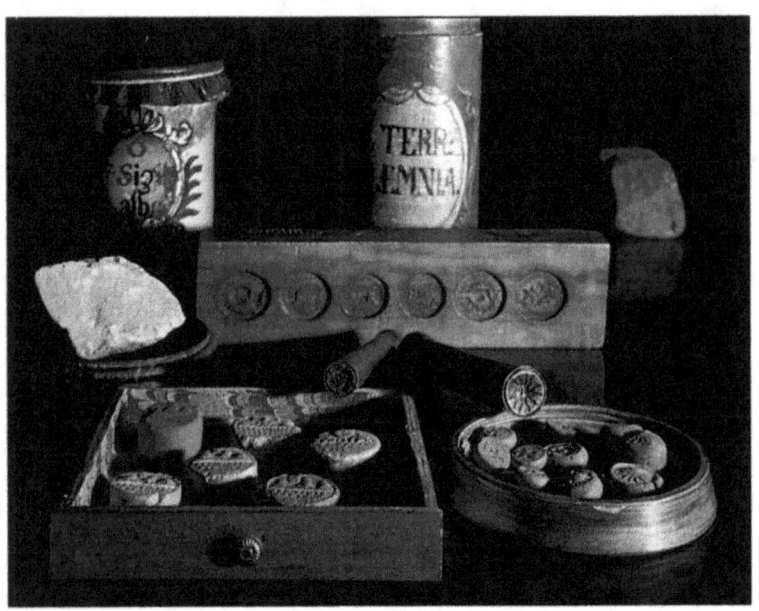

Abb. 35. Terra-sigillata-Tablette in ihrer charakteristischen Form mit Ausgangsmaterial und den metallenen Petschaften zur Prägung der Siegel; Vorrratsgefäße. Deutsches Apothekenmuseum, Heidelberg, Apotheker Kalender 1992.

und hie und da auch mit Salpeter und vulkanischer Asche.

Die Erden wurden in all den Jahrhunderten in erster Linie äußerlich verwendet. Zu einer innerlichen Anwendung kam es erst, als sich zu Beginn des 17. Jahrhunderts in der Medizin die Vorstellung von Paracelsus (1493–1542) durchsetzte, daß Krankheiten chemische Vorgänge zugrunde lägen. Paracelsus hatte bereits von einem gefährlichen Tartarus gesprochen, der sich bei schädlicher Übersäuerung des Verdauungskanals bilde und in dessen Gefolge die Tartarischen Krankheiten aufträten. Jetzt, fast 100 Jahre nach Paracelsus, gewann diese Vorstellung neue Formen. Es ist die Zeit der Iatrochemie, der »ärztliche Chemie«, die mit dem Namen des holländischen Arztes Franz de le Boë, latinisiert Sylvius, (1614–1672) verbunden ist. In den Krankheitssymptomen sah Sylvius die Auswirkung von Säuren und Laugen, die im Körper gebildet oder freigesetzt würden. Wenn das Gleichgewicht zwischen beiden gestört sei, entstehe im Körper durch Vorherrschen von Säure oder Laugensalz eine Schärfe. Diese sei erkennbar an blitzartig auftretende Schmerzen. Gerade diese Schärfe aber lasse sich auch durch die Terrae sigillatae binden, »die etwas enthalten, was alle Schärfe mildert«. Man sprach dann später bei solchen Arzneimitteln auch von *Ab- oder Adsorbentien,* also von Stoffen, die die Schärfe »verzehren«, binden und ihr die korrosive Wirkung nehmen. Die Vorstellung war bei der Terra sigillata sicher begründet, binden doch Tone Säuren und Laugen. Allerdings wies der berühmte Arzt Georg Ernst Stahl (1660–1734) aus Halle mit Recht daraufhin, daß nur die Säuerung von Magen und Darm mit Absorbentien, also auch mit Terrae sigillatae, zu beheben sei. Das ist bis in unsere Zeit die Vorstellung der Medizin, die bei Krankheiten mit Säuerung des Magens Absorbentien verordnet.

In der gelehrten Medizin verschwand dann die jahrtausendealte Terra sigillata im vergangenen Jahrhundert aus dem Arzneischatz; man hatte inzwischen wirksamere Adsorbentien gefunden. In der Volksmedizin und in der Selbstmedikation blieben aber die Heilerden bis heute in Gebrauch.

Aber die Erde war ja kein einheitlicher Stoff. Im Schoße der Erde liege der Urstoff aller Metalle mit dem Schwefel zusammen, schrieb der berühmte arabische Arzt Avicenna (Ibn Sina, 980–1037) an der Wende des 1. Jahrtausends in einer Epistel an seinen alten Lehrer el-Hasan Ben Nuh el-Comri. Zu diesen »erdverwandten

Metallen« gehört das Eisen, dessen Verwendung in der Heilkunde ebenso weit zurückführt wie die Kunde von der gesiegelten Erde.

Eisen

In der mythologischen Zeit Griechenlands, also vor mehr als 3500 Jahren, lebte in Phylake ein Mann namens Iphiklos, ein Sohn des ob seiner Herden berühmten Phylakos, des »Wächters«. Er war durch seine Stärke bekannt, vermochte jedoch keine Kinder zu zeugen. Da kam zu ihm der Seher Melampus, der Sohn des Amythaon, um Kühe zu stehlen. Dabei wurde er gefaßt. Der Preis seiner Freiheit war die Heilung des Iphiklos. Von einem alten Geier erfuhr Melampus die Ursache der Impotenz des Iphiklos: In seiner Kindheit hatte dieser gesehen, wie sein Vater Widder verschnitt und dabei das Messer neben ihn warf. Der Knabe aber erschrak und entfloh; der Vater aber wurde wütend und schlug sein Messer tief in eine Eiche, die mit ihrer Rinde das Messer überwuchs. Der Seher ließ das unter der Rinde verborgene Messer herbeiholen, schabte es ab und gab den Rost dem Iphiklos mit Erfolg zu trinken. Melampus soll ein Verehrer des Dionysos gewesen sein, dessen phallische Riten er – wie man sagt – bei den Griechen eingeführt habe. Die Verbindung des Phalluskults mit der Behandlung der Impotenz ist hier offensichtlich. Doch diese mythologische Wirkung des Eisenrosts auf die Manneskraft fand in der ärztlichen Praxis keine Nachfolge. Dagegen sollten die Dämpfe, die bei der Ablöschung glühender Eisenschlacke durch Urin entstehen, und die man in die Gebärmutter aufsteigen ließ, die weibliche Unfruchtbarkeit beheben.

Vor allem aber verwendete man *Eisenhammerschlag* und *Eisenrost* in der griechischen Medizin äußerlich zur Blutstillung und in der Wundbehandlung, *Magneteisenstein* auch innerlich als Abführmittel sowie bei blutenden Hämorrhoiden und starken Blutungen aus der Gebärmutter. Die Verwendung des Eisens zur Blutungsstillung hat sich bis in unser Jahrhundert hinein erhalten. Die heute in der Therapie noch hie und da verwendete roborierende und tonisierende, also die »stärkende« Wirkung des Eisens, ist dagegen erst eine Heilanzeige der Neuzeit; eine Beziehung zur Wirkung des Rosts auf die Manneskraft des Iphiklos ist nicht zu erkennen.

Eine alchemistische Vorahnung dieser »stärkenden« Wirkung des Eisens findet man im bekannten Triumphwagen des Antimon des Frater Basilius Valentinus, der 1604 als erster das *Eisenoxyd* im Laboratorium dargestellt hat. Es heißt hier, daß das Eisen

> »dem menschlichen Leib seine höchste Gesundheit und Vollkommenheit/ wie die in dieser zeitlichen Gebrechlichkeit zum herrlichsten sein kan/ biß auff den von GOTT bestimmten Tod/ immerwerend zu geben/ und beständiglich mitzutheilen« vermag.

Heute werden Eisenpräparate vor allen bei bestimmten Formen der Blutarmut verwendet. Schon der englische Arzt Thomas Sydenham (1624–1689), der auch der englische Hippokrates genannt wurde, hat sich zu der Verwendung des Eisens bei der damals als Chlorose, auch als Bleichsucht bezeichneten Blutarmut ausführlich geäußert. Er empfahl schon im 17. Jahrhundert die Verwendung des natürlichen Eisens zur »Stärkung des Blutes«, eine bemerkenswerte Leistung zu einer Zeit, die noch kein mikroskopisches Blutbild und keine chemische Eisenbestimmung in Blut und Geweben kannte. Erst etwa 100 Jahre später wurde das Eisen im Blut entdeckt (Vincenzo Menghini, 1746) und weitere 100 Jahre später die Eisentherapie endgültig in die Behandlung der Chlorose, der Blutarmut bei Eisenmangel, eingeführt (Pierre Blaud, 1832).

Heute noch kennt man in der Volksmedizin die Bezeichnung *Tonicum* für ein kräftigendes Mittel, vor allem in Form tonischer eisenhaltiger Weine. Dieser Begriff entstand erst im 18. Jahrhundert, als man die Faserstruktur der inneren Organe entdeckte und erkannte, daß die Spannung dieser Fasern, eben der Tonus, die Funktion von Magen, Darm und Blutgefäßen bestimmt. Einer der ersten, der neben anderen pflanzlichen Mitteln auch Eisen verwendete, um den erschlafften Fasern von Magen und Darm Spannung zu verleihen, war der berühmte Arzt Friedrich Hoffmann (1660–1742) in Jena und Berlin, der vor allem durch die nach ihm benannten Hoffmanns-Tropfen unseren Vätern noch gut bekannt war.

Salpeter (Nitrum)

Ein Heilstoff, der im Verständnis der Alten ebenfalls der Erde sehr nahe stand, war das Nitrum. Man findet es bereits in der Bibel; im Buch Jeremias, Kap. 2, 22, heißt es: »Et si lavaris te nitro...« (bei Luther: »Und wenn du dich gleich mit Lauge wüschest.«).

Was war dieses Nitrum? War es das seifige Natron, Soda, unser Natriumkarbonat? Strabo nennt die Natronseen Ägyptens *Nitriai*. Friedrich Hoffmann spricht von einer ägyptischen Provinz *Nitria,* »wo aus den stehenden Wassern des Nils bei Dürre an den Ufern die ausgefallene Substanz gewonnen wird«. Er hielt das Salz aber für Salpeter, *Sal petrae,* »das Salz des Felsens«, also den Niederschlag am Gestein. Zur Erzeugung von Nitrum als Arzneimittel eigne sich aber nach seiner Meinung am besten die Erde aus Ställen, wo die Tiere ihre Exkremente absetzen. Lassen wir es auf sich beruhen, wer einstmals Soda und wer Salpeter verwendete. Vielleicht enthielten die natürlichen Präparate beide Salze. Spätestens im ausgehenden Mittelalter vermochte man Natron und Nitrum voneinander zu unterscheiden, und jetzt ging es bei Nitrum nur noch um den Salpeter.

Die medizinische Verwendung von Nitrum, was immer es gewesen sein mag, geht bis in die Zeit des Hippokrates zurück. Auf die medizinische Wirkung des Salpeters war man sicher aufgrund seiner auffallenden Eigenschaften gestoßen. Er erzeugt nämlich auf den menschlichen Schleimhäuten eine merkliche Kühle, auch beim Zergehen im Mund ist diese spürbar. Die Probe an den Schleimhäuten und auf der Haut war ein früher gebräuchlicher Weg, dem jeweiligen Mittel eine bestimmte Heilwirkung zuzuordnen. Übrigens trifft man auch heute noch ältere Chemiker und Apotheker, die die Früchte ihrer Arbeit zunächst einmal vorsichtig auf der Zunge zergehen lassen. Apotheker waren schon immer Meister von Geruch und Geschmack, geniale Kompositeure von Parfümen, Likören und Tinkturen, Meister des Geschmacks – und Liebhaber guter Weine. Sie stehen hierin den Vertretern der indischen Kaste nahe, die für die Genüsse im Inneren der Paläste sorgten, die feinsten Kenner der Stoffe, »Experten der Gewebe, der feinen Lederarten, der Parfüme, der Perlen, Edelsteine, Hölzer, Möbel und auserlesenen Gerichte sowie der Sklavinnen und aller Dinge der Sinnenwelt«, wie Ernst Jünger sagt. Wie bedauerlich, daß das Apothekerwissen zu einer Naturwissenschaft geworden ist. Jetzt aber zurück zum Nitrum.

Als innerlich verabreichtes Mittel fand das Nitrum, also der Salpeter, bis zum 17. Jahrhundert nur wenig Beachtung. Dann aber wurde es zur Zeit der großen Kliniker Friedrich Hoffmann (1660–1742), Hermann Boerhaave (1668–1738) und Georg Ernst Stahl (1660–1734) das wichtigste Mittel zur Behandlung von Entzündungen und sog. entzündlichen Fiebern. Im barocken Überschwang verglich Friedrich Hoffmann den Salpeter, der im Schießpulver und in Sprengstoffen so »erstaunliche Fähigkeiten beim Niederwerfen und Zerstören von Schutzwehren sowie beim Überwältigen und Zerstören feindlicher Truppen entfaltet« mit dem Nitrum als Waffe der Ärzte gegen »die erbitterten Feinde der menschlichen Maschine«. Man beachte hier den mechanistischen Begriff »Maschine«; die Aufklärung wirft ihren Schatten voraus.

Die medizinische Verwendung des Nitrum stützte sich zwar ganz auf die kühlende Wirkung des Salzes an Haut und Schleimhäuten, aber Friedrich Hoffmann berichtete auch schon über einen Versuch im Reagenzglas:

»Wenn man Nitrum als Pulver oder in Lösung auf ein dunkelfarbiges Blutgerinnsel bringt, so wird dieses verflüssigt und erhält eine frisch leuchtende Farbe.«

Es war wohl das erste Experiment dieser Art, und es zeigte, daß man nicht mehr kritiklos der Überlieferung vertraute; man wollte ganz im Sinne der Aufklärung etwas über die Art der Arzneiwirkung wissen. Das Ergebnis aber entsprach den Erwartungen, und Hoffmann empfahl – nicht ohne sich auf Hippokrates und Plinius zu berufen – Salpeter überall dort, »wo saure Säfte im Spiel sind, um den Durst zu löschen und die unnatürliche Hitze zu mildern, bei Aufschäumen des Blutes, bei Kopfschmerzen, bei akuten und entzündlichen Fiebern«. Das war ein großer Teil, der damals bekannten Krankheiten.

Man hatte 1694 auch schon eine Vorstellung, wie der Salpeter wirke. Er bestehe aus winzigen Teilen, meinte man, die damals schon Moleküle genannt wurden. Mit ihrer langen, spitzen und scharfen Form würden diese Teilchen die »fetten«, trägen Massen in den Blutgefäßen und in anderen Kanälchen des Körpers zerschneiden und verteilen, wie sie im Reagenzglas das geronnene Blut aufgelöst hätten. Die sauren Anteile brächten darüber hinaus die bei Fieber gesteigerte Bewegung von schwefligen Teilchen zur Ruhe und somit den Körper zum Abkühlen. Salpeter hemme also die bei Erhitzung gesteigerte

»Molekularbewegung« im Körper. Man griff bei diesen Vorstellungen auf die griechische Naturphilosophie zurück und hier auf Leukipp von Milet und dessen Schüler Demokrit von Abdera (460–371 v. Chr.), die sog. Atomisten. Sie meinten, daß alle Körper aus kleinsten, ständig in Bewegung befindlichen Teilen unterschiedlicher Form zusammengesetzt seien.

Um die Wende zum 19. Jahrhundert begann das Interesse der Ärzte am Nitrum/Salpeter zu schwinden. Aber 1772 hatte der englische Arzt William Heberden ein neues Krankheitsbild beschrieben, die Angina pectoris, die koronare Durchblutungsstörung, wie wir sagen würden. Man stand diesem bedrohlichen Bild zunächst hilflos gegenüber. Christoph Wilhelm Hufeland empfahl wiederholte kleine Aderlässe, Blutegel an die Herzgegend und neben Fingerhut und Kirschlorbeer die Verabreichung von Salpeter. Nach seiner Meinung bestand die Wirkung dieser Mittel

»in Verminderung der Thätigkeit des Herzens und Verhütung zu starker Blutkongestion nach demselben, welche eine zunehmende Ausdehnung und zuletzt einen Riß desselben, und dadurch plötzlich Tod veranlassen kann.«

Das war die erste rationale, uns gut verständliche Koronartherapie.

Vor allem wegen seiner Giftigkeit fiel dann das Nitrum der Reinigung des Arzneischatzes Mitte vorigen Jahrhunderts zum Opfer. Es war nach Jahrtausenden obsolet geworden; doch die Geschichte des Nitrums hatte eine Fortsetzung (s. S. 193).

Alchemie

Anfänge

Wir haben bisher von Arzneien gesprochen, die aus der Erde kamen. Das brachte uns bereits in die Nähe der Alchemie. Was ist aber diese Alchemie, die als etwas Unheimliches und Geheimnisvolles aus dem Dunkel der Vergangenheit aufsteigt.

Die Spuren der Alchemie führen in die frühesten Kulturen zurück, vor allem zu den orientalischen (babylonisch-jüdischen) Schöpfungsmythen. Zwar war die alchemistische Lehre auf dem Weg durch Geschichte und Religionen dem ständigen Wandel unterworfen, doch man erkennt Gemeinsames in der Betrachtung des Kosmos und in den Schöpfungsvorstellungen.

Auch die griechische Naturphilosophie stand in dieser altorientalisch-jüdischen Tradition. So lehrte der Dichter und Philosoph Empedokles Mitte des 5. vorchristlichen Jahrhunderts von den 4 Urstoffen Wasser, Luft, Feuer und als vierter wiederum die Erde. Es ist die Tetrasomie der Alchemisten, aus denen alle Wesenheiten geschaffen seien und aus dem alles bestehe. Es waren die Elementa der Römer. Aus ihnen sei alles gefügt, was man in der Natur vorfinde, auch der menschliche Körper. Es gab kein Entstehen und kein Vergehen im Weltbild des Empedokles, sondern nur Mischung, denn aus dem, was nicht war, konnte auch nichts werden. Dies klang schon ganz alchemistisch, denn die Erforschung des ständigen Wandels, die Verwandlung der Materie, war zu allen Zeiten das Anliegen der Alchemie. In der griechischen Naturphilosophie findet man also die eine Wurzel der alchemistischen Lehre.

Die andere Spur führt in das Ägypten der Pharaonen. Dort kannte man schon eine chemische Technologie. Man fertigte Glas und färbte es zu schönen Steinen, kannte künstliche Rubine und Smaragde und beherrschte die Verschmelzung von Metallen. Über die handwerklichen Geheimnisse aber wachten die Priester vor allem in Theben und Memphis, die die Rezepturen als Hierogramme, als heiliges Wissen, für das Volk unlesbar, auf Obelisken verewigen ließen. Aus den Hieroglyphen aber, den Zeichen der ägyptischen Bilderschrift, entstanden später Symbole der Alchemisten.

Aus dieser frühen Zeit stammen erste Mitteilungen von chemischen Substanzen und in den Rezepten assyrischer Ärzte findet man bereits *weißen und schwarzen Schwefel, Eisensulfat, Arsen, gelbes Arsensulfid, schwarzen Salpeter, Antimon, Eisenoxyd, magnetischen Eisenstein, Eisensulfid, Pyrit, Kupferstaub, Grünspan, Quecksilber, Alaun, Pech, Naphtha, Kalkstein* und eine Menge nicht identifizierter Steine.

Unsere Kenntnisse über die Verwendung dieser Stoffe in der frühen Heilkunde sind allerdings begrenzt. Die ersten sicheren Quellen und Schriften einer wissenschaftlichen Medizin stammen von Hippokrates, dem berühmten griechischen Arzt des 5. vorchristlichen Jahrhunderts, oder aus seinem Umfeld. In den Schriften von Hippokrates und seiner Schule wurde eine bemerkenswerte Zahl chemischer Stoffe genannt, die offenbar mit Erfolg zu Heilzwecken verwendet wurden. Es handelte sich überwiegend um mineralische Stoffe aus dem Bergbau und aus der Verarbeitung von Erzen, also solche, die wiederum der Erde sehr nahe stehen. Es sind keine Stoffe, die auf eine Herstellung in der Retorte schließen lassen würden, also keine synthetischen Arzneimittel, obwohl auch damals bereits durch Mischen, Brennen, Schmelzen und Umschmelzen Eingriffe in die chemische Eigenart der

Naturprodukte vorgenommen wurden. Die Verwendung dieser mineralischen Stoffe war überwiegend äußerlich, was darauf hinweisen mag, daß man von den Gefahren einer inneren Verwendung dieser meist sehr unreinen und je nach Herkunft unterschiedlichen Stoffe wußte. Eines der ältesten Arzneimittel war wohl das Eisen, von dem wir bereits hörten.

Alles aber, was wir aus der griechischen Naturphilosophie und von der ägyptischen und griechischen, und später auch römischen chemischen Technologie wissen, war aber noch keine Alchemie, wenn auch vor allem im Ägypten der Pharaonen die Priesterschaft schon streng über die Geheimnisse der Kunst wachte und so eine geheime Tradition entstand, die die Bildung esoterischer Kreise begünstigte. Der Verräter am geheimen Wissen wurde durch Blausäure, die aus Pfirsichkernen destilliert wurde, getötet, eine wahrlich alchemistische Methode sich unliebsamer Mitwisser zu entledigen.

In den ersten nachchristlichen Jahrhunderten kam es dann zu einer Verschmelzung der hellenistischen, ägyptischen und jüdischen Zivilisation in Alexandria, das zu einem Mischbecken von okkult-orientalischem, griechisch-platonischem und christlichem Gedankengut wurde. Alchemie enthält das griechische Fremdwort *keme* oder *kemi*, was das Schwarzerdige, Ägypten heißt. Al ist der arabische Artikel. Das Wort legt die entscheidenden Wurzeln der Alchemie frei. Nur von diesem Verschmelzungsprozeß her läßt sich das Wesen der Alchemie verstehen.

Stimmung und Geist der Zeit war damals der unseren nicht unähnlich. Es war nicht zufällig, daß gerade im mächtigen römischen Reich mit seinen vielfältigen sozialen Spannungen, mit Luxus auf der einen und bitterer Armut auf der anderen Seite der Ruf zur Weltabkehr und zur Versenkung laut wurde. Neben der Lehre des Jesus von Nazareth waren es die der Neuplatoniker mit Plotin

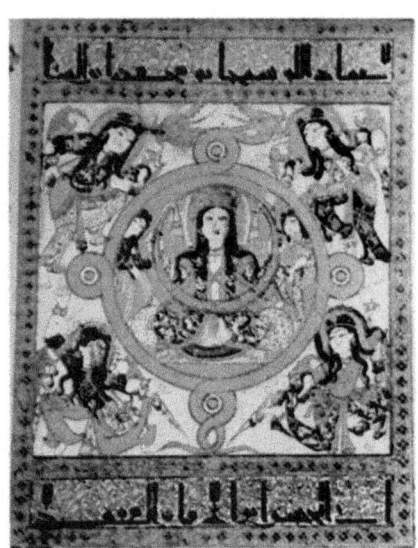

Abb. 36. Titelblatt des Buches der Gegengifte (Kitab al Diryaq) um 1200. Ms Arab 2964 Fol 37. Bibliothèque National, Paris.

(205–270 n. Chr.) und die der Gnostiker mit Valentinus (um 160 n. Chr.). Der Neuplatonismus schuf aus der Fülle des überlieferten antiken Geistes eine großartige Vision des Weltganzen, die sich in der Versenkung dem Erleuchteten eröffnete.

Aus der Verschmelzung naturphilosophischer und chemisch-technischer Traditionen mit der Mystik von Neuplatonismus und Gnosis entstanden die ersten, uns verfügbaren alchemistischen Schriften. Alle Praxis der Alchemisten kreiste letztlich um die sog. Transmutation der Elemente, d. h. um die Verwandlung der Metalle, zum Beispiel von Silber in Gold. Hierbei ging es den Adepten nicht um ein Wunder, nein, sondern um die Kunst der überlieferten Technik chemischer Umsetzungen nach den Grundsätzen naturphilosophischer und technologischer Tradition.

Ihren Höhepunkt hatte diese Entwicklung beim Zusammenbruch des alexandrinischen Geisteslebens, also

529 n. Chr., als Kaiser Justinian offiziell die antike Wissenschaft und Philosophie verbot. Das war das Ende des Verschmelzungsprozesses; die Anhänger der alchemistischen Lehre gingen in den Untergrund oder suchten Schutz in der sich im 7. Jahrhundert n. Chr. unter der Lehre Mohammeds formierenden persisch-arabischen Welt. Nicht von ungefähr gab es im weiteren Verlauf eine Reihe bedeutender alchemistischer Wissenschaftler unter den Arabern. Wie aber die technischen Erfolge der arabischen Alchemisten zeigten, war die Alchemie bei ihnen ein naturwissenschaftliches Fach, bei dem die okkulten Spekulationen der Gnosis zunehmend an Bedeutung verloren. Besonders über das maurische Spanien gelangte das chemische Wissen des Altertums, bereichert mit den Erfahrungen der arabischen Alchemisten und Ärzte, dann in das Abendland zurück (Abb. 36).

Paracelsus und die spagirische Medizin

Mit Beginn des 16. Jahrhunderts, zur Zeit der großen Wende, also zu Lebzeiten von Paracelsus (1493–1542), verblaßten die alchemistischen Spekulationen um den Schöpfungsmythos bereits. Der Mensch war nicht mehr nur Ziel und Zentrum in einem großartig erdachten Weltsystem, in dem, wie in der gnostischen Lehre, das Personale hinter dem Universalen zurücktrat und der Einzelne nur ein verschwindendes Teilchen in einem erdrückenden Kosmos war. Er wurde in der Renaissance in seiner Einmaligkeit und Verantwortung zu einem Individuum. Damit begann die Medizin bei Paracelsus eine Wissenschaft vom Menschen zu entwickeln.

Eine weitere Veränderung trat ein. Die Alchemie erhielt einen festen Platz in der Krankenbehandlung: ihre Technik wurde eingebunden in die Herstellung von Arz-

Du solt ouch haben
gemein ofen/dar in man distillieren mag/durch eschen/sant/oder wasser genant per cinerem distillatorium/oder per arenam distillatorium/oder in balneum marie dar nach cappellé im ofen stond/ der figur also ist.

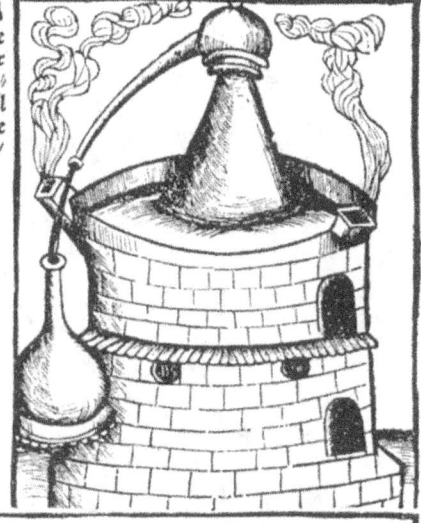

Dar nach solten haben ein ofen/ den mā nent balneum marie/denn anderen. In dem man gemeinklich wein brené sol/ vff das der vberfluß der hitzen in dem gebranten wein ver mitten sunder mil tiglich/vñ sanfft vß gebrant wirt/vff das du bald des weins zū deinem werck ein vernuegē hast, des figur also ist.

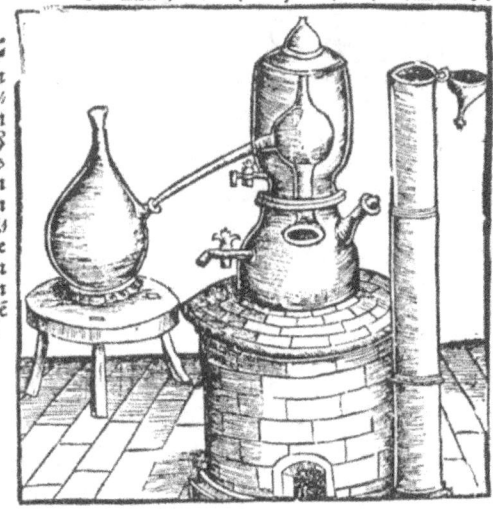

Abb. 37. Einrichtungsgegenstände des alchemistischen Labors. Nach einem Holzschnitt um 1512.

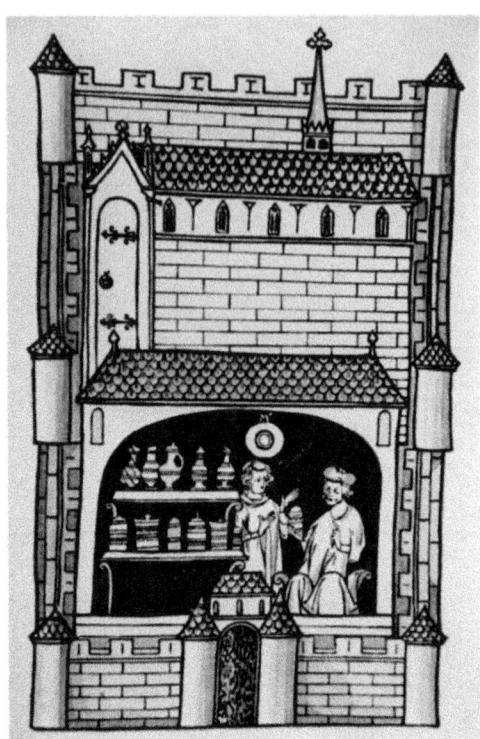

Abb. 38. Arzt und Apotheker in der Offizin. Holzschnitt um 1490. National Library of Medicine, Bethesda, Maryland USA.

neimitteln (Abb. 37). Die Alchemie verlor damit ihre Unschuld; hatte sie doch ursprünglich, und das bis ins 15. Jahrhundert hinein, vor allem der Erkenntnis von Wandel und Werden in der Natur gedient und war eine Art religiöser Betrachtung gewesen. Diesen Teil ihres Wesens setzte sie aufs Spiel, als sie eine praktische Aufgabe übernahm, wie vorher schon bei den arabischen Ärzten. Wir werden sehen, daß diese »spirituelle Entleerung« der Alchemie in den nächsten Jahrhunderten fortschritt, bis schließlich beim Übergang zur Chemie alle religiösen Bindungen geschwunden waren (Abb. 38). Im folgenden soll uns nun interessieren, wie und in welcher Form die alchemistische Lehre die neuzeitliche Medizin erreichte, sie mitformte und schließlich in ihr aufging.

Der Arzt und Alchemist Oswald Croll (1560–1609), Leibarzt vom Christian I. von Anhalt-Bernburg, ging davon aus, daß alles, was Gott geschaffen habe, letztlich vollkommen sei. Im unteren Bereich des Kosmos jedoch, »unter dem Mond«, wie er sagte, hätten alle Dinge eine zwiefache Natur – und hier sprach die gnostische Tradition von Gut und Böse – sie seien unvollkommen und vollkommen zugleich: Die Quintessenz müsse hier von den Schlacken, ihren Beimischungen, mit Hilfe des Feuers im Labor (Abb. 39) getrennt werden . Dies gelte sowohl für die Pflanzen als auch für die mineralischen, also chemischen Stoffe. Die Chemiker seien es letztlich, die die Schöpfung vollendeten und die *Höchste Materie* durch das Feuer befreiten.

»So ist die Kunst dieser Separation und Abscheidung gegenüber der Kunst der Gewürzkrämer oder Apotheker wie ein Licht gegenüber einer Finsternis«,

meinte Paracelsus.

Die in der Substanz verborgene spirituelle Wirkung aber erschien den Alchemisten als ein Mysterium der Natur. Die Heilwirkung habe Gott verliehen. Sie werde nicht von der jeweiligen Stellung der Sterne und auch nicht von einem zufälligen Zusammentreten der Atome bestimmt. Träger der Wirkung seien allein die Spiritus, die Geister, der Heilmittel und die aus ihnen gewonnenen Tinkturen, nicht aber die toten Körper von Pflanzen, Tieren und Mineralien.

Die Alchemie versuchte also die wirksame Substanz aus dem Verborgenen heraus darzustellen. Die hierbei im Labor beobachteten Eigenschaften aber waren auch

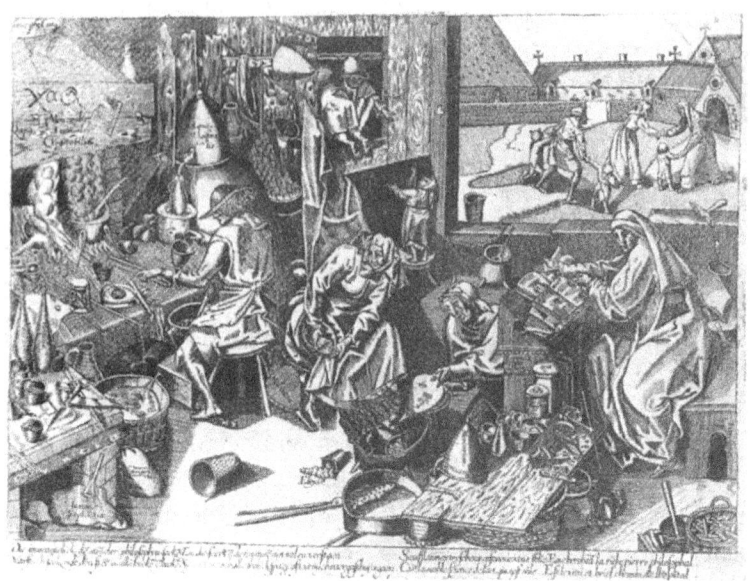

Abb. 39. Alchemistenwerkstatt auf einem Stich von Pieter Bruegel, dem Älteren (1558). Bibliothèque Royale Albert I., Brüssel.

schon der Hinweis auf ihre medizinische Wirkung; eine ärztliche Prüfung auf Wirksamkeit etwa konnte es nach diesem Verständnis nicht geben. Denn

»die Chemie offenbare nicht nur die wirklichen Simplicia, Magnalia, Arcana, Mysteria, Virtutes, eben die Heilkräfte, sondern sie lehre auch, den Schleier des jeweiligen Mysteriums zu lüften.«

War z. B. ein vom Alchemisten gewonnener Stoff in der Lage, die Metalle zu verändern, so mußte er auch den menschlichen Körper zu heilen vermögen, denn, wenn er

»Projection thut auff alle imperfecte Metallen (...) fortan thut er Projection auff alle Kranckheiten/ die in des Menschen Leichnam kommen mögen«. Die Arznei wirke dadurch, »daß sie das Haus läutert und reinigt, in dem das corpus spirituale sein Wesen genügend vollbringen kann«.

Noch unbekannt waren zwar die chemischen Elemente in unserem Sinne, aber man zerlegte und charakterisierte die Körper auf andere, durchaus rationale Weise: Es war ein Modellversuch, wenn man das fließende Quecksilber, den *Mercurius,* erhitzte, dabei eine Rauchentwicklung, den *Sulfur,* beobachtete und die Asche, das *Sal,* zurückbleiben sah. Aus diesem einfachen Vorgang ergaben sich die 3 Prinzipien der arabischen Alchemie, die Paracelsus übernahm: *Mercurius, Sulfur und Sal,* die für flüssige, gasförmig-brennbare und erdige Bestandteile der Materie standen und Seele, Geist und Körper (»Seel, Geist und Leichnam«) einer Substanz bedeuteten.

Unter diesen einfachen empirischen Voraussetzungen können wir eine Reihe der von Paracelsus und den Alchemisten des 16. Jahrhunderts angebotenen Arzneimittel rational nachvollziehen. Dies waren vor allem die symptomatischen Mittel, die Brechmittel, die Abführmittel, die schweiß- und harntreibenden Mittel und auch die Schmerz- und Beruhigungsmittel, deren Wirkung am Kranken nicht zu übersehen war, und die sich zum Teil bis in unsere Zeit gehalten haben.

So finden wir von den *Vomitiva,* den Brechmitteln der Alchemisten, das Kupfer- und Zinksulfat noch in heutigen Lehrbüchern der Pharmakologie als erste Mittel bei Vergiftungen genannt.

Von den *Cathartica,* den darmreinigenden Mitteln, konnte man das *Calomel,* das Quecksilberchlorür, noch vor kurzem als desinfizierendes, abführendes Dünndarmmittel in einem pharmakologischen Lehrbuch finden, und heute noch ist es Arzneimittel der anthroposophischen Medizin.

Den darmreinigenden Cathartica schlossen sich die Mittel zur Behandlung der Wassersucht, die *Hydropica,* an. Es handelte sich hierbei teils um harntreibende Mittel, teils um Präparate mit einer Reizwirkung auf den Dickdarm, die zu wäßrigen Entleerungen führte. Ein solches entwässerndes Mittel enthielt z. B. *Radix Hellebori nigri*, die Wurzel der schwarzen Nieswurz, die sowohl auf den Darm als auf die Niere wirkte, und *Radix Colocynthidis*, die Koloquintenwurzel, die man bis ins vorige Jahrhundert als drastisches Abführmittel verwendete. Der dritte Bestandteil war der *Mercurius praecipitatus*. Wieder stoßen wir hier auf eine Quecksilberverbindung, dieses Mal als wasseraustreibenden Stoff. Schon im 13. Jahrhundert wurde *Mercurius praeciptatus* von Raimund Lull beschrieben und von den Alchemisten trotz seiner Giftigkeit als wassertreibender, abführender und erbrechenauslösender Stoff, sowie später auch zur Behandlung der Syphilis innerlich verwendet. Quecksilberverbindungen, wie das weniger giftige *Calomel* und seit den 20er Jahren unseres Jahrhunderts auch organische Quecksilberverbindungen, wie Novasurol® und Salyrgan®, haben sich als Diuretika bis in die jüngste Zeit gehalten.

Man wußte aber schon damals von der Giftigkeit der Quecksilberpräparate und ihrer Verunreinigungen, und warnte vor der leichtfertigen Verwendung quecksilberhaltiger Arzneimittel. Vor allem sei nur den »philosophischen«, also den alchemistischen Zubereitungen zu vertrauen. Oswald Croll bot für alle therapeutisch verwendeten Quecksilberverbindungen sogar genaue Herstellungs- und Anwendungsvorschriften an. Ein gutes Ausgangsmaterial für das Quecksilberoxyd sei dadurch charakterisiert,

»daß eine Drachme davon auf Kohle in einem Silberlöffel nach Trocknung einen gelben oder weißen Fleck hinterließe. Schwärze sich aber der Löffel, muß das Material vor dem medizinischen Gebrauch gereinigt werden.«

Hier haben wir eine alchemistische Qualitätsprüfung für das Ausgangsmaterial und ähnlich finden wir auch eines für das Endprodukt.

Bei den *Diaphoretica,* den schweißtreibenden Mitteln, ging es vor allem um Antimonalien, und an erster Stelle wurde von Croll ein *Antimonium diaphoreticum,* ein schweißtreibendes Antimon, genannt, das durch Verpuffung von Antimon mit Salpeter gewonnen wurde und wohl dem weißen oxydierten Spießglanz, dem antimonsauren Kali entsprach. Dies war ein Stoff, der noch im vorigen Jahrhundert verbreitet zum Schweißtreiben verwendet wurde.

Eine weitere Wirkungsgruppe, bei der wir den rationalen Gehalt der therapeutischen Maßnahmen nachvollziehen können, sind die *Anodyna,* Mittel für alle Krankheiten, bei denen im Gefolge von Schmerzen eine Schlaflosigkeit und damit ein Nachlassen der Kräfte zu beobachten war. Als Beispiel diene hier das *Anodynum specificum,* dessen Rezept wir bei Paracelsus in den *Archidoxen* finden:

»Und das so: Rec. opii thebaici drach. 1, das ist eine Drachme thebaischen Opiums, succi arantiarum, citoniorum ana unc. 6, das ist je sechs Unzen Araniten- und Citronensaft, cinamomi, caryophyllorum ana unc. semis, das ist je eine halbe Unze Zimmet und Gewürznelken, misch es und stoß es alles klein und wohl zusammen und setz es in ein Glas mit seinem coopertorio coeco, mit seiner dunklen Decke, laß digerieren in sole vel fimo, in der Sonne oder im Mist auf einen Monat.«

In diesem Beruhigungs- und Schmerzmittel finden wir als Hauptbestandteil das *Opium.*

Auch damals hat man schon versucht, Schmerzmittel ohne Opium zu finden, wie heute solche ohne Morphin oder andere suchterregende Stoffe. Oswald Croll nannte ein solches *Laudanum sine opio,* über das bereits die alchemistischen Ärzte Quercetanus (Joseph du Chesne) und Libavius (Andreas Libau, 1546–1616) in Coburg berichtet haben sollen. In diesem Präparat ist das Opium durch *Sulphur vitriolatus anodynus fixus narcoticus* ersetzt, eine bombastische Bezeichnung, die ebensowenig besagt wie der Patentname eines Arzneimittel heute. Man lasse sich nicht von den lateinischen Worthülsen der Alchemisten schrecken, die mehr verdecken als erhellen sollten. Nach der Herstellungsvorschrift dürfte es sich bei dieser bombastischen Bezeichnung um ein Präparat gehandelt haben, daß der *Tinctura ferri aceti,* also der essigsauren Eisentinktur ähnlich war, die noch im vergangenen Jahrhundert von Hufeland bei Kopf- und Nervenschmerzen verwendet wurde.

Ohne Zweifel sind diese wenigen Beispiele aus der Alchemie erste Versuche einer präparativen Darstellung von chemischen Substanzen zur therapeutischen Verwendung. Die Alchemisten gingen hierbei im Laboratorium nicht anders vor als die spätere Chemie; die Grenzen zwischen der späten »naturwissenschaftlichen« Alchemie und der modernen Chemie sind unscharf. Unsere Beispiele könnten aber den Eindruck erwecken, daß die Alchemie des 16. und 17. Jahrhunderts auch den Vorstellungen unserer Pharmakologen schon sehr nahe gestanden haben. Aber hier trügt der Schein; man verstand die Wirkung der obigen Präparate anders als wir. So wies man bei einem Auszug des Antimon mit Weißwein darauf hin, daß noch nach mehrfachem Übergießen der Kristalle die Lösung unverändert Erbrechen auslöse. Daraus ergebe sich eindeutig,

> »daß jene kathartische (reinigende) Kraft, nicht in einem bestimmten Körper, sondern in der spirituellen, geistigen Substanz (des Mittels) läge: die Spiritus, die Geister, wären die Urheber dieser Wirkungen«.

Man schrieb also in diesem Beispiel die brechreizerregende Wirkung des Antimon nicht wie unsere Wissenschaft der materiellen Wirkung der Substanz, etwa auf entsprechende Bindungsstellen im Körper, zu, sondern einem in ihm enthaltenen geistigen, also materiell nicht faßbaren, flüchtigen Anteil, der sich nach den damaligen Vorstellungen mit den Geistern des Körpers verbindet.

Das Verständnis der Arzneiwirkung als Übertragung flüchtiger, geistiger Bestandteile erklärt auch die besondere Bedeutung der *Odorifera,* der Geruchsstoffe, in der damaligen Therapie. Man meinte, daß die Qualität der geatmeten Luft für die Gesundheit von größter Bedeutung sei, denn wer durch einen schlechten Geruch erkranke, dem sei nur schwer zu helfen, weil dieser mit dem *Spiritus* in alle Teile des Körpers, vor allem aber in das Gehirn gelange. Durch den Geruch eines Lebenselixiers aus aromatischen Pflanzen werde aber andererseits auch eine entweichende Seele zurückgehalten. Die angenehmen Gerüche seien unseren menschlichen Geistern verwandt und könnten diese ersetzen. Allein diese *Spiritus* aber seien die Träger unseres Lebens.

Aus diesen Odorifera, den durch den Geruch übertragenen Arzneiwirkungen, entstanden dann später die so beliebten Riechmittel gegen Ohnmachten, die »Fläschchen der Nachbarin«. Die kokett genutzten Riechfläschchen gehören heute wie die empfindsamen, zur Ohnmacht neigenden Rokkoko-Damen und die Nippesfigürchen der Vergangenheit an.

Über dies alles hinaus gab es in der alchemistischen Therapie des 16. und 17. Jahrhundert Vorstellungen, die unserem Verständnis nicht mehr zugänglich sind und die nur aus der jahrtausendealten alchemistischen Tradition gedeutet und verstanden werden können.

Es wird bereits aufgefallen sein, daß die alchemistische Medizin gerade Quecksilberverbindungen, die wegen ihrer Giftigkeit heute gemieden werden, bevorzugte. Die Vorliebe entstand nicht etwa aus hervorstechenden Heilerfahrungen mit Quecksilber und seinen Verbindungen, sondern aus der Tatsache, daß Quecksilber wegen seines eigentümlichen Verhaltens und der Sonderstellung unter den Metallen schon früh die Phantasie der Wissenschaftler beschäftigt hat.

Man meinte, daß das Quecksilberkügelchen sich wie ein Gehirn verhalte, das sich dort, wo es auflag, plattdrückte und dabei typische Hirnformen bildete. Andere sprachen bei ihm von einem Auge, sahen in ihm eine weibliche Brust. Quecksilber war in seinen Verbindungen nicht nur bestimmt, als »Stein des Weisen« die Metalle zu verwandeln, sondern es stand auch in enger Beziehung zu den menschlichen Organen und diente in magischer Weise ihrer Erhaltung. Quecksilber war ein Symbol für die Einheit von Körper, Geist und Seele, und nach der Vorstellung der mittelalterlichen Alchemisten der König, der Christus und auch der »Stein der Weisen« selbst. Kurz Quecksilber war ein magischer Urstoff, das Arkanum, von dem Paracelsus im Buch Archidoxen sagte:

»Wenn der mercurius vitae (das Quecksilber des Lebens) gebraucht wird, so erneuern sich alle die Glieder, die bei einem Alten verzehrt sind und in einem Jungen wohnen, bringt er alle verlorene Kraft wieder, so daß etwa bei alten Frauen das menstruum wieder kommt und blüht wie in den jungen, und die Natur der alten dermaßen wie bei den jungen vollkommen ist.«

Das rote Quecksilberoxyd stand als »feuerfarbener« Stoff in enger Beziehung zur Sonne und mit ihr zum Gold. Gold aber galt schon seit frühesten Zeiten, vielleicht wegen seiner Seltenheit und seiner ungewöhnlichen Eigenschaften, für das wertvollste Heilmittel: Das Gold entsprach der Sonne, die Sonne dem Herzen, und so war es das Mittel zur Stärkung des Herzens, wie das Silber das

Mittel zur Kräftigung des Gehirns. Es war die »harmonische Analogie des Oberen und des Unteren«, des Makrokosmos und Mikrokosmos, die sich in der Beziehung der beiden großen Himmelslichter, Sonne und Mond, zu den Organen Herz und Gehirn ausdrückte. Es ging um die Symbolik der 3 Sonnen: das kosmische Gestirn. das metallische Gold und das menschliche Herz.

Die Stärkung des Herzens lag also bei *Sol,* der Sonne, oder dem ihr entsprechenden *Aurum septem sigilli,* dem Gold der 7 Siegel. Dieses philosophische Gold war nicht das gewöhnliche *Aurum mortuum,* das tote Gold, sondern gab, mit philosophischem, regeneriertem Wein hergestellt, das berühmte *Aurum potabile,* das Trinkgold, ein Vorläufer der »Goldtropfen« unserer Volksmedizin.

Vielfach hat man damals gelb gefärbte Lösungen als Gold verkauft, und das war nicht einmal Betrug. Nach der Lehre des Griechen Aristoteles war die Farbe die bestimmende Eigenschaft eines Körpers. Nahm also ein Stoff im alchemischen Prozß eine gelbe Farbe an, so hatte er sich bereits in Richtung auf das Gold entwickelt. Von einer gelben Lösung erwartete man daher bereits einen Teil der Goldwirkung. Auch dem goldgelb leuchtenden Safran und der Gelbwurz wurden im Orient Beziehungen zur Sonne nachgesagt und ihnen sakrale Eigenschaften zugeschrieben; bei uns aber wurde den Goldtinkturen mit diesen Drogen nachgeholfen.

Gold genoß eine verbreitete Verehrung in allen Kulturen und wurde von der indischen und chinesischen Alchemie vor allem zur Herstellung von Präparaten zur Lebensverlängerung verwendet. Im Westen degenerierte Gold dagegen bald zu einem Objekt von Wohlstand und Besitz, und mit ihm die Alchemie nicht selten zur Fertigkeit des Goldmachens.

Der Herzwirkung des alchemistischen Trinkgoldes schloß sich die Wirkung der *Confortativa* an. Diese

Gruppe sollte den inneren und eingeborenen Balsam, von dem wir oben als Mumia bereits gehört haben (s. S. 127), stärken und zwar durch Reinigung und Kräftigung der Geister und aller »mikrokosmischen« Elemente. Hierbei verwendete man vor allem Zubereitungen aus edlen Steinen und seltenen mineralischen Produkten des Tierreichs, die dem Gold seit frühesten Zeiten in der alchemistischen Bewertung nahestanden. Hierher gehören Präparate besonders zur Behandlung von Nervenerkrankungen, von Krämpfen und Epilepsie, dem *morbus sacer,* der heiligen Krankheit, also von Erkrankungen unklarer, vermeintlich göttlicher Herkunft.

Damit aber sind wir bei den mystischen Arzneimitteln der Alchemie, zu denen auch die bereits oben erwähnte Quintessenz der Arzneistoffe gehörte,

> »die corporalisch aus allen Gewächsen und aus allem, in dem das Leben ist, ausgezogen wird, geschieden von aller Unreinigkeit und Tödlichkeit, gesubtilt auf das allerreinste, gesondert von allen Elementen. Weiter ist zu verstehen, daß die quinta essentia allein die Natur, Kraft, Tugend und Arznei ist, die in einem Ding ohne eine besondere Herberge und fremde Einkörperung gefaßt sei, auch die Farben, das Leben und die Eigenschaft des Dinges, und ist ein spiritus, gleich dem spiritus vitae (...). Melissa, die Melisse, hat spiritum vitae in sich, das ist die Tugend, Kraft und Arznei.« (Paracelsus in *Zehn Bücher der Archidoxen)*

Die Quintessenz aber ist das, was wir den wirksamen Inhaltsstoff z. B. der Heilpflanzen nennen würden, allerdings bei den Alchemisten im spirituellen Sinn, obwohl sie Paracelsus bereits »corporalisch«, also körperlich aus den Gewächsen zu extrahieren meinte.

An der Wende des 16. Jahrhunderts wurde dann die Alchemie von der Medizin nur noch als die Kunst betrachtet, »die Magisterien zu machen, und nach getrenntem Körper reine Essenz aus gemischten auszuziehen«, wie Libavius (Andreas Libau) 1595 in seiner *Alchymia* sagte. Die kosmologischen Spekulationen und das Interesse an der Verwandlung der Metalle, also das Goldmachen, gelangte mehr und mehr in die Hände von Scharlatanen und Betrügern, während die ärztlichen Adepten sich der Suche nach Arzneimitteln zuwandten. Die spirituellen Mittel traten bei Libavius hinter Magisterien, Extrakten sowie den zusammengesetzten chemischen Spezialitäten zurück, und sein mehrbändiges Werk beherrschten nicht mehr kosmische Spekulationen, sondern hier ging es bereits um die chemische Methode. Die spirituelle Entleerung der Alchemie hatte begonnen.

Spätzeit der Alchemie oder spagirische Medizin

Wohl der namhafteste Vertreter der Spätzeit der Alchemie, der spagirischen Wissenschaft, war Johann Rudolph Glauber (1604–1670) aus Karlstadt am Main, dessen Büste für nahezu 200 Jahre das Symbol der Chemiker war. Sicher war Glauber ein frommer Mann, aber er ließ sich nicht mehr durch kosmische Visionen leiten, sondern lebte vielmehr aus einer persönlichen Gottesbeziehung, die einen undogmatisch religiösen Geist ahnen ließ. Alle seine Erwartungen legte er in die Hand Gottes, und wenn er die therapeutische Wirkung einer Zubereitung darstellte, so geschah dies mit der Einschränkung,

»wan man das Gebet und Anruffung zu Gott nicht darbey vergisset/ dann das Gebet und vertrawen zu Gott segnet und verstärcket ein jedweder Medizin, welches der Gottlose nicht glaubet noch hören will/ derentwegen einmal wird fühlen müssen.«

Glaubers Arbeitsweise war chemisch. Er arbeitete im Labor nach den Regeln der Alchemie und versuchte neue Verfahren und bisher unbekannte Präparate zu entwickeln. Er rationalisierte die Arbeitsweise der Alchemie und verbesserte ihre apparativen Möglichkeiten. Über die medizinischen Vorstellungen Glaubers findet man in seinen Schriften wenig; sie gingen sicher kaum über die seiner Zeitgenossen hinaus. Ihm ging es darum, phantasievoll chemische Präparate herzustellen und diese in der Therapie nutzbringend zu verwenden.

Mit seinem Namen verbindet sich heute in der Öffentlichkeit vor allem das abführende *Glauber-Salz,* Natriumsulfat oder wie er es damals nannte: das *Sal mirabile.* Das »Wunderbare« an diesem Salz war aber für Glauber nicht die Wirkung auf den Darm, sondern vielmehr seine Verwendung zur Samenbeizung und zur Kunstdüngung, zu der Glauber bereits wesentliche Überlegungen anstellte, wie folgendes Gedicht aus dem Jahr 1650 lehrt:

»Etwas weiters will ich melden
von dem Sal mirabile/
Ob es dir hier scheinet selten/
Hin zu Herren Glaubern geh/
Dan das ist der wehrte Mann/
der das Sal bereiten kan.
Es kann auch bereitet werden/
Daß das Treyde in der Erden/
Hundertfältig wird vermehrt...«
(zit. nach E. Pietsch)

Darüber hinaus gewann er Kupfersulfat, Arsen- und Zinkchlorid, destillierte Ammoniak aus Knochen, erhielt Salzsäure bei der Destillation von schwefliger Säure mit Seesalz und beschrieb ein neuartiges Verfahren zur Gewinnung von Salpetersäure aus Salpeter. Nach Erich Pietsch war Glauber bereits in der Lage, die wesentlichen Grundchemikalien für eine anorganische Industrie, im Fall der Salzsäure zugleich in wohlfeiler marktfähiger Form, bereitzustellen, mit dem bewußten Ziel, die Voraussetzungen für eine industrielle Gewinnung zu schaffen.

Natürlich wußte er nichts von definierten chemischen Verbindungen, deren Bezeichnungen erst im Verlaufe des vorigen Jahrhunderts aufkamen. Die Produkte seiner Experimente waren, wie überhaupt in der Alchemie, mehr oder minder einheitliche, sich aus der Herstellung ergebende Gemische. Seine hochgerühmte *Panacea Antimonii* dürfte ein Gemisch von Verbindungen vor allem mit weißem oxydiertem Spießglanz, Antimonoxyd, gewesen sein. Dieses Präparat aber sollte eine Panacea sein, die

»das Geblüt im gantzen Leib/ bey Jungen und Alten/ auf den höchsten Grad reinige/ und diese böse scharffe und tartarische humores allgemach nach/ rechtem Gebrauch genossen/ solvire und außtreibe/(...).«

Glaubers Leben wies in seiner Unstetigkeit viel Ähnlichkeit zu Paracelsus auf. Wie bei seinem großen Vorläufer entsteht auch bei ihm aus Leben und Werk die schillernde Persönlichkeit eines frommen, aber in jeder Hinsicht undogmatischen Forschers, dem reichliche Enttäuschungen nicht erspart blieben. Neben seinen wissenschaftlichen Leistungen wies er offensichtlich, wie seine alchemistischen Zeitgenossen an den Fürstenhöfen, ein hohes Maß an geschäftlicher Fertigkeit auf, ja, zeigte sogar volkswirtschaftliche Ansätze in seinem Denken. Glauber war der erste, der Arzneimittel außerhalb der Apotheke industriell herstellte und sogar zum Versand anbot. Oliver Cromwell nannte ihn einen Erzgauner. Aber welcher Alchemist ist einem solchen Vorwurf entgangen? Eindeutig distanzierte sich Glauber von den »Heerscharen der Betrüger, die die ewige Geldnot der weltlichen und geistigen Oberen« ausnutzten. Aber trotz ehrlichen Bemühens der Alchemisten erging vielenorts wie in Zürich das Verbot, »sich der Alchimey und deren anhengenden, betrüglichen und nichtigen Sachen« anzunehmen. Von Landgraf Moritz von Hessen-Kassel, selbst der okkulten Wissenschaft verfallen, wurde ein kundiger Alchemist an die Universität berufen; die theologische Fakultät aber verlangte, daß der Kandidat der Alchemie abschwören müsse. Zweizüngig drohte der Landesherr bei der Antrittsrede dem von ihm selbst berufenen Adepten:

»Werdet Ihr aber mit Eurer Gelehrsamkeit Eure vor diesem angewohnte Thorheiten vermischen und einiches alchimystisches Feuer anblasen, will ich Euch am Leben strafen.«

Er erwies damit den anwesenden Theologen seine Reverenz. Das erinnert an die heutige Gespaltenheit und Widersprüchlichkeit von Politikern in Sachen Kernenergie, Gentechnologie und im Streit um die Tierversuche.

Die Zeit der alchemistischen Arzneimittellehre ging ihrem Ende entgegen; vor allem die Übertreibungen brachten sie zu Fall. Einen letzten Stoß gab ihr der Hallenser Professor Georg Ernst Stahl (1660–1734) aus Ansbach, ein hervorragender Chemiker. Er durchleuchtete die Arzneimittel der Alchemie, die zu seiner Zeit als Medikamente angeboten wurden, und überzog sie mit beißender Kritik. Sein Spott traf das »Großprahlen«, und die »Aufschneidereyen der medizinischen Maulaffen und Chymischen Sudel-Köche«.

Er »habe schon anderwärts erinnert, daß keine unverschämtere Lüge in der Welt anzutreffen, als in den Büchern, welche man über die Materiam Medicam und sonderlich über die Chymischen Artzneyen geschrieben. (...) Denn wer sich einbildet, daß alle praeparirte Dinge nothwendig darum, weil sie praepariret worden, besser seyn müssen, als die rohen, der raisonniret sehr unglücklich, und giebet seine Einfalt ziemlich bloß.«

Die wenigsten zögen die »Chymischen Medicamente« darum den galenischen, also den pflanzlichen Präparaten vor, weil sie vernünftige Ursachen dafür hätten, und aus der Erfahrung durch sattsame und betrügliche Umstände überführet worden seien, daß sie wahrhaftig besser seien, im Gegenteil, die meisten würden darauf bloß aus blinder Liebe zu neuen Dingen verfallen.

In seiner *Materia Medica* ging Stahl alle chemischen Präparate durch und von der großen Zahl schrieb er nur wenigen einen therapeutischen Wert zu; es waren die Eisenoxyde *(Crocum martis)*, Spießglanz *(Antimonum diaphoreticum)*, das Salpeter *(Nitrum)*. Schwefelsäure *(Spiritus vitrioli)*, Kaliumsulfat *(Arcanum duplicatum)* und Kalomel *(Mercurius dulcis,* Quecksilberchlorür). Damit letzteres aber nicht zu »korrosivisch« als Medikament verabfolgt würde, riet er den Ärzten, es »fein kosten, und sich nicht bloß auf den Apotheker verlassen«. Heute haben wir zum »Vorkosten« der Arzneien die Beamten des Bundesgesundheitsamts.

Alle anderen Präparate der Alchemie, vielfach mit hochklingendem Namen, hielt Stahl für nutz- oder wirkungslos. Hierzu gehörten nicht zuletzt die aus Gold und Silber, die in der alchemistischen Heilkunde eine so große Rolle gespielt hatten. Selbst wenn es mit »der Grille von Silber und Monden« seine Richtigkeit gehabt hätte, meinte er, so könne doch die besagte Tinktur keine Wirkung haben, weil sie Kupfer und nicht Silber enthalte. Die Alchemisten hatten sich geirrt; inzwischen durchschaute man die Zusammensetzung der angebotenen Präparate besser als die Vorgänger, und man ließ sich auch nicht durch ihre inhaltslose Bezeichnung täuschen.

Die Ärzte

»reden von eitel verborgenen Würckungen der Medicamente, bald sollen die Lebens-Geister auf eine geheimde Art dadurch erfreuet, bald der Archeus durch eine einstrahlende Krafft ge-

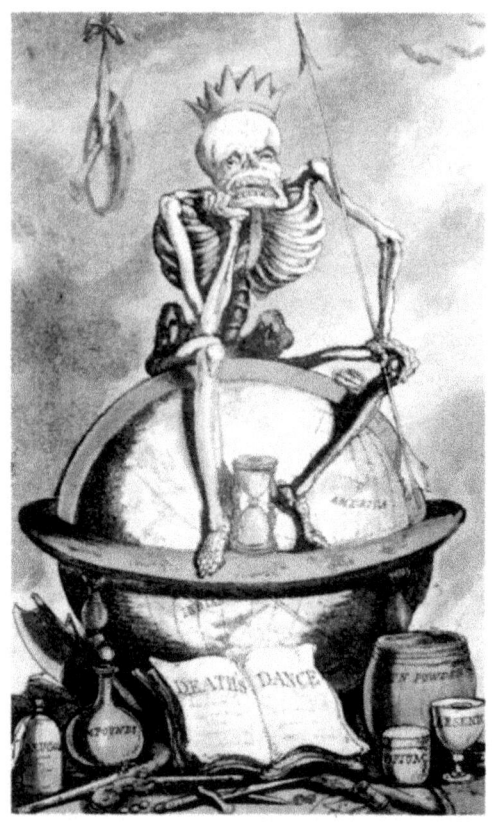

Abb. 40. Death's Dance. Satirische Farbradierung zu den Gefahren verordneter Arzneimittel. Sammlung William Helfand, N.Y.

stärcket, bald der Lebens-Balsam erhöhet werden, und was dergleichen kindische Redens-Arten mehr sind. Kommt es aber zu einem Treffen, so bestehet man mit seinem Vorgeben, wie Butter an der Sonne.«

Hier sprach ein kritischer und kenntnisreicher Chemiker. Aber wir müssen auch bedenken, daß Georg Ernst Stahl zu den »Animisten« zählte. Er verwendet die Arzneimittel nur, um die *Anima*, die Seele, und die »Lebenskraft« mit größter therapeutischer Vorsicht zu unterstützen. So verbannte er ganz die stark wirksamen Arzneimittel Opium und Chinin. Als »Animist« oder »Vitalist« dürfte es ihm Freude gemacht haben, die differenten und häufig gewagten Präparate der Alchemie öffentlich zu zerreißen und den im Umgang mit Arzneimittel leichtsinnigen und kritiklosen Ärzten seiner Zeit den Spiegel vorzuhalten (Abb. 40).

Andererseits hat auch der Pietist Georg Ernst Stahl wie der fromme Johann Rudolph Glauber die industrielle Fertigung von Arzneimitteln unterstützt. Bei Stahl ging es um eine »Medicamenten–Expedition« zugunsten des von August Hermann Francke (1663–1727) gegründeten Halleschen Waisenhauses. Zur Aufbesserung der wirtschaftlichen Lage erschien der Vertrieb von Arzneimitteln durchaus gottgefällig. Allerdings traf Stahl eine Auswahl bei den vertriebenen Präparaten und verhinderte den Verkauf von Mitteln, wie z. B. fiebersenkenden Mitteln, deren Verwendung nicht seiner vitalistischen Einstellung entsprach.

Trotz aller mystischen Spekulationen hatte sich die Alchemie um eine rationale Erklärung der in der Natur erkennbaren Wandlung, der Metamorphose der Materie, oder, wie wir heute sagen würden, der beobachteten chemischen Umsetzungen bemüht. Zahlenmystik und Beschwörungen verschwanden immer dann, wenn die Arbeit am Feuer begann; im Labor wurde der Alchemist zum Naturwissenschaftler.

Aus heutiger Sicht lag das Problem der Alchemie in der Frage, was war bei den Stoffen unveränderliches Element und was chemische Verbindung; man konnte in der Alchemie nicht wie heute zwischen einer im chemischen Versuch umsetzbaren Verbindung und einem unveränderlichen Element, dem chemisch nicht umsetzbaren Baustein der Materie, unterscheiden. Alle Materie konnte nach den Vorstellungen der Alchemisten grundsätzlich transmutiert werden, also auch unedle Metalle in Gold. Bis gegen Ende des 18. Jahrhundert ging man allgemein von diesen Voraussetzungen aus. Der arabische Arzt und Alchemist Abu Musa Dschabir (702–765) äußerte bereits Bedenken, ob eine Transmutation der Metalle überhaupt möglich sei. Aber erst der französische Chemiker Antoine-Laurent Lavoisier (1743–1804) erkannte, daß es »corps simples et indécomposables« gab, einfache und unzerlegbare Körper, zu denen besonders auch die Metalle zählten. Diese könne man nicht durch chemische Prozesse zu anderen Metallen oder – wie wir heute sagen würden – zu anderen metallischen Elementen umgesetzen und seien in ihrer Natur und ihrem Molekulargewicht unveränderlich. Diese Erkenntnis bedeutete das Ende jeder alchemistischen Spekulation. Aber

> die wirklichen Operationen, die die Alchemisten durchführten, kennen wir alle und wir wiederholen sie jeden Tag in unseren Laboratorien. Die Alchemisten sind in dieser Hinsicht unsere Ahnen und Vorläufer in der Praxis. Wir arbeiten mit den gleichen Schmelzprozessen, mit den gleichen Lösungsvorgängen, mit den gleichen Verbindungen von Erzen, und wir führen außerdem eine Vielzahl anderer Operationen und Metamorphosen aus, die sie nicht kannten. Aber wir wissen auch mit aller Gewissheit, daß eine Transmutation der Metalle im Verlaufe einer dieser Operationen nicht eintritt.« (M. Berthelot, *Les origines de l'Alchemie*, 1885)

Eine synthetische Chemie und damit die Entwicklung neuer Arzneistoffe wurde erst mit dieser Einsicht in das Wesen von Atomen und Molekülen möglich.

Arzneien aus dem Reich der organischen Chemie

Bisher haben wir uns nur im Reich der mineralischen Stoffe der sog. anorganischen Chemie bewegt. Zu ihnen gehören die Erze, die Arzneimittel der Erde, und die aus ihnen »durch das Feuer«, also durch einen (al)chemischen Prozeß hergestellten Stoffe.
Diesen anorganischen Stoffen stehen die Verbindungen der sog. organischen Chemie, der Chemie des Kohlenstoffs und der Kohlenwasserstoffe, gegenüber:

$$-\underset{|}{\overset{|}{C}}- \qquad H-\underset{\underset{H}{|}}{\overset{\overset{H}{|}}{C}}-$$

Kohlenstoff   Kohlenwasserstoff

Mehr oder minder reine Stoffe aus dieser heute unübersehbar großen Gruppe wurden in der Vergangenheit, also vor dem 19. Jahrhundert, nur äußerst selten verwendet, ja eine organische Chemie gibt es erst seit den Arbeiten über Hippursäure, Chloral, Chloroform und Harnstoff von Justus von Liebig (1803–1873) und Friedrich Wöhler (1800–1882). Aus früheren Zeiten, der Antike und der Alchemie, vermag der Chronist nur den Alkohol und den Äther als Stoffe der organischen Chemie zu nennen, von denen das Naturprodukt Alkohol in eine mythologische Zeit zurückweist. Die rohen Produkte aus Pflanzen oder tierischen Organen gehören nicht hierher; ihnen sind besondere Abschnitte gewidmet.

Alkohol

```
    H   H
    |   |
H — C — C — OH
    |   |
    H   H
```

Alkohol

Der Alkohol begegnet uns in der Geschichte zuerst als vergorener Rebensaft, als Wein. Nach der Genesis, Kap 9, 20 war Noah ein Ackersmann, er »pflanzte Weinberge«. Auch entdeckte er die berauschende Wirkung des vergorenen Traubensafts, denn er ward trunken. Das Mißgeschick Noahs liegt fast 5000 Jahre zurück. Wein war das Getränk der Odyssee, und die Ägypter tranken nach Herodot ein vergorenes Getränk aus der Gerste.

Im Altertum hatte Wein vor allem seinen Platz in kultischen Mysterien und erfüllte hier eine Aufgabe, die bei uns Epigonen der Psychotherapie zukommt; der Wein führte auf den schmalen Pfad zwischen Heilung und Genuß. Alle Kulturen kennen den Rausch. Die Pharmaka vom Alkohol bis zur Alraune waren die Mittel, eine geistige Leere zu schaffen, die von der Gestaltungskraft des Mysten oder des Priesters mit Ideen, Formen und Klängen erfüllt wurde.

Bei den Griechen war es der Gott Dionysos, der den Berauschten erfüllte (Abb. 41). Zu Dionysos gehörte der berauschende *Wein* – nicht etwa der symbolische Wein des christlichen Abendmahls. Dionysos ist sein Spender, ja, er selbst war der Wein, und umgekehrt barg der Wein die Wunder und Geheimnisse, die Grenzenlosigkeit und Wildheit dieses Gottes.

Man weiß nicht viel über den Dionysoskult, um so mehr über seinen Mythos. Dionysos war der Sohn einer

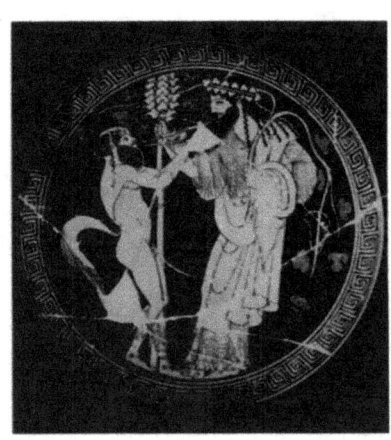

Abb. 41. Dionysos und Satyr. Attische Trinkschale (5. Jh. v. Chr.). Hansmann Kulturgeschichtliches Bildarchiv, München.

Sterblichen, der Semele, Tochter des Kadmos, und des Göttervater Zeus. Der Gott und der Rausch führten den Heilsuchenden hinaus aus den Zwängen irdischer Existenz hin in die Grenzen- und Gesetzlosigkeit ursprünglichen Lebens. Es eröffnete sich dem Mysten im Kult eine unter Sitte und Brauch verschüttete Dimension des menschlichen Wesens, eine ohne Frage psychotherapeutische Wirkung. Vielleicht ist hier der blasse Vergleich zum Karneval gestattet.

Im Zentrum von Mythos und Kult stand eine rauschartige Ekstase mit Eintauchen in eine Wildheit, die den menschlichen Gesetzen spottete. Bei den Dionysosfeiern in Athen füllten 14 Gehilfinnen der Ehefrau des Archon Basileus den Festteilnehmern der Reihe nach die Kannen. Darauf begann unter lärmender Musik das berühmte Wettrinken, mit dem die Menge den berauschten und berauschenden Gott feierte. Auf dem Höhepunkt des Festes wurden ungewöhnliche Kräfte bewußt, eine Omnipotenz, die Dionysos zum strahlenden Sieger machte. Mit der Öffnung ungeahnter Tiefen des Seins enthüllten sich auch das Unsichtbare und das Zukünftige: »In der Prophetie stellt sich der Wahnsinn als geheimnisvolles Wesen dar« (Walter F. Otto). Im thrakischen Dionysosorakel finden wir den weissagenden Priester im alkoholischen Rausch.

Wie dem Rausch folgte auch dem Dionysos der Sturz. Er war eben nicht nur der Verzückte, der strahlende Sieger, sondern auch der Verfolgte, der Leidende und der Sterbende, und mit ihm alle, die er liebte und die ihn begleitet hatten. Er riß sie alle in sein tragisches Schicksal hinab. Der Schauer des Lebens ist darum so tief, weil er todestrunken ist, sagte Walter F. Otto. Alle, die mit Süchtigen zu tun hatten, kennen den Sturz vom orgiastischen Lebensgefühl in die Tiefe der Verzweiflung und der Todessehnsucht.

Viel weniger bekannt ist, daß auch die Germanen eine kultische Verwendung des Alkohols kannten, und zwar in Form des *Biers.* Die Welt der Germanen war von einer mystischen Kraft durchzogen, die sich in jedem Menschen, in Tieren und Pflanzen, ja auch in der unbelebten Natur manifestierte. Diese Kraft strömte durch die Sippen von Generation zu Generation und durchtränkte die persönlichen Attribute wie Schwert und Pflugschar. Auch das Vieh war Teilhaber dieser Kraft. Der Germane nannte diese Kraft *Hamingja.* Der Strom des Heils in der Hamingja aber bestimmte das Leben des Germanen und ihren Kult.

Aus dem Verständnis der Hamingja heraus kann man versuchen, das große rituelle Ereignis der Germanen zu verstehen, das *Blot,* das Bierfest. Im Mittelpunkt des heiligen Blot stand der Bierkessel. Er weckt die Erinnerung an das Met, das Honigbier der Götter, das man heute noch als Mjot im polnischen Gallizien als Getränk anbietet. Das Bier war beim Blot nicht nur ein symbolisches Getränk wie der Meßwein, sondern die berauschende Wirkung spielte auch hier die entscheidende Rolle.

Wenn das Bier sich beim Gelage unfähig erwies, die Gäste trunken zu machen, traf es den Wirt schwer, und seine Not hätte nicht größer sein können, wenn Haus und Hof vernichtet wären.

Geistig leitete das Bier seine Kraft von der Tötung des Opfertiers her, dessen Blut dem Bier seine Kraft gab. Aus dem Bierkessel verbreitete sich dann die Heiligkeit des Ortes und der Situation, die Kraft des »setting«. Während des Fests und zunehmend mit dem Genuß des Biers erfaßte die Anwesenden ein Rausch von Kraft. In ihm erlebte der einzelne Germane eine Steigerung seiner Hamingja. In dieser »dionysischen« Erregung schwang sich der Berauschte zu den Göttern empor und genoß wie diese das volle Heil. Die Grenze zwischen Menschen und Göttern verwischte sich beim Blot, ebenso wie bei den Dionysien.

Mit dem Rausch gewann die Hamingja an gestaltender Kraft. Entsprechend waren die Pläne und Schwüre für die Zukunft. Das germanische Gebet, und das vor allem im kultischen Rausch, war eine Heiligung, eine Darbringung der eigenen Kraft und Fähigkeit, nicht ein Ringen mit Gott wie im Judentum oder ein Besuch der Geister wie bei schamanischen Kulturen: Das Gebet war die Ballung der Hamingja. Ein bedachter Mann äußerte allerdings nur das, zu dessen Verwirklichung er genug Heil in sich fühlte. Aus dieser Gestimmtheit heraus wurde der Entschluß zu Kriegen gefaßt, wobei keiner der Anwesenden zurückzustehen und sich außerhalb der Hamingja zu stellen wagte.

Im Blot erreichte die Aggressivität ein hohes Maß. Die permanente Gefahr eines Zweikampfes bei einem Bierfest wurde schon früh durch Ritualisierungen und Tabuisierungen gebannt. Das Kreisen der Hörner oder später der Becher war an strenge Regeln gebunden, die die persönliche Hamingja der einzelnen Teilnehmer in einem erträglichen Gleichgewicht hielten. Ein feierliches Ritual beherrschte jede einzelne Handhabung des Trinkhorns. Zuerst wurde das Horn dem Vornehmen gereicht, der den Hochsitz innehatte. Wenn er den Trank durch den Schluck geweiht hatte, trank er dem nächsten in der Reihe zu und ließ so das Horn von Mann zu Mann kreisen. Durch Erheben hatte man dem Trank Ehrerbietung zu erweisen, eine Sitte an der das ganze Mittelalter hindurch festgehalten wurde. Vor dem Zutrunk wandte man sich an seinen Nachbarn mit einem Wort, einem Wunsch oder einem Gelübde, dann wurde das Horn geleert. So kreiste es in Richtung der wandernden Sonne. Jede Unterbrechung wurde geahndet ebenso wie jedwede Kränkung eines Gastes. Auch das Absetzen des Hornes war kränkend und stand unter Strafe. Wenn auch die Inhalte verlorengingen, sind uns doch gewisse Rituale erhalten geblieben, denken wir an die Trinksitten von Zünften oder Studentenverbindungen.

Mit den Alkoholkulten der mythologischen Zeit hat sich uns jedoch eine neue Dimension der pharmakologischen Wirkung erschlossen. Heute sind wir gewohnt, Arzneiwirkungen nur in den materiellen Strukturen des Körpers und deren Funktionen zu suchen. Beim Rausch aber haben wir gesehen, daß die Arzneiwirkung neben ihrer Wirkung auf Körperfunktionen auch einen Niederschlag in der psychischen Befindlichkeit des Einzelnen finden kann. Gerade diese kann von großer Bedeutung für die Heilung sein. Heilung in diesem Sinne ist mehr als nur die Korrektur von Körperfunktionen. Sie hat etwas mit dem Lebensgefühl und den daraus entstehenden Kräften zu tun, die der Germane Hamingja nannte.

Der Glaube an die »heilende« Kraft des Weines aber hat sich im Brauchtum erhalten. Nur ging es jetzt nicht mehr um die pharmakologische, die körperliche Wirkung des Weins oder des Biers, den Rausch, wie in den frühen Kulten, sondern um eine spirituelle Wirkung, wie beim Meßwein oder in der *Weineulogie*. Die Weineulogie, der gesundmachende Wirkung besonders für Besessene und Fieberkranke beigemessen wurde, spendete der Priester im Mittelalter vielfach im Anschluß an die Kommunion. In der Lausitz trank man den Abendmahlswein gegen die »heilige Krankheit«, die Epilepsie. Man könnte die Beispiele für die spirituelle Verwendung des Weins beliebig erweitern. Mit dem kultischen Rausch aber hatte unsere abendländische Kultur die Vitalität ihrer Jugend verloren, geblieben sind uns Spätgeborenen die symbolischen Versatzstücke in verblichenen Riten.

Aber auch außerhalb von Zaubergetränken, von Aberglauben, also von Resten alten Kults, und neben der Volksmedizin war der Wein bis in die Neuzeit hinein ein geschätztes Heilmittel. Man konnte sich dabei auf Hippokrates und andere große Ärzte der Antike stützen. Nach Plinius sind »die beiden förderlichsten Flüssigkeiten für den menschlichen Körper: innerlich Wein, äußerlich Öl«. Hildegard von Bingen, Äbtissin und Ärztin, rühmte die reinigende und regelnde Wirkung eines starken und kostbaren Weins auf Blut, Säfte und Gefäße. Heute ist die Bewertung des Weins für den Kranken weitgehend eine Frage der persönlichen Neigung des einzelnen Arztes. Christoph Wilhelm Hufeland (1762–1836) hat das folgendermaßen ausgedrückt:

>»Wein ist das größte Stärkungs- und Belebungsmittel und kann bey großer Schwäche, Ermüdung, Traurigkeit, bey Ohnmachten oder Krankheiten von Schwäche am schnellsten die Kräfte heben. Doch ist die Anwendung in Krankheiten immer etwas mißlich, und darf nicht ohne des Arztes Bestimmung gemacht werden«

Die Geschichte des Weins führt uns weiter zur Geschichte des Weingeists, des *Spiritus vini*.

Der vorsokratische Philosoph Anaximenes aus dem vorderasiatischen Milet (585–525 v. Chr.) machte die Luft zu einem Urstoff, zu einem materiellen Prinzip.

»So wie unsere Seele Luft sei, und uns zusammenhalte (beherrsche), so umfasse auch das Weltall Hauch und Luft.«

Aus der Luft aber entstünden durch Verdichtung oder Verdünnung, so meinte man, alle übrigen Dinge, zuerst aber die Elemente Feuer, Wasser und Erde. Dieser Urstoff Luft war das *Pneuma* der Griechen und der *Spiritus* der Römer; aus ihm wurde der *Spiritus sanctus,* der Heilige Geist der Christen, der alles als göttlicher Odem durchwirkt.

Der Gedanke eines allem innewohnenden »heilenden« Geists geht bereits auf die chaldäischen und babylonischen Weisen zurück. Die Alchemie, die, wie wir hörten, im nachchristlichen Alexandria aus einer Verschmelzung eben dieser altorientalischen Weisheit, griechischer Naturphilosophie, ägyptischer Technologie und der Botschaft des Jesus von Nazareth entstand, versuchte eben diesen *Spiritus,* diesen Geist, aus der Materie darzustellen und von allen materiellen Beimischungen zu trennen. Der Geist oder die Seele war das bei der Destillation oder Sublimation Aufsteigende, der Körper das im Kolben zurückbleibende. Vereinte man aber beide erneut, so sprach man von einer Wiederbelebung.

Zum ersten Mal gelang die Darstellung eines solchen Geistes offenbar beim Wein: der *Spiritus vini* (Weingeist), das Destillat des Weines, unser Weinbrand. Wer diese Entdeckung machte, ist nicht sicher. Man hat die alten Chinesen ins Gespräch gebracht. Sicher ist jedenfalls, daß die Römer schon ein »brennendes Wasser« kannten. In der Alchemie wird der 1106 in Cordoba verstorbene arabische Arzt und Chirurg Abul-Casim genannt. Zumindest soll er die Alkoholdestillation aus

Wein als erster beschrieben, ihr also eine wissenschaftliche Form gegeben haben.

Im 13. Jahrhundert, also nicht lange nach Abul-Casim, wurde der Alkohol, der *Spiritus vini*, schon verbreitet in der Medizin verwendet. Man sprach jetzt bei ihm vom Lebenswasser, dem *Aqua vitae*. Wie noch heute bei neuen Arzneimitteln lobte man ihn über die Maßen. Thaddäus Florentinus (1233–1302), der damals eine zusammenfassende Darstellung vom Gebrauch des Weingeists gab, sagte, »daß das Lebenswasser, äußerlich und auch innerlich verwendet, alle Leiden im Körper heile«. Der spanische Geistliche und bekannte Alchemist Raimund Lull (gest. 1315) lobte die stärkenden und verjüngenden Kräfte des Destillats. Auch die konservierende Wirkung des Alkohols für Fleisch kannte man bereits. War das vielleicht der Anlaß, eine jungerhaltende Wirkung des Spiritus vini auch für den Menschen anzunehmen?

Die Herstellung des gebrannten Weins war jetzt nicht mehr das Geheimnis weniger. Man findet im 14. Jahrhundert die Destillation des Weines schon überall in den Apotheken. Auch die Verwendung des Alkohols zur Herstellung von pflanzlichen Arzneizubereitungen, eben Alkohol zur Extraktion der »Pflanzengeister«, wurde allgemein gebräuchlich. Die Bezeichnung Weingeist wurde dann im 16. Jahrhundert durch Alkohol ersetzt; dieses angeblich arabische Wort soll übrigens in diesem Sinn nicht in den arabischen Schriften zu finden sein.

Auch im 16. Jahrhundert suchte man noch nach den Geistern von Pflanzen und Mineralien. Basilius Valentinus sagte 1604 im Triumphwagen des Antimon,

>»daß alle dinge der Welt wirckende und lebendmachende Geister in sich haben/ sich aus ihnen speisen/ mehren und erhalten/ die Elementa sind ohne Geister nicht/...«

Mitte des 17. Jahrhunderts begann dann aber der *Spiritus animalis,* der tierische Geist des Menschen, materielle Formen anzunehmen. Es war die Zeit von Descartes (1596–1650), der die Naturerscheinungen nach mechanischen Kräften rational zu zerlegen versuchte. Franz de le Boë, Sylvius (1614–1672), von dem wir schon gehört haben, meinte, daß das Blut, das dem Gehirn zuströme, den Spiritus animalis, den tierischen Geist oder die tierische Seele, enthalte. Das Blut dringe durch die Poren der Haargefäße in die graue Hirnrinde und von hier in die zentrale weiße Substanz, wobei der spirituöse Teil vom anhaftenden Wasser befreit werde. Wie ein ölgetränkter Schwamm scheide die fette Substanz des Gehirns den Spiritus vom Blut ab, ähnlich der Trennung des reinen Alkohols vom Rückstand in der Retorte. Vom Gehirn gelange der Spiritus dann durch eine Strömung gleichmäßig über das Rückenmark in alle Nerven des Körpers bis zu deren äußerste Verzweigungen. Sei aber die Bildung oder Verteilung des Spiritus gestört oder behindert, träten geistige und nervöse Erkrankungen auf. Die wichtigste Feststellung für die Therapie aber war, daß der *Spiritus animalis* des Menschen, der animalische Geist, seiner Natur nach dem *Spiritus vini,* dem Weingeist, nahestehe, also materielle Eigenschaften habe.

Bei der *Melancholie* seien die Säfte und der Spiritus animalis dick, zähfliessend und in der Bewegung behindert. Sie müßten durch Mineralwasser oder Molke verdünnt und mobilisiert werden; eine gemischte Kost sei erforderlich, die gut mit Gewürzen zuzubereiten sei und reich an Sprituosen sein solle. Darunter aber verstand Sylvius »Getränke, wie nämlich edlen Wein oder auch andere vinöse oder spirituöse Getränke, stärkeres Bier, Honigwein, vergorene Säfte verschiedener Früchte, wie von Äpfeln, Quitten usw.«

Auch bei bestimmten Bildern der heute *Schizophrenie* genannten »Geistes«-Krankheit, lag nach der Vorstellung von Sylvius die Ursache in den Spiritus animales, eben in den tierische Geistern, die »mehr oder weniger torpide, bewegungsunfähig werden und gewissermaßen gerinnen.« Ihre Behandlung war nach Meinung von Sylvius schwierig. Liege aber ein Mangel an den Spiritus animales vor, so müsse die Aufnahme spirituöser Nahrungsmittel, besonders von Spiritus vini, also von Branntwein, gesteigert werden.

Wir verstehen jetzt, warum wir heute noch von »Geistes«-Krankheiten sprechen. Es sind die Erkrankungen der Spiritus, der Geister.

Diese Vorstellungen von den animalischen Spiritus und deren behinderter Bewegung bestimmten noch bis ins 18. Jahrhundert hinein die Lehre von den Geisteskrankheiten, jedoch wurde man mit der Verabreichung von Alkohol bei psychischen Erkrankungen zurückhaltender.

Friedrich Hoffmann, der große Arzt des 18. Jahrhunderts, warnte ausdrücklich vor der Verwendung von Alkohol bei Geisteskranken. In mäßigen Mengen jedoch, vor allem als Wein, schätzte er den Alkohol durchaus »wegen seiner gewaltigen Kraft, Sorge und Traurigkeit zu vertreiben«. Dies zeigte auch die häufige Verordnung seines *Liquor anodynus mineralis,* der Hoffmannstropfen, die ein Teil Äther zu drei Teilen Alkohol enthielten. Gelegentlich wurde Hoffmann nicht gerade schmeichelhaft und zudem unberechtigt sogar der »Weindoktor« genannt, einen Namen, den man besser dem späteren John Brown (1735–1788) in Edinburgh hätte vorbehalten sollen.

John Brown stand unter dem Eindruck der damals neuen wissenschaftlichen Erkenntnisse von Reiz- und Erregbarkeit. Er lehrte, daß alle Krankheiten entweder aus einem Mangel oder einem Überschuß an Reizen entstünden. Der weit größeren Zahl der Kranken aber würden Reize fehlen, sie seien asthenisch, kraftlos, und benötigten Reizmittel wie reichlich Alkohol oder auch Opium. So berichtet er von Erfahrungen an seinem eigenen, von Gicht geplagten Körper:

>»Ich lud Freunde zur Mahlzeit, trank lustig, und in zwey Stunden war der Gebrauch des Fußes, womit ich zuvor den Fußboden nicht berühren konnte, auf das vollkommenste hergestellt. Ich sah hieraus, daß diese Entzündung asthenisch war.«

Das war die Brownsche Kur der Gicht mit den Reizen vom guten und würzigen Essen, vom Trinken guter Weine und von ausgelassener Fröhlichkeit: wahrlich eine sympathische Behandlungsweise.

In Edinburgh war Alkohol schon vor Brown ein beliebtes »Arzneimittel«. Eine durchaus übliche Verschreibung war 6–8 Unzen (170–227 ml) Rotwein, 2 Pints (1,14 l) Weißwein, Bier nach Belieben und Ginpunch täglich. Auch dem geisteskranken König Georg III. empfahl ein Schüler von Brown eine entsprechende tägliche Menge Wein, um den »Schwächezustand« zu überwinden. Es war vor allem die stimulierende Wirkung des Alkohols, die man nutzte.

Über diese Wirkung hinaus empfahl man Branntwein bei »Faulfiebern, fauliger Bräune, fauligen Ruhren«, bei Skorbut, Schlangenbiß, Tetanus, aber auch äußerlich bei Verwundungen und Verbrennungen. Noch Ende vergangenen Jahrhunderts wurde Alkohol viel bei fieberhaften Erkrankungen und selbst in unserem Jahrhundert noch bei septischen Zuständen ärztlich verordnet.

Doch hat es im Laufe der Geschichte immer wieder einzelne gegeben, die den Alkoholgenuß verteufelten. Aber erst im 19. Jahrhundert entwickelte sich eine antialkoholische Bewegung, die den Alkohol selbst als Lösungsmittel in Arzneimitteln ablehnte. Heute ist die Kraft unserer Kultur und das Vertrauen in die Menschen soweit dahin, daß wir uns aus Angst vor dem Mißbrauch um Milligramm Alkohol in Tinkturen streiten und den Alkoholgehalt pflanzlicher Zubereitungen staatlichen Regelungen unterstellen.

Die Ära der synthetischen Chemie und der industriellen Arzneimittelforschung

Beim Alkohol handelte es sich noch um ein sog. Naturprodukt, um einen Stoff, der bei der Vergärung von Zucker auftritt, mag dieser aus Trauben, anderen Früchten oder Getreide stammen. Die Verbindungen, die im folgenden besprochen werden sollen, kommen aus der Retorte der Chemiker.

Die Chemiker synthetisieren heute in ihren Laboratorien Hunderttausende von neuen Verbindungen. Diese werden darauf dem Pharmakologen zur Erprobung übergeben. Man spricht bei der 1. Prüfung von einem Screening, einem Durchsieben der Substanzen, wobei das Sieb die Modelle am Versuchstier, an isolierten Organen oder an Zellsystemen darstellen. Nur wenige Substanzen bleiben auf dem Sieb zurück, die meisten fallen als uninteressant hindurch. Nach vielen Untersuchungen im pharmakologischen Laboratorium wird dann eine wirksame und unbedenkliche Substanz erstmals unter äußerster Vorsicht dem Menschen verabreicht. Zwischen chemischer Synthese und Erprobung am Menschen vergehen in der Regel viele Jahre.

Diese systematische Art der Arzneimittelentwicklung begann erst in der 2. Hälfte des vergangenen Jahrhunderts mit der Schaffung pharmakologischer Industrielaboratorien. Von den Erfolgen dieser Forschung wollen wir jetzt sprechen.

Vom Äther zum Evipan

Schon beim Alkohol finden wir eine schmerzstillende und in hohen Dosen auch eine narkotisierende Wirkung. So empfahl bereits Hippokrates im Buch *Von den inneren Krankheiten* gegen ischiasartige Schmerzen den Weingenuß, und zwar so hoch dosiert, daß Nasenbluten auftrat. Dioskurides gab seinen Kranken vor einem operativen Eingriff *Mandragorawein*, eine alkoholische Abkochung der magischen Alraunwurzel, eine Zubereitung, die noch der berühmte arabische Arzt Ibn Sina (Avicenna; 980–1037 n. Chr.) pries.

In gewissem Sinne eine Fortentwicklung des Alkohols stellt der Äther dar. Erste Hinweise auf diesen Stoff findet man schon bei den Lullistischen Alchemisten (Nachfolger von Raimundus Lullus, 1235-1315), die von einer Destillation von Alkohol über Vitriol (Schwefelsäure) und Zinnober (rotes Quecksilbersulfid) berichteten. Aber es war keine Rede von gewonnenen ätherähnlichen Produkten oder gar von deren narkotischer Wirkung. Man sprach später jedoch von *Aqua Lulliana*. Der erste, der nachweislich ätherähnliche Produkte herstellte, war Paracelsus (1493–1541). Er setzte Schwefelsäure mit Alkohol um und destillierte das Gemisch. Auf diese Weise erhielt er ein *weißes Vitriol*, mit dem er Hühner narkotisierte – einer der frühesten pharmakologischen Tierversuche. Auch berichtet Paracelsus über ärztliche Beobachtungen mit seinen ätherähnlichen Stoffen und schreibt in der Schrift Von den natürlichen Dingen:

»nicht allein (...) das solche vitriolische Extraction und arcanum in der fallenden sucht (Epilepsie d. Verf.) gut sei, sondern auch in den speciebus derselbigen gleichen als nemlich in syncopi, in extasi und dergleichen,(...).«

Präzise Angaben über eine Synthese unseres Äthers stammen aber erst aus dem Jahre 1540 von Valerius Cordus (1515–1544), einem Zeitgenossen des Paracelsus, der ebenfalls Äther aus Alkohol und Schwefelsäure herstellte. Heute wissen wir, daß Äther sich in folgender Weise unter Abspaltung von Wasser (H_2O) aus 2 Teilen Alkohol bildet:

$$CH_3-CH_2-OH \quad HO-CH_2-CH_3$$
$$\downarrow$$
$$H_2O$$

Äther

Cordus nannte seine Verbindung *Oleum vitrioli dulce verum,* also das wirkliche süße Vitriolöl. Die Bezeichnung *Aether sulfuricus* oder *Schwefeläther,* kurz Äther, stammt erst aus dem 18. Jahrhundert.

Die narkotische Wirkung der Ätherdämpfe war zu Beginn des 19. Jahrhunderts schon gut bekannt. Doch zögerte man noch mit ihrer Verwendung in der Chirurgie. Eine Vielzahl von unveröffentlichten oder sogar mißglückten Versuchen wurde durchgeführt. Es ist heute daher schwierig, einem einzelnen das Verdienst der ersten erfolgreichen Verwendung des Äthers zuzusprechen. Der Äther lag im wahrsten Sinne des Wortes in der Luft.

Am 30 Mai 1842 operierte C. W. Long (1815–1878) in Jefferson, Georgia, mit Ätherrausch. Aber er zögerte und erstattete, wie es heißt, erst 8 Jahre später dem amerikanischen Senat über seine Erfahrungen Be-

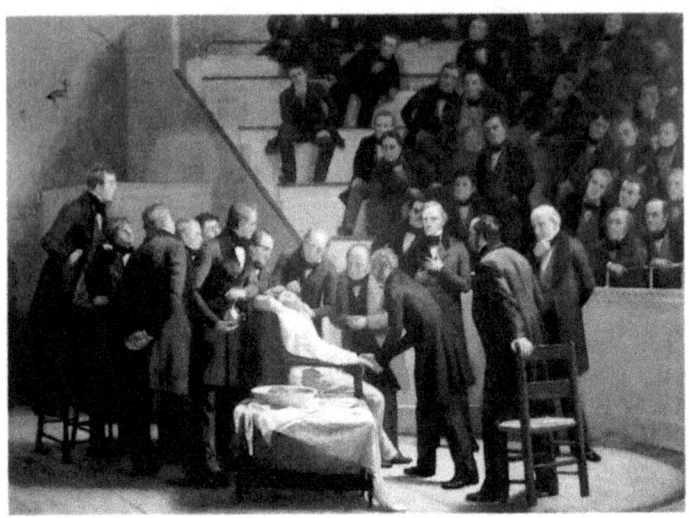

Abb. 42. Die erste erfolgreiche Ätheranästhesie bei operativem Eingriff, 16. Oktober 1846 im Massachusetts General Hospital in Boston. Gemälde Robert Hinckley. Boston Medical Library, Cambridge.

richt – offenbar war das damals üblich. Diese Verzögerung brachte ihn um den Ruhm. Inzwischen hatte der Zahnarzt W. Th. G. Morton (1819–1868) ebenfalls mit Äther – er nannte ihn *Letheon* – an Tieren und an sich selbst experimentiert und im Massachusett General Hospital in Boston 1846 vor einem Kreis von Chirurgen einen Patienten eingeschläfert, den dann der Chirurg J. M. Warren erfolgreich und schmerzlos an einer Halsgeschwulst operierte (Abb. 42). Die Nachricht von dieser Operation verbreitete sich in Windeseile nach Europa, und schon einen Monat darauf wurden auch hier die ersten »schmerzlosen« Eingriffe vorgenommen.

In den Jahren 1831 und 1832 synthetisierten ein französischer, ein amerikanischer und ein deutscher Chemiker – E. Soubeiran, S. Guthrie und J. Liebig – unabhängig voneinander aus Alkohol und Chlorkalk das Chloroform, eine sehr einfache chlorierte Kohlenwasserstoffverbindung:

$$\begin{array}{c} \text{Cl} \\ | \\ \text{Cl}-\text{C}-\text{H} \\ | \\ \text{Cl} \end{array} \qquad \begin{array}{l} \text{Cl} = \text{Chlor} \\ \text{H} = \text{Wasserstoff} \end{array}$$

Chloroform

Nachdem M.-J.-P. Flourens, ein französischer Physiologe, im Tierversuch die narkotische Wirkung des Chloroform entdeckt hatte, wurden 1847 voneinander unabhängig von J. Y. Simpson (1811–1870), einem Geburtshelfer in Edinburgh, und von Ch. Sédillot (1804–1883), einem Chirurgen in Straßburg, die ersten Operationen in Chloroformnarkose durchgeführt (Abb. 43). Das in Edinburgh unter Chloroform zur Welt gebrachte Kind erhielt den bemerkenswerten Namen *Anaesthesia*. Berühmt aber wurde in der Geburtshilfe das Chloroform 1853 durch die *Narcose à la reine,* die Entbindung von Königin Victoria von England im Rausch.

Im weiteren Verlauf der Forschung wurden dann eine Reihe von Ätherverbindungen und chlorierten Kohlenwasserstoffen, wie *Äthylenchlorid,* von den Chemikern synthetisiert und als Narkosemittel erprobt. Auch das 1799 erstmals zur Schmerzfreiheit vor allem in der Zahnheilkunde verwendete *Stickoxydul,* das Lachgas, ist hier zu erwähnen (Abb. 44).

Bis über die Mitte unseres Jahrhunderts hinaus blieben Äther und Chloroform, auch auf den Kriegsverbandplätzen der beiden Weltkriege, die Mittel für die chirurgische Schmerzfreiheit. Die operativen Fächer der Medizin waren so in der Mitte des vergangenen Jahrhunderts die

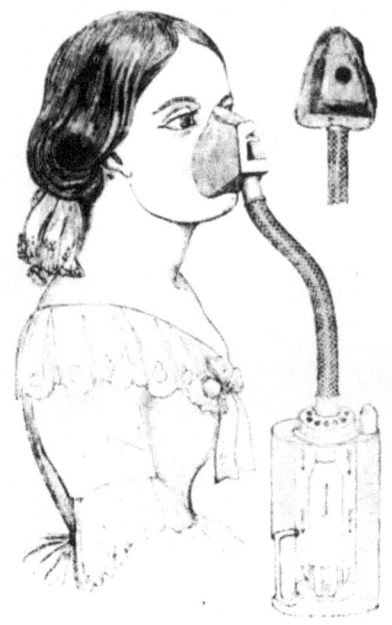

Abb. 43. Chloroforminhalator. National Library of Medicine, Bethesda, Maryland.

ersten Nutznießer der erblühenden Chemie. Im Gefolge der operativen Schmerzfreiheit kam es naturgemäß zu einer bemerkenswerten Entwicklung und Verfeinerung der Operationsmethoden.

Parallel zur Entwicklung der Narkotika verlief die Entwicklung von Schlafmitteln. Im Zuge seiner Arbeiten um das Chloroform, von denen oben schon die Rede war, hatte Justus von Liebig 1832 auch das *Chloralhydrat* entdeckt:

$$\begin{array}{c} \text{Cl} \quad \text{OH} \\ | \quad\ | \\ \text{Cl}-\text{C}-\text{C}-\text{OH} \\ | \quad\ | \\ \text{Cl} \quad \text{H} \end{array}$$

Chloralhydrat

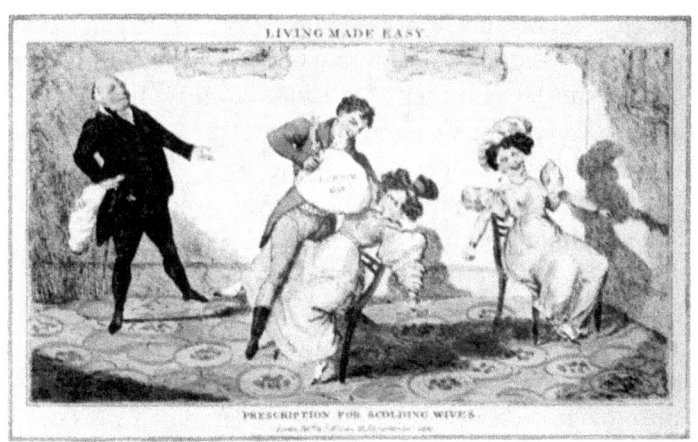

Abb. 44. Karikatur zur Verwendung des Lachgases aus dem Jahre 1830. Erst mehr als 10 Jahre später kam es als Betäubungsmittel in Gebrauch. National Library of Medicine, Bethesda, Maryland.

In den 60er Jahren des vorigen Jahrhunderts bereits vermutete Rudolf Buchheim (1820–1879), der Vater der deutschen experimentellen Pharmakologie, daß aus Chloralhydrat im Körper Chloroform freigesetzt werde. Er vermutete daher eine schlafmachende Wirkung. Ihm kam jedoch sein Fachkollege Oskar Liebreich (1839–1908), der von 1872–1908 in Berlin die Heilmittellehre vertrat, mit einer Veröffentlichung zuvor. Dieser hatte die dämpfende Wirkung von Chloralhydrat an Kaninchen beobachtet und nicht gezögert, dessen Verwendung als Schlafmittel zu empfehlen. Liebreich gilt daher mit Recht als Begründer der Chloralhydrat-Behandlung schlafgestörter Patienten, denn er veranlaßte, daß Chloralhydrat 1869 in der Psychiatrischen Klinik der Charité in Berlin erstmals klinisch eingesetzt wurde.

Wie wir heute wissen, gingen sowohl Buchheim, als auch Liebreich bei ihren Untersuchungen von falschen Voraussetzungen aus: Chloralhydrat wird nämlich im

Körper nicht zu Chloroform zersetzt. Trotzdem erwies sich Chloralhydrat als ein brauchbares Schlaf- und Beruhigungsmittel vor allem bei Kindern und unruhigen, erregten Patienten. Es wird bis heute verwendet und hat den Vorteil, nicht die normale Struktur des Schlafs, die Schlafphasen, zu stören, wie alle die anderen synthetischen Schlafmittel. Die weitere Forschung gelangte dann vom Chloralhydrat zum *Äthylurethan,* den *Säureamiden* und *Carbamidderivaten,* und von diesen schließlich zu den Barbituraten (von Barbara, Jugendfreundin einer der Forscher), die einzige dieser chemischen Gruppen, die uns bis in die jüngste Zeit als Arzneimittel erhalten geblieben ist. Das Molekül der Barbitursäure entsteht durch Kondensation von Harnstoff und Malonsäure:

$$\begin{array}{c} NH_2 \\ | \\ O=C \\ | \\ NH-OC-R \end{array} \qquad \text{Harnstoff} \begin{array}{c} R-N-C=O \\ | \quad\quad | \\ O=C \quad C{\scriptstyle{<}}\!{\scriptstyle{R}\atop\scriptstyle{R}} \\ | \quad\quad | \\ H-N-C=O \end{array} \text{Malonsäure}$$

Carbamidderivate   Barbitursäure

Die erste Verbindung, die sich als hochwirksames Schlafmittel einen Namen machte, war 1903 das Veronal®, das den Nachteil hatte, nach einer Einzelgabe tagelang im Körper zu verweilen und so bei wiederholter Verabreichung den Patienten zu gefährden. Zum Namen des Veronal gibt es eine seltsame Geschichte. Einer seiner Entdecker soll nach Einnahme der Substanz im Eisenbahnabteil eingeschlafen und, vom Norden kommend, erst in Verona wieder erwacht sein. Er hatte bereits in Basel aussteigen wollen.

In den nächsten Jahrzehnten folgten weitere Abkömmlinge der Barbitursäure, die den älteren unter den

Markenbezeichnungen Numal®, Amytal®, Penthotal®, Sandoptal®, Luminal®, Phanodorm®, Prominal® und Pernocton® noch in Erinnerung sein mögen. Man bemühte sich, Barbiturate mit immer kürzerer Wirkungs- und Verweildauer im Körper zu entwickeln.

Im Zuge dieser Arbeiten stieß der Pharmakologe Helmut Weese bei den Bayer-Werken 1932 auf das Evipan®, das so schnell im Körper abgebaut wurde, daß auch bei intravenöser Zufuhr die Gefahr einer tödlichen Überdosis nur gering war. Mit Evipan hatte man also ein Barbiturat in der Hand, das ein geeignetes Mittel auch zur intravenösen Narkose war. Nach Äther und Chloroform begann jetzt eine neue Ära in der chirurgischen Anästhesie.

Heute beherrschen die *Benzodiazepine* – die ersten waren Librium® und Valium® von Hoffmann La Roche in Basel – die Behandlung von Schlafstörungen. Mehr als 20 verschiedene Verbindungen dieser Gruppe stehen heute zur Verfügung. Sie unterscheiden sich durch die Zeit des Wirkungseintritts und die Wirkungsdauer. Auch in der Narkoseeinleitung oder bei der Anästhesie kleiner Eingriffe haben die Benzodiazepine das Evipan fast völlig verdrängt. Die heutige Vollnarkose besteht in einer Vorbehandlung mit Benzodiazepinen, einer Gasnarkose mit Halothan, Lachgas oder ähnlichem und der Verabreichung von muskellähmenden Stoffen vom Typ des Curare, das ursprünglich ein Pfeilgift der südamerikanischen Indianer war.

Noch eine weitere bedeutende Entwicklung ist mit den Barbituraten verbunden. 1912 machte Alfred Hauptmann die sensationelle Beobachtung, daß unter der Behandlung mit Luminal® auch in schweren Fällen von Epilepsie die Krampfanfälle abnahmen oder gar ausblieben. Seit 1853 hatte man den Krampfkranken zwar mit bescheidenem Erfolg Brom in Form von Bromsalzen, den

Bromiden, verabreicht, dabei aber störende und für den Patienten äußerst quälende Nebenwirkungen in Kauf nehmen müssen. Das Luminal war ein Durchbruch, dessen Bedeutung kaum hoch genug eingeschätzt werden kann, denn hier bot sich ein Ansatz für neue chemische Entwicklungen. Aber erst 1938 führten die Arbeiten an der chemischen Struktur der Barbiturate zu einem weiteren Erfolg, zum *Diphenylhydantoin,* in Deuschland als Comital® und Zentropil® bekannt. Die Ähnlichkeit von Luminal zum Diphenylhydantoin ist augenfällig:

$$\begin{array}{c} H-N-C=O \\ | \quad\quad | \;\diagup C_2H_5 \\ O=C \quad C \\ | \quad\quad | \;\diagdown Phenyl \\ H-N-C=O \end{array}$$

Luminal

$$\begin{array}{c} H-N-C \diagup Phenyl \\ | \quad\quad\;\;\diagdown Phenyl \\ O=C \\ | \\ H-N-C=O \end{array}$$

Diphenylhydantoin

Es folgten dann in einer Entwicklung von weniger als 20 Jahren – vor allem dank der Forschung in den USA – alle heute gebräuchlichen Mittel zur Behandlung von Krampfkrankheiten, die *Hydantoin-,* die *Oxazolidin-* und *Suxinimidpräparate,* das *Phenuron, Primidon* und wie sie alle heißen mögen. Die Behandlung der verschiedenen Formen der Epilepsie ist mit dem heutigen Angebot an wirksamen Arzneimitteln zu einer eigenen Wissenschaft geworden, die viel klinische und pharmakologische Sachkenntnis erfordert, dann aber auch bis dahin ungeahnte Erfolge aufzuweisen hat. Es ist heute möglich den Krampfkranken in Familie und Arbeitswelt zu integrieren. Wenn man aber fragt, wie die rasche Entwicklung wirksamer Antiepileptika in den 40er und 50er Jahren möglich geworden sei, so müssen wir antworten: fraglos durch den Tierversuch. Erst nach Entwicklung experimenteller Krampfmodelle am Versuchstier war es möglich, aus Hunderttausenden von chemischen Verbindungen die wenigen krampfwirksamen Stoffe »herauszusieben«. Ohne das Opfer von Versuchstieren stünden wir sicher noch bei der Bromtherapie, mit der die Resozialisierung der Patienten nicht möglich gewesen wäre und die wegen ihrer Nebenwirkungen keinem Patienten mehr zugemutet werden könnte. Jede Zulassungsbehörde würde heute den Bromiden die Zulassung wegen unzureichender Wirksamkeit und unzumutbarer Gefährdung des Patienten verweigern.

Nitrite in der Behandlung der Angina pectoris

Bei den anorganischen Stoffen, den »Arzneien aus der Erde«, war vom *Nitrum,* dem Salpeter, die Rede, das 150 Jahre lang ein viel verwendetes Mittel bei »entzündlichen Fiebern« war. Beim berühmten Christoph Wilhelm Hufeland (1762–1836) findet man dann das Nitrum /Salpeter auch in einer Rezeptur zur Behandlung der Angina pectoris, der Herzkranzgefäßverengung (s. S. 145). Die Empfehlung von Hufeland war zu Anfang des vergangenen Jahrhunderts die erste Behandlung dieser Erkrankung überhaupt, denn die Angina pectoris war gerade wenige Jahrzehnte zuvor beschrieben worden (W. Heberden, 1772). Das alles wäre nicht besonders bemerkenswert, wenn nicht Mitte vorigen Jahrhunderts zwei nahe Verwandte des Salpeters in der Behandlung der Angina pectoris zu hohen Ehren gelangt wären, die bis heute nicht an Bedeutung verloren haben, das Amylnitrit und das Nitroglyzerin:

			$H_2C-O-NO_2$
$KO-N\!\!\begin{smallmatrix}\nearrow O\\ \searrow O\end{smallmatrix}$	$KO-N=O$	$Amyl-O-N=O$	$HC-O-NO_2$
			$H_2C-O-NO_2$
Nitrum/ Salpeter	Kaliumnitrit	Amylnitrit	Nitroglyzerin

Die synthetische Chemie hatte ihren glorreichen Weg angetreten. *Amylnitrit* (J. Balard, 1844) und *Nitroglyzerin* (Sobrero, 1847) waren bei den ersten Verbindungen, die die junge chemische Kunst synthetisierte und die dann in der Inneren Medizin Verwendung fanden.

Die Entdeckung der therapeutischen Wirksamkeit von *Amylnitrit-Inhalationen* hat Sir Thomas Lauder Brunton 1867 beschrieben. Es war zwar keine Großtat der Forschung, aber eine geniale Überlegung von Brunton. Man hatte zunächst unter der Wirkung der Amylnitrit-Inhalationen Rötung des Gesichts, Pochen der Halsschlagadern und Beschleunigung der Herzaktion festgestellt. Die nähere Untersuchung zeigte dann, daß die Gefäßspannung auffällig herabgesetzt wurde. Diese Beobachtungen waren es, die Sir Thomas darauf brachten, das Mittel bei Angina pectoris zu verwenden. Das war die Geburtsstunde der Nitrittherapie.

Die antianginöse Wirkung von *Nitroglycerin*, sublingual, also unter die Zunge verabreicht, wurde dann 1879 von William Murell beschrieben. Es sind zwar später eine Reihe neuer Verbindungen hinzugekommen – und hier sind auch Kalziumantagonisten vom Typ des Isoptin® und Adalat® zu nennen –, aber noch heute gehören die Nitroverbindungen zu den unverzichtbaren Mitteln der Koronartherapie.

Es bleibt die Frage im Raum, ob die Nitrumtherapie der Angina pectoris bei Hufeland bereits eine Nitrittherapie war, denn bei den früheren Salpeterpräparaten muß mit Nitritverunreinigungen gerechnet werden. Darüber hinaus wissen wir heute, daß auch in Körperflüssigkeiten aus Nitraten wie Salpeter Nitrite gebildet werden können. War vielleicht Hufeland der Begründer der Nitrittherapie der Angina pectoris? Die mögliche Beziehung der früheren Nitrumbehandlung zur späteren Nitrittherapie wurde nie untersucht.

Von den Fiebermitteln zur Behandlung rheumatischer Erkrankungen

Unter dem Einfluß der hippokratischen Medizin galt es jahrhundertelang für ärztlich nicht vertretbar, das Fieber zu dämpfen. Fieber galt als Ausdruck körperlicher Abwehr und durfte nicht unterdrückt, ja, mußte nach der Lehre der Alten unterstützt werden. Mitte vorigen Jahrhunderts setzte sich dann bei uns eine neue, naturwissenschaftliche Medizin durch. Für sie war der Glaube an die Heilkraft des Fiebers nichts anderes als ein Rest des verpönten Vitalismus, der Lehre, die alle körperliche Aktivität einer mystischen Lebenskraft zuschrieb. Man ließ jetzt alle Bedenken fallen und betrachtete das Fieber als ein bedrohliches Krankheitssymptom, das den Körper gefährde und deshalb mit allen Mitteln zu unterdrücken sei.

Der weiteren Entwicklung kamen drei Ereignisse entgegen: 1820 die Isolierung des Chinins aus der Chinarinde, 1838 die Darstellung der Salicylsäure aus dem Salicylalkohol der Weidenrinde und Mitte des vergangenen Jahrhunderts die Einführung der regelmäßigen Fiebermessung zunächst in einigen großen Kliniken. Chinin und Salicylsäure wurden zu den entscheidenden ärztlichen Waffen im Kampf gegen das Fieber.

Aber in den 100 Jahren seit Antoine Laurent Lavoisier, der auf dem Schafott der französischen Revolution sein Leben ließ, und den anderen großen Chemikern seiner Zeit hatte sich allerorts eine funktionierende chemische Technologie entwickelt. Als Arzneimittel waren Äther, Chloroform, Amylnitrat und Nitroglyzerin bereits synthetisiert, und die Chemiker drängten nach neuen Aufgaben für die Arzneimittelsynthese. Was lag für sie näher als sich dem aktuellen Problem der Fieberbekämpfung zuzuwenden.

1874 wurde die *Salicylsäure* nun auch synthetisiert. An Stelle von Extrakten aus der Weidenrinde wurde 1 Jahr darauf das Natriumsalz der synthetischen Salicylsäure als Fiebermittel verwendet. Nach einem weiteren Jahr entdeckte man auch dessen Wirkung beim rheumatischen Fieber. Die Beobachtungen der alten Ärzte mit der Weidenrinde hatten sich mit naturwissenschaftlichen Methoden bestätigen lassen.

Natriumsalicylat

Acetylsalicylsäure
Aspirin

Essigsäure

Die Salicylsäure ist heute in der Therapie lange vergessen; aber mit ihr beginnt eine der aufregendsten Entwicklungen der Arzneimittelforschung. 1859 stellte man den essigsauren Ester der Salicylsäure her. 40 Jahre blieb dieser unbeachtet, bis 1899 Heinrich Dreser, Pharmakologe der Bayer-Werke und der erste Industriepharmakologe überhaupt, die *Acetylsalicylsäure,* das Aspirin®, den Ärzten als Schmerzmittel und Arznei gegen den Rheumatismus empfahl. Aspirin wurde in den vergangenen 100 Jahren zu einem der meist verwendeten Medikamente, ein Mittel gegen die Unpäßlichkeit, ja, in den Vereinigten Staaten zu einer Panazee, die man Freunden aus dem silbernen Döschen auf den Parties offerierte. Schon war der Stern des Aspirin am Sinken, als man eine neue Wirkung bei ihm entdeckte: Es hemmt die Zusammenballung der Blutplättchen und damit die Blutgerinnung. Heute nehmen Hunderttausende von Patienten, die vom Herzinfarkt bedroht sind, kleine Dosen Aspirin, um die Gerinnbarkeit ihres Blutes herabzusetzen und so einem Infarkt vorzubeugen.

Aber damit sind wir der Entwicklung schon weit voraus. Die Phytotherapie hatte ja den Chemikern noch einen weiteren Naturstoff als Modell anzubieten, das Chinin aus der Chinarinde. In den 70er Jahren des vorigen Jahrhunderts knüpfte man also bei der Synthese neuer fiebersenkender Mittel zunächst an die damals vermeintliche chemische Struktur des Chinin an. Der Erfolg der Bemühungen blieb aber aus, bis man 1884 bei den Farbwerken Hoechst auf das Antipyrin® stieß:

$$
\begin{array}{cc}
CH_3-C=CH & CH_3-C=C-N{\diagup CH_3 \atop \diagdown CH_3} \\
| \quad\quad\quad | & | \quad\quad\quad | \\
CH_3-N \quad C=O & CH_3-N \quad C=O \\
\diagdown N \diagup & \diagdown N \diagup \\
| & | \\
C_6H_5 & C_6H_5 \\
\\
\text{Antipyrin} & \text{Pyramidon}
\end{array}
$$

Die Anschauungen über den Aufbau des Chinins waren damals ebenso unrichtig wie die Vorstellung von der Struktur des *Antipyrin*. Aber dessen ungeachtet erwies sich Antipyrin als eine brauchbare fiebersenkende Substanz, wie man zunächst im Tierversuch und dann auch am Menschen nachweisen konnte; die schmerzlindernde Wirkung wurde erst ein Jahr darauf in der Klinik festgestellt. Tiermodelle für den Schmerz gab es damals noch nicht, und man war hier ausschließlich auf die klinische Beobachtung angewiesen.

Die Krönung der Arbeiten um das Antipyrin war 1893 das *Dimethylamidoantipyrin,* das seinen Siegeszug unter der Markenbezeichnung Pyramidon® antrat. Der Pharmakologe Wilhelm Filehne leitete seine Ausführungen über Pyramidon in der *Berliner Klinischen Wochenschrift* mit der Bemerkung ein:

»(...)diese Mitteilung bezweckt durchaus nicht, den Ärzten ein neues Nerven- und Fiebermittel für die Praxis zu empfehlen. Vielmehr beabsichtigt sie, den Klinikern und Anstaltsärzten Kenntnis von einer im Experiment gründlich untersuchten und am gesunden und kranken, fiebernden und nichtfiebernden Menschen ausreichend geprobten Substanz zu geben(...).Aufgabe des Klinikers würde es sein festzustellen, ob dementsprechend unsere Vermuthung zutrifft, daß das Pyramidon in gewissen Richtungen als Arzneimittel verwendet zu werden Anspruch hat.«

Damals war das Vertrauen in die chemische Forschung noch so groß, daß man eine nach unseren Maßstäben zunächst sehr unzulänglich geprüfte Substanz, bevor sie im Handel war, öffentlich zur Erprobung ausbieten konnte.

Die Entwicklung in der Reihe der sog. Pyrazolone war mit dem Pyramidon noch nicht abgeschlossen. Es folgten unter anderen noch das Novalgin® und schließlich das Butazolidin®.

Butazolidin wurde 1950 bei der Geigy AG in Basel als Lösungsmittel synthetisiert, bis man 9 Jahre darauf zufällig entdeckte, daß es sich um ein hervorragendes Antirheumatikum handelte, das heute noch verwendet wird. Die entschlossene Nutzung eines Zufalls gehört zur erfolgreichen Arzneimittelforschung.

Dies lehrt auch eine 3. Gruppe von fiebersenkenden und schmerzlindernden Arzneimitteln. 1886 beobachteten Joseph Cahn und Paul Hepp zufällig, daß das aus Anilin und Eisessig leicht herstellbare *Acetanilid* so radikal das Fieber senkt, daß es mit gutem Recht Antifebrin® genannt werden konnte:

$$\underset{\underset{\text{Anilin}}{NH_2}}{\bigcirc} + \underset{\text{Essigsäure}}{CH_3-COOH} = \underset{\underset{\underset{\text{Antifebrin}}{\text{Acetanilid}}}{NHOC-CH_3}}{\bigcirc} \qquad \underset{\underset{\text{Phenacetin}}{NHOC-CH_3}}{\overset{OC_2H_5}{\bigcirc}}$$

Schon damals dürfte auch der geringe Preis von Anilin als Ausgangsmaterial im Vergleich zum teuren Chinin und dem damals noch ebenfalls teuren Antipyrin die industrielle Arbeit stark beflügelt haben. Man erkannte allerdings sehr bald, daß Acetanilid im Körper dadurch wirkte, daß es durch die Oxidation im Gewebe langsam Anilin freisetzte. Dadurch wurde verständlich, daß die Nebenwirkungen beider Verbindungen ähnlich waren.

Die Suche nach anderen, besser verträglichen Antipyretika ging weiter. Man unterließ keine Möglichkeit, die Amino (-NH$_2$)- und die Hydroxy(-OH)-gruppe am Molekül des Aminophenols zu substituieren. Dabei stieß man auf das Phenacetin®, das durch keine andere Substanz in seiner Wirksamkeit zu überbieten war. Fast 100 Jahre hielt sich das Phenacetin besonders als sicher wirkende schmerzlindernde Komponente in zahlreichen Mischpräparaten, bis es nach langem Todeskampf der Entscheidung des Bundesgesundheitsamtes zum Opfer fiel. Die Todesfälle an Nierenversagen und die anderen unerwünschten Begleitwirkungen des Phenacetin waren der Öffentlichkeit nicht mehr zumutbar.

Ähnlich ging es auch den Pyrazolonverbindungen, wie dem Pyramidon und Novalgin, die heute wegen ihrer unerwünschten Begleitwirkungen in der Therapie nur noch begrenzt und mit Auflagen des Bundesgesundheitsamtes zur Verfügung stehen.

Die Arbeiten an den fiebersenkenden und schmerzstillenden Stoffen in der 2. Hälfte des vergangenen Jahrhunderts waren die erste große Aufgabe der synthetisch arbeitenden Chemiker und der jungen pharmazeutischen Industrie. Diese hatte sich bisher darauf beschränkt, pflanzliche und andere pharmazeutische Produkte zu verarbeiten und bereitzustellen. In den Jahren der Forschung um Salicylate, Pyrazolone und Anilinderivate war ein grundsätzlicher Wandel eingetreten: Die industrielle chemische Forschung hatte sich an diesen Fieber- und Schmerzmitteln erprobt und bewährt.

Für den Leser sind die chemischen Fakten sicher ein trockener Stoff, für den Wissenschafler aber, den Chemiker und Pharmakologen, bedeutet die unbestechliche Rationalität ihrer Aufgabe die Faszination des Berufs. Ihre schöpferische Leistung lebt von der Spontaneität der Persönlichkeit, die heute leider durch administrative Aufgaben, wie etwa die Genehmigung der einzelnen Tierversuche erdrückt zu werden droht, sicher nicht zum Vorteil für die Patienten.

Kampf gegen die Infektionskrankheiten

Der Aufbruch in der pharmazeutischen Forschung, wie er mit den Fieber- und Schmerzmitteln begann, fiel in eine Zeit, zu der sich die deutschen Länder mit allen Folgen für die sozialen Strukturen von einer Agrar- in eine Industriegesellschaft wandelten. Die ersten staatlichen Gesundheitsverordnungen und -gesetze wurden in diesen Jahren erlassen, der Aufbau des öffentlichen Gesundheitswesens begann. Entscheidend für diese Entwicklung war das epidemische Auftreten von Seuchen, der Pocken in den Kriegsjahren 1870/71 und der Cholera 1890/91, vor allem aber der Tuberkulose, deren Ursache in der wachsenden Armut und in den menschenunwürdigen und unhygienischen Verhältnissen der Arbeitervorstädte zu sehen war. Mit Recht erkannte man hier die großen Probleme der Zeit.

Mit dieser Entwicklung gelangte ein neuer Zweig der Arzneikunde zu Ruhm und Ehren, die Immuntherapie mit den Sera und Impfstoffen, verbunden mit den Namen Eduard Jenner, Louis Pasteur, Robert Koch und Emil v. Behring. Hinzu kam um die Jahrhundertwende die sog. Chemotherapie, deren Ziel ebenfalls ganz auf die Bekämpfung der Infektionskrankheiten und Volksseuchen gerichtet war.

Bis ins 19. Jahrhundert hinein hatte eine rationale Basis für das Verständnis von Infektionen und Epidemien gefehlt. Man sprach von Miasmen (Verunreinigungen der Luft) als Ursache der Epidemien, und der Aberglaube und die medizinischen Theorien wucherten. Eine visionäre Idee ist mit dem Namen Girolamo Fracastoro (1478–1553) verbunden. Nach seiner Vorstellung bestand das *Kontagion,* der Übertragungsstoff, aus *Seminaria,* das sind spontan entstandene unsichtbare Partikel, welche, wie man meinte, infolge Eigenbewegung und Selbstvermehrung auch über Distanzen hinweg spezifische Krankheiten übertragen konnten. Diese Vorstellung von einem lebenden Kontagion wurde jedoch im 16. Jahrhundert nicht aufgegriffen, erst durch die Erkenntnisse der Bakteriologie im vergangenen Jahrhundert – also 300 Jahre später – wurde sie bestätigt: 1863 zeigte Casimir Joseph

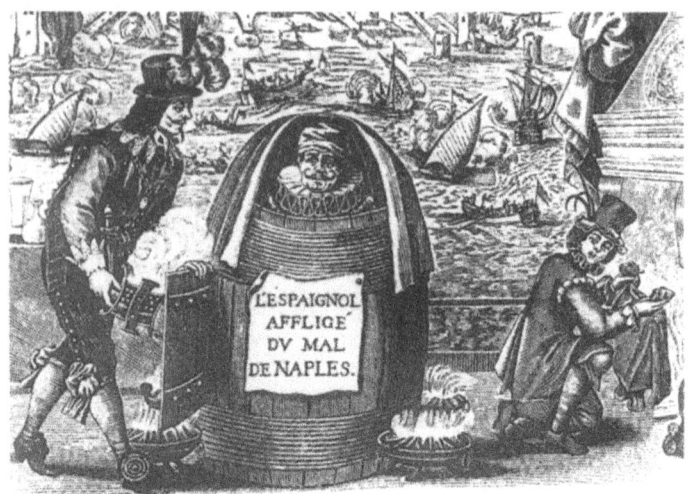

Abb. 45. Quecksilberbehandlung der Syphilis (Neapolitanische Krankheit) bei einem spanischen Soldaten. Weltgesundheitsorganisation, Genf.

Davaine, daß die bei erkrankten Tieren nachgewiesenen Stäbchen (Bazillen von Bacillum, lat. das Stäbchen) bei Übertragung auf Schafe, Pferde, Rinder, Meerschweinchen und Mäuse eine typische Milzbranderkrankung erzeugten. Es folgten die Entdeckung der Erreger der Wundinfektion (1878), der Tuberkulose (1882) und der Cholera (1884) durch Robert Koch (1843–1910), der Gonnorhoe durch Albert Ludwig Siegmund Neisser (1855–1916) und der Lepra durch Gerhard Henrik Arnauer Hansen (1841–1912). Mit dem Nachweis der Erreger aber öffnete sich der Weg zur einer umfassenden Bekämpfung der Infektionskrankheiten. Zwei spezifische Mittel gegen Infektionen hatte es bereits seit dem 16./17. Jahrhundert gegeben: das *Quecksilber* bei der Syphilis (Abb. 45) und die *Chinarinde* beim Wechselfieber, der Malaria. Man wußte damals natürlich nichts von der

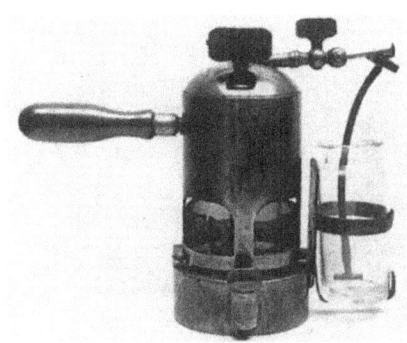

Abb. 46. Von Joseph Lister verwendeter Karbolspray. Wellcome Institute for the History of Medicine, London.

Wirkung der Arzneistoffe auf die Erreger der Seuchen. Erst mit Entdeckung der Mikroorganismen, der Bakterien – und hier ist vor allem Louis Pasteur zu nennen –, lag der Gedanke nahe, die gefährlichen Krankheitserreger durch chemische Stoffe abzutöten. Es war dann Lord Lister (1827–1912), der seit 1867 die sog. *Antisepsis,* die chemische Vernichtung der Bakterien, in die Wundbehandlung und allgemein zur Desinfektion von infizierten Gegenständen einführte. Er verwendete dazu die aus Steinkohlenteer gewonnene *Karbolsäure,* das Phenol, das bereits den Verbandplätzen des Krieges 1870/71 die charakteristische Atmosphäre gab. Der Karbolgeruch ist bis in unsere Zeit für alle medizinischen Einrichtungen typisch geblieben (Abb. 46).

Man hat dann im weiteren Verlauf der Arbeiten versucht, die Desinfektionsmittel wie das Sublimat auch zur inneren Behandlung von Infektionskrankheiten zu verwenden, aber alle Versuche scheiterten; die Giftigkeit der verwendeten Stoffe war zu groß für den Wirtsorganismus, also für Mensch oder Tier.

Der Begründer der modernen Chemotherapie, der Behandlung von Infektionen mit chemischen Stoffen, ist Paul Ehrlich (Abb. 47), der seine frühen Forscherjahre

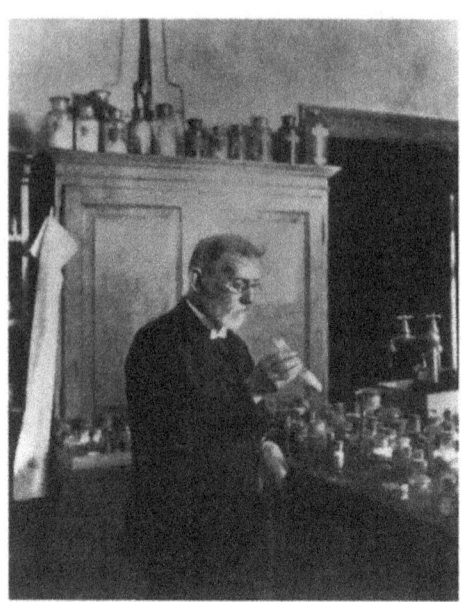

Abb. 47. Paul Ehrlich (1854–1915), im Labor.

unter der Anleitung von Robert Koch und in Zusammenarbeit mit Emil von Behring der Serumtherapie widmete. Er erkannte bei diesen Arbeiten, daß die Serumtherapie nicht alle Infektionskrankheiten zu erreichen vermochte, nicht die Malaria, die tropischen Trypanosomenkrankheiten und die Infektionen mit Spirillen, wie die Syphilis.

Paul Ehrlich hatte eine in seinen jungen Jahren häufig bespöttelte Liebhaberei, und das war das Färben von Zellen und Zellgeweben, wobei ihm die gerade aufkommenden synthetischen Anilinfarben neue Möglichkeiten eröffneten. Die Färbung von Geweben, die ja voraussetzt, daß die Zellbestandteile den Farbstoff unterschiedlich binden, brachte ihn auf eine großartige Idee. Man müßte chemische Stoffe finden, die von den Infektionserregern im Körper wie Farbstoffe gebunden würden und diese dann töten. Es ergab sich schon bald eine Gelegenheit, diese Hypothese zu prüfen: Der Farbstoff *Methylenblau* zeigte im mikroskopischen Bild eine Bindung an die Malariaerreger, die Plasmodien. 1891 injizierte Ehrlich nun Methylenblau an Malariakranke und tatsächlich schwanden deren Fieberanfälle. 8 Tage darauf waren auch die Erreger nicht mehr im Blut nachzuweisen. Der Versuch war gelungen, die Hypothese bestätigt. Am Ende ging aber die Entwicklung in der Behandlung der Malaria doch andere Wege und führte in den Bayer-Laboratorien 1926, dank des Modells der Vogelmalaria, vom Chinin zum Plasmochin®.

Ehrlich war aber durch seine Versuche mit Methylenblau ermutigt, den eingeschlagenen Weg weiterzugehen. Es fehlten jedoch damals noch die Tiermodelle für Infektionskrankheiten. So vergingen weitere 12 Jahre. Inzwischen wurden die Trypanosomen, bewegliche einzellige Mikroorganismen, entdeckt und von Ch. L. A. Laveran (1845–1922) das Modell einer tödlichen, der Schlafkrankheit ähnlichen Trypanosomiasis bei Ratten und Mäusen entwickelt. Getreu seiner früheren Theorie begann Ehrlich seine Untersuchungen an diesem Modell mit Hunderten von Farbstoffen; das »herausgesiebte« *Trypanrot* erwies sich dabei zwar als wirksam bei der Maus, war aber wirkungslos bei der menschlichen Schlafkrankheit. Zum Aufwand dieser Arbeiten sagte Paul Ehrlich:

> Es wurden »Hunderte von Verbindungen systematisch von uns erprobt (...), und seither ist noch eine weit größere Zahl von neuen Präparaten hinzugekommen. Wenn man nun bedenkt, daß ein Teil dieser Farbstoffe extra synthetisch hergestellt worden ist und daß jedes der Präparate systematisch auf Toxizität an einer Reihe von Tieren erprobt und dann im Heilversuch geprüft werden muß, so wird man die ungeheure Menge der Arbeit, die im Laufe der Jahre geleistet werden mußte, abschätzen können. Demgegenüber ist die effektive Ausbeute an brauchbaren Präparaten, wie aus diesen Angaben ersichtlich, eine ganz minimale,

und wird es die mühsame, aber nicht aussichtslose Aufgabe der experimentellen Therapie bleiben, (...) für die Praxis immer neue Typen wirkungskräftiger Substanzen ausfindig zu machen«.

Der Erfolg ging an eine andere Arbeitsgruppe, 1905 fanden Breinl und Thomas das Atoxyl®, eine organische Verbindung der Arsensäure, die zwar mit schweren Nebenwirkungen bei der menschlichen Schlafkrankheit verwendet werden konnte. Ein erster Erfolg bei der verheerenden Seuche, wenn auch nicht – wovon Paul Ehrlich ausgegangen war – mit einem Farbstoff!

1907 gelang es in Italien, mit dem soeben entdeckten Syphiliserreger, der Spirochäte Treponema pallidum, ein Tiermodell auch für diese grausame Krankheit zu schaffen. Damit eröffnete sich auch hier eine Chance für die Behandlung. Paul Ehrlich erweiterte kurz entschlossen seine Arbeit auf dieses Modell und arbeitete jetzt auch mit Arsenverbindungen. Gerade 2 Jahre vergingen bis zur Entwicklung der wirksamen Verbindung Ehrlich-Hata 606, das später den Markennamen Salvarsan® trug. Es wurde nicht nur zum Segen für Millionen von Patienten, sondern auch zur glänzenden Bestätigung von Ehrlichs Idee der Chemotherapie.

Ehrlich war der Begründer der experimentellen Therapie, die versuchte, an entsprechenden Krankheitsmodellen beim Versuchstier neue Arzneimittel zu entwickeln. Seine zahlreichen Schüler und die Laboratorien der pharmazeutischen Industrie führten die Arbeiten in seinem Geiste fort und verfolgten auch weiterhin die beiden Spuren: Arsenverbindungen und Farbstoffe. Die erste Spur führte unter anderem zu Tryparsamid® und Oxophenarsin®, die Suche nach trypanoziden Farbstoffen zum Acriflavin® und schließlich in den Bayer-Laboratorien zum berühmten Germanin® (Suramin), das zum Segen für die Schlafkranken wurde.

Alle Erfolge der Chemotherapie betrafen die Erreger von Malaria, Schlafkrankheit und Syphilis. Befürchtungen wurden laut, daß die weit häufigeren bakteriellen Infektionen einer Chemotherapie nicht zugänglich sein könnten. Daran ändere auch die 1929 erschienene Arbeit A. Flemings über Penicillin nichts, denn – so meinte man – sein in Pilzkulturen nachgewiesenes *Penicillin* sei kein Heilmittel, sondern ein bis dahin nicht isoliertes »Prinzip«, das man allenfalls zu diagnostischen Zwecken verwenden könne. Fleming fehlten die Mittel zur Isolierung der Substanz; man hatte einfach die Tragweite der Entdeckung verkannt. Ein folgenschwerer Irrtum! Erst als 1939, also 10 Jahre später, der am Rockefeller-Institut in New York tätige Franzose R. J. Dubos berichtete, daß Bodenbakterien einen Stoff *(Gramicidin)* ausschieden, mit dem man Versuchstiere vor einer sonst tödlichen Bakterieninfektion schützen könne, begannen H. W. Florey und E. B. Chaine, die Heilwirkung des vergessenen Penicillins näher zu untersuchen. Die anfängliche Fehleinschätzung hat die Einführung der so segensreichen Verbindung um Jahrzehnte verzögert. In Deutschland stand Penicillin für die Therapie erst nach dem Krieg, also mit fast 20jähriger Verspätung, zur Verfügung, ein tragisches Kapitel in der Geschichte der Arzneimittel. A. Fleming erhielt 1945 gemeinsam mit H. W. Florey und E. B. Chaine den Nobelpreis, R. J. Dubos ging leer aus. Doch wie wäre es ohne ihn weitergegangen?

Aber zurück an den Anfang der 30er Jahre! Noch immer standen also die Waffen im Kampf gegen die gefährlichsten heimischen Infektionskrankheiten aus, und ein gewisser therapeutischer Pessimismus drohte sich breit zu machen. Da geschah ein Vierteljahrhundert nach Einführung von Salvarsan das Wunder. 1935 berichtete G. Domagk (1895–1964) aus den Laboratorien der I.G. Farbenwerke in Elberfeld, vormals Bayer-Werke, über ein neues Krankheitsmodell, eine durch eine bestimmte Art Erreger, die Streptokokken, ausgelöste tödlich verlaufenden Sepsis bei Mäusen. Unter den an diesem Modell untersuchten chemischen Verbindungen erwies eine Prontosil® genannte Substanz eine erstaunliche Heilwirkung. Noch einmal hatte man auf der Spur von Paul Ehrlich Erfolg: Prontosil war wiederum ein Farbstoff. Die Kunde von der neuen Entdeckung verbreitete sich in Windeseile durch ganz Europa.

Das Ergebnis von Domagk wurde sehr bald im Institut Pasteur in Paris bestätigt und die Untersuchungen am Domagkschen Modell auf andere, verwandte Verbindungen ausgedehnt. Dabei machten der Pharmakologe D. Bovet – späterer Nobelpreisträger für Pharmakologie – und seine Mitarbeiter die sensationelle Entdeckung, daß die chemotherapeutische Wirkung nichts mit den Farbstoffeigenschaften des Prontosil zu tun habe, daß vielmehr die *Sulfonamidgruppe* Träger der Wirkung sei. Die farbgebende Azogruppe, die -N=N- Gruppe zwischen den beiden Ringen, wird im Körper gespalten und erst dabei entsteht das wirksame freie *Sulfanilamid*:

$$NH_2-\underset{Prontosil}{\underbrace{\bigcirc\!\!\!\!\overset{NH_2}{|}\!\!\!\!-N}} = N-\underset{\text{wirksamer Sulfanilamidanteil}}{\underbrace{\bigcirc-SO_2NH_2}}$$

Sulfanilamid war eine seit 1908 bekannte, aber unbeachtet gebliebene Substanz, nicht patentgeschützt und dazu billig herzustellen. Der wirtschaftliche Ertrag der I.G. Farbenwerke an der großen Entdeckung war so nur bescheiden, zumal bereits 1938 aus englischen Laboratorien das *Sulfapyridin* (M & B 693) auf den Markt kam (in Deutschland als Eubasin®), das ein weit größeres Wirksamkeitsspektrum als das Prontosil aufwies, allerdings auch giftiger war. Es folgten in den Jahren bis zum Ausbruch des Krieges das Albucid® (Sulfacetamid), das Cibazol® (Sulfothiazol) und das Globucid® (Sulfothiodiazol). Mit diesen antibakteriellen Waffen rettete man damals Hunderttausenden von Kriegsopfern mit infizierten Wunden, mit Sepsis, Lungen-, Darm- und Harnwegsentzündungen und anderen Infektionskrankheiten das Leben.

Die Entwicklung der Sulfonamide war damit aber noch nicht abgeschlossen. Es folgten ein Reihe weiterer Verbindungen mit diesen oder jenen Vorteilen. Heute sind das Prontosil und die Sulfanilamide der ersten Generation alle obsolet.

Sicher hat die Entdeckung und der Siegeszug der Sulfanilamide auch die 1939 nach der Veröffentlichung von R. Dubos wieder aufgenommenen Arbeiten um das Penicillin beflügelt. Vor allem aber beschleunigte der Krieg die Entwicklung, so daß nach erstaunlich kurzer Zeit das Penicillin bei den Aliierten bereits zum Einsatz kam. Es erwies sich den Sulfanilamiden in vieler Hinsicht überlegen. In rascher Folge erschienen dann *Streptomycin, Chloramphenicol, Tetrazykline* und die *Tuberkulosemittel*. Der Sieg der Chemotherapie war Mitte des Jahrhunderts vollständig, die weitere Entwicklung nicht mehr aufzuhalten. Eine große Zahl weiterer Antibiotika und synthetischer Chemotherapeutika erweiterte das Spektrum der behandelbaren Infektionskrankheiten und der empfindlichen Krankheitserreger, bis heute praktisch auch die letzten Problemkeime erreichbar wurden. Die Vision von Paul Ehrlich war in Erfüllung gegangen.

Synthetische Schmerzmittel

Letztlich geht die Entwicklung der synthetischen Schmerzmittel auf die seit Jahrtausenden gebräuchliche medizinische Verwendung des Schlafmohns, botanisch *Papaver somniferum,* zurück. Aus dem kleinasiatischen Raum gelangte das Wissen um den Mohn in das pharaonische Ägypten, wo man die Pflanze bereits kultivierte und deren Preßsaft verwendete, den die Griechen *Mekonion* nannten. Das *Opium,* das man durch Einschnitt in die Mohnkapsel gewinnt, wurde erst im 3.–4. vorchristlichen Jahrhundert, also nach Hippokrates in Griechenland bekannt. Theophrastus, von dem schon die Rede war, hat den Mohnsaft erwähnt. Der Arzt Nikander von Kolophon in Kleinasien benutzte im 2. Jahrhundert v. Chr. die *Lacrimae papaveris,* die Tränen des Papaver, als Mittel zur Betäubung und als Schmerzmittel. Scribonius Largus unterschied in seinen *Compositiones medicamentorum* (40 v. Chr.) den aus Mohn zubereiteten Extrakt, das Mekonium, vom Opium, das damals schon allgemein gegen Koliken und Durchfall verwendet wurde. Seitdem hat man verschiedenste pharmazeutische Zubereitungen aus dem Mohn hergestellt, von denen hier nur die später sehr gebräuchliche *Opiumtinktur,* also die alkoholische Zubereitung des Mohnsafts, genannt werden soll, die auf das *Laudanum* von Paracelsus zurückgeht. Der Apotheker F. W. A. Sertürner hat dann 1806 das Morphin, den entscheidenden Wirkungsträger des Mohnsafts, dargestellt. Hier nun begannen die chemischen Arbeiten zunächst mit der Darstellung weiterer Inhaltsstoffe des Opiums, seiner sog. Nebenalkaloide, wie *Narcein* (1832), *Codein* (1833), *Thebain* (1835) und *Papaverin* (1848). Schwierigkeiten machte jedoch die Aufklärung der chemischen Struktur des Morphins, die erst 1925 gelang. Bestätigt wurde sie 1963 durch die vollständige chemische Synthese.

Schon im vergangenen Jahrhundert arbeitete man vor allem in Industrielaboratorien an chemischen Veränderungen der Opiumalkaloide. Eines der ersten Produkte war 1886 das später wegen des Mißbrauchs berüchtigte Heroin, eine Verbindung, die aus Morphin mit Eisessig gewonnen wurde. Nur wenige der im weiteren Verlauf der Arbeiten hergestellten Verbindungen haben Eingang in die Therapie gefunden. Zu ihnen gehörten aus den 20er Jahren die Hustenmittel Eukodal®, Dicodid® und Acedicon® sowie das Schmerzmittel Dilaudid®, Präparate, die den älteren Ärzten durchaus geläufig sind oder sogar heute noch angewandt werden. Wenn auch erst 1925 die Struktur des Morphin endgültig aufgeklärt wurde, wußte man schon Ende vorigen Jahrhunderts, daß das Phenanthrengerüst für das Morphin charakteristisch ist.

Phenanthren   Morphin   Dolantin   Methadon

Hier setzten nun die ersten Syntheseversuche an, neue morphinähnlich wirkende, schmerzhemmende Mittel zu finden. Nach jahrelanger erfolgloser Arbeit war auch hier wieder der Durchbruch einem Zufall zu verdanken. 1941 wurde bei den Farbwerken Hoechst an der Entwicklung neuer chemischer Strukturen gearbeitet, die Eingeweidekrämpfe lösen sollten. Bei ihrem Wirkungsscreening beobachtete der Pharmakologe Otto Schaumann an Mäusen die für Morphin typische erhobene

Haltung des Schwanzes. Die daraufhin durchgeführte nähere Untersuchung zeigte, daß die auf den ersten Blick in ihrer Struktur völlig andersartigen Verbindungen tatsächlich wie Morphin die Schmerzreaktion von Tieren herabsetzten oder verhinderten. Das damals entwickelte morphinähnliche Schmerzmittel erhielt den Namen Dolantin® und ist heute noch gebräuchlich.

Erst später erkannte man, daß das Dolantin in seinem chemischen Bau doch Ähnlichkeiten zum Morphin aufwies. Wenn man das Molekül, die kleinste Baueinheit einer solchen Verbindung, räumlich darstellt, so erhält man einen jeweils charakteristischen geometrischen Körper (s. Abb. der Strukturen). Die Form dieses Körpers ist bei Morphin und Dolantin ähnlich. Heute weiß man, daß diese räumliche Konfiguration für die Bindung der Opiate im Körper und damit für die schmerzstillende Wirkung notwendig ist. Inzwischen hat sich nun die Theorie dieser sog. sterischen Bindung an weiteren morphinähnlichen Substanzen bestätigt. Zu nennen sind hier neben Polamidon® (Methadon), Temgesic®, Fortral®, Fentanyl®, Tramal® und Valoron®. Sie alle haben eine dem Morphin ähnliche räumliche Struktur und binden daher im Körper an die sog. Morphinrezeptoren, die charakteristischen Bindungsstellen des Morphins.

Arzneimittel bei psychiatrischen Erkrankungen

Im Vorangehenden hat sich immer wieder gezeigt, daß dann, wenn ein Krankheitsmodell im Tierversuch vorhanden war, auch ein Weg zur Behandlung schwerer Erkrankungen gefunden wurde. Dieser Zusammenhang ist besonders einleuchtend bei den Infektionskrankheiten; gelingt es, mit dem entsprechenden Erreger eine Infektion auch beim Versuchstier in Gang zu setzen, so läßt in der Regel auch der Erfolg, die Entwicklung eines Chemotherapeutikums, nicht lange auf sich warten. Ganz anders ist die Situation bei den psychiatrischen Erkrankungen. Ein Tiermodell für die Depresssion oder gar für die Schizophrenie macht den Pharmakologen auch heute noch Kopfzerbrechen. Bei den Psychopharmaka folgte man dem Zufall gepaart mit der genialen Reaktion einzelner Ärzte; hier war es nicht der Fleiß des »Screenings« vieltausender Substanzen an einem Modell, sondern das mutige Zugreifen in einer einmaligen Situation, also nicht die »Transpiration«, sondern die »Inspiration«, die den Erfolg brachte. Sternstunden der Arzneimittelforschung!

In den Jahren um 1950 wurden bei der französischen Firma Rhône-Poulenc Substanzen synthetisiert, die die Wirkung des körpereigenen Histamin hemmten, sog. Antihistaminika. Unter ihnen war die Verbindung 4560 RP. Schon bei der Prüfung der Substanz im Militärspital »Val de Grâce« in Paris hatte sich gezeigt, daß ihr eine unerwartet starke Wirkung auf das zentrale Nervensystem zukam.

Unterdessen wurden auch klinische Untersuchungen mit dieser Substanz in der psychiatrischen Klinik von St. Anne begonnen. Die beiden Ärzte P. Deniker und J. Delay verabreichten die Substanz zunächst an 10 manische, also stark erregte Patienten. Wie Deniker schreibt, waren die Erfolge »spektakulär, wenn auch relativ spät erkennbar: Die Sedation erfolgte schnell, jedoch die Heilung erforderte Wochen«. Die Untersuchungen wurden dann auf akute Psychosen und akute Schübe schizophrener Psychosen erweitert. Der gleiche erstaunliche Erfolg! Es stand jetzt fest, daß es sich bei 4560 RP nicht nur um ein einfaches Beruhigungsmittel, sondern um ein Mittel gegen die psychotische Krankheit, also um ein echtes Antipsychotikum handelte. Das *Chlorpromazin*, bekannt unter den Handelsnamen Largactil® und in Deutschland Megaphen®, war geboren.

$$\text{Chlorpromazin}$$

Chlorpromazin

1952 erschien die erste Veröffentlichung der beiden französischen Ärzte. Die Psychiater in aller Welt horchten auf, waren jedoch mißtrauisch. Man glaubte noch nicht an eine medikamentöse Beeinflussung der Psychosen. Es war nun das historische Verdienst von Delay und Deniker, in der allgemeinen Diskussion ihren Glauben an die antipsychotische Wirkung der Substanz nicht aufgegeben und mit Überzeugung weitergetragen zu haben.

Ein Zufall kam der weiteren Entwicklung zur Hilfe. Man entdeckte 1953, daß das Alkaloid Reserpin®, das bei der CIBA AG in Basel aus der indischen Schlangenwurzel, *Rauwolfia serpentina,* dargestellt war, eine dem Chlorpromazin vergleichbare antipsychotische Wirkung ausübte. Ein erstaunliches zeitliches Zusammentreffen! Aber die Aufmerksamkeit der Ärzte war jetzt geweckt.

Schon bei der ersten Untersuchung war den Pharmakologen von Rhône-Poulenc aufgefallen, daß Chlorpromazin bei den Versuchstieren eine sog. »Katalepsie« erzeugte. Dabei handelte es sich um eine charakteristische Körperstarre der Tiere, wobei unnatürliche Haltungen angenommen und beibehalten werden. Tatsächlich fand man jetzt auch bei dem ebenfalls antipsychotischen Reserpin die gleiche Wirkung. Es dauerte nicht lange, daß auch den Klinikern bei den behandelten Patienten eine Bewegungsarmut und gesteigerte Muskelspannung auffiel. Es handelte sich um eine offenbar charakteristische, für den Patienten äußerst störende Eigenschaft der Antipsychotika, denn auch das 1959 von Paul Janssen in Beerse (Belgien) entwickelte Antipsychotikum Haloperidol® aus der chemisch völlig anderen Gruppe der *Butyrophenone* erzeugte bei Tieren eine starke Katalepsie und bei Menschen die vergleichbaren Symptome des sog. Parkinsonoids (Bewegungsarmut und gesteigerte Muskelspannung).

$$F\text{-}\langle\bigcirc\rangle\text{-}\overset{O}{\underset{\|}{C}}\text{-}CH_2\text{-}CH_2\text{-}CH_2\text{-}N\langle\bigcirc\rangle\overset{OH}{\underset{Cl}{\langle\bigcirc\rangle}}$$

Haloperidol

So waren die antipsychotischen Substanzen am Ende der 50er Jahre pharmakologisch und klinisch eindeutig durch eine eigenartige, den Kranken quälende Bewegungshemmung charakterisiert. Sie wurden jetzt als Neuroleptika bezeichnet.

In den pharmakologischen Laboratorien wurde es bei der Prüfung neuer Substanzen üblich, die mögliche antipsychotische Wirkung an der Ausbildung einer Katalepsie zu messen und abzuschätzen. Die Katalepsie am Versuchstier war zwar kein Modell für die schizophrene Psychose, aber sie wurde das Leitsymptom der Neuroleptika, der Arzneimittel zur Behandlung der Psychose.

1960 kam nun eine neue Substanz, kein Phenothiazin und kein Butyrophenon, in die Prüfung: das *Clozapin*, mit Markennamen Leponex®.

Leponex

Leponex hatte keine kataleptische Wirkung, dämpfte aber stark die Aktivität der Versuchstiere. Nach einigem Hin und Her wurde das Leponex in die Psychiatrie zur Prüfung gegeben. Unerwartet stellte man eine antipsychotische Wirkung ähnlich der beim Chlorpromazin und Haloperidol fest. Das erste Erstaunen war groß. Sollte es tatsächlich auch antipsychotisch wirkende Substanzen ohne die seltsamen bewegungshemmenden Eigenschaften geben? Festgelegt auf die Vorstellung von der Katalepsie beim Tier und von den parkinsonoiden Symptomen beim Menschen mißtraute man allgemein den Beobachtungen mit der neuen Substanz. Erst mehr als 12 Jahre nach Beginn der Prüfung wurde Leponex schließlich in Deutschland vom Bundesgesundheitsamt für die Behandlung von Psychosen zugelassen.

Dann kam der Rückschlag. Man beobachtete besonders in Finnland, aber auch bei uns, eine größere Zahl von Todesfällen unter der Behandlung mit der neuen Substanz: Knochenmarkschäden unbekannter Entstehung. Das Präparat wurde gegen den Willen vieler, auch bekannter Psychiater vom Hersteller sofort aus dem Handel genommen. Die Hoffnung auf eine Substanz, die dem psychisch Kranken helfen könnte, ohne ihn in seiner Beweglichkeit zu behindern, schien ausgeträumt. Die Amerikaner ließen sich so leicht nicht abschrekken. So befaßte man sich in den Vereinigten Staaten erneut mit dem Leponex und entdeckte dabei ein zweites Mal seine hervorragenden antipsychotischen Eigenschaften. Die Knochenmarkschäden traten bei entsprechender ärztlicher Sorgfalt offenbar nicht mehr auf. Leponex hat wieder eine Zukunft und die betroffenen Patienten eine Hoffnung; alles weist gegenwärtig daraufhin.

Inzwischen stehen in der Therapie eine große Zahl weiterer Antipsychotika zur Verfügung, auch heute noch vielfach Phenothiazine und Butyrophenone. Keines jedoch ist dem Leponex in seiner Wirkungsart vergleichbar.

Die Geschichte der Neuroleptika wurde deshalb so ausführlich dargestellt, weil an ihr besonders gut die Irrungen und Wirrungen bei der Entwicklung neuer Arzneimittel aufgezeigt werden konnten.

Die Erfolge der chemischen Arzneimittelentwicklung in den letzten 100 Jahren sind nicht zu leugnen. Man muß sich jedoch klar darüber sein, daß die wirksamen Substanzen keine Wesen sind, die Krankheiten heilen. Es sind Werkzeuge in der Hand des Arztes, der sie nach seinen Vorstellungen und Kenntnissen bei Krankheiten verwendet und mit ihrer Hilfe die Körperfunktionen beeinflußt. Das ist ein großer Unterschied. Das Vertrauen des Patienten sollte dem Arzt gelten und nicht auf die Arznei gerichtet sein. Umgekehrt gibt es daher auch keine unwirksame Arznei, sondern nur eine unwirksame ärztliche Behandlung.

5 Rückblick und Ausblick: Der Tierversuch

Die Geschichte der Arznei hat zwei Wendepunkte: Der eine fällt in das 16. Jahrhundert, beginnt mit Paracelsus und bezeichnet den Übergang von der hippokratisch-galenischen Säftelehre hin zu einer Bewertung der Arznei nach ihrer Wirkung auf die Körperfunktionen. Man spricht bei der letzten von einer pharmakodynamischen Betrachtungsweise. Bei Hippokrates und Galen ging man von der Beschaffenheit des Körpers aus, bei der sog. Pharmakodynamik von Kräften und Bewegungen im Körper, eben den Körperfunktionen. In der Antike betrachtete der Arzt den Körper nach seiner materiellen Zusammensetzung, in der Neuzeit versuchte man wie bei einem Uhrwerk mechanischen Zusammenhängen auf die Spur zu kommen. Nach Meinung der antiken Ärzte war zum Beispiel bei der Epilepsie eine Umstellung der krankhaften und schädlichen Säftemischung erforderlich, nach der pharmakodynamischen Betrachtungsweise hingegen war der Spasmus, der Krampf von Gefäßen, zu lösen. Dies sind zwei völlig verschiedene Betrachtungsweisen und Zugänge zur Arzneiwirkung. Beide aber sind spekulativ und ordnen die spärlichen ärztlichen Beobachtungen in vorgegebene, also dogmatische Systeme ein.

Das änderte sich gegen Ende des 18. Jahrhunderts, also zur Zeit der französischen Revolution und in den

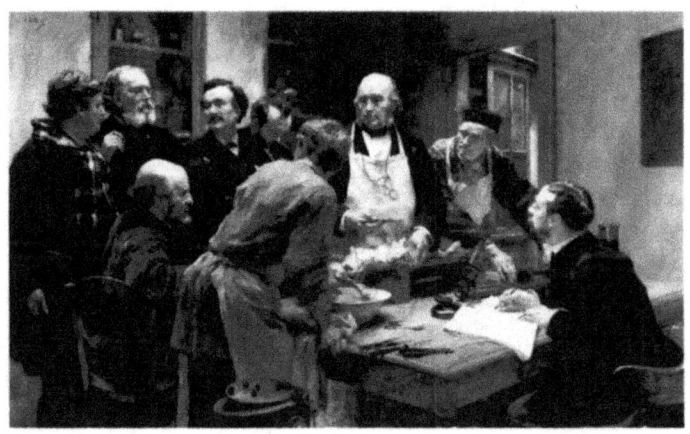

Abb. 48. Claude Bernard (1813–1878) im Kreise seiner Mitarbeiter bei einem Experiment am Tier. Gemälde von L. Lhermitte aus dem Jahre 1889. Palais de la Découverte. VG Bild-Kunst, Bonn.

ersten Jahrzehnten des 19. Jahrhunderts. Diese zweite Wende in der Arzneigeschichte ist mit den Namen François Magendie (1783–1855) in Frankreich und Rudolf Buchheim (1820–1879) in Deutschland verbunden. Beide vertraten den Übergang zu einer empirischen Bewertung der Arzneiwirkung, auf das Tierexperiment.

Schon vor Magendie gab es einzelne Wissenschaftler, die sich hie und da auf Beobachtungen und Experimente am Tier stützten. Da war der Römer Varro, der die Unschädlichkeit von Lolchmehl (Taumellolch als Getreideunkraut) an Hühnern nachgewiesen hat, der Araber al-Razi, der Rhazes unserer Sprechweise, der bereits im 10. Jahrhundert Versuche mit Quecksilber an Affen ausführte, Paracelsus, der mit Äther an Hühnern experimentierte, und einige weniger bekannte Zeitgenossen der Aufklärungszeit, wie Joh. J. Wepfer aus Schaffhausen und der Wiener Kliniker Anton Stoerck (s. S. 92). Der erste aber, der sich systematisch, ja, man möchte sagen verbissen, für das Experiment, besonders auch für das Tierexperiment in der Medizin verwandte und seine ganze Arbeit darauf gründete, war eben François Magendie. Von ihm ging die Tradition aus, die zur heutigen tierexperimentellen Pharmakologie führte. Man untersuchte jetzt die Arzneien an den Körperfunktionen von Versuchstieren auf ihre Wirkung und stützte ihre Verwendung als Arzneimittel auf die am Tier gewonnenen Beobachtungen (Abb. 48). Es ist die Methode, die in weniger als 200 Jahren zur Entwicklung eines völlig neuen, für den Arzt kaum noch überblickbaren Arzneiangebots und zu unserer heutigen Arzneianwendung in der Krankenbehandlung geführt hat. Die Arzneimittelforschung wurde zur Naturwissenschaft und verlor alle von der Alchemie noch anhaftenden Reste des Spirituellen. Ihr göttlicher Funke war jetzt endgültig erloschen.

Wie kam es zu dieser geschichtlich deutlich markierten Wende zur tierexperimentellen Pharmakologie? Nicht zuletzt trug dazu der gesellschaftliche Umbruch in der Aufklärung, der damalige Wandel in der sozialen Herkunft der Wissenschaftler und in den moralischen Normen und religiösen Werten bei.

Wandel in der sozialen Herkunft der Wissenschaftler

Bis dahin gab es eine tiefe soziale Kluft zwischen dem Arzt und dem handwerklich tätigen Chirurgen; auch der Anatom präparierte die Leichen nicht selbst, dafür hatte er den Präparator. In den naturwissenschaftlichen Fächern unterschied man bis dahin in Frankreich – und hier war der Wandel am deutlichsten – zwischen dem vortragenden Professor und dem Demonstrator, der an den Objekten, den Pflanzen oder Mineralien, die Worte des Professors erläuterte. Das Manuelle war also vom Gelehrten streng getrennt.

Hierin vollzog sich im 18. Jahrhundert, also mit der Aufklärung und der französischen Revolution, ein entscheidender Wandel. Die manuelle Arbeit gewann durch die zunehmende Beachtung auch der handwerklichen Berufe an Wert. Man empfand den Eros im manuellen Schaffen. Im Zuge dieser emanzipatorischen Entwicklung erhielt eine neue gesellschaftliche Gruppe Zugang zur Wissenschaft, die früher eine Domäne des niederen Adels und des gehobenen Bürgertums gewesen war. Jetzt drängten Söhne von Handwerkern in die Hörsäle, die von Haus aus mit der Hände Arbeit vertraut waren, diese nicht scheuten und verachteten: Der erste experimentelle Pharmakologe François Magendie, war Sohn eines Chirurgen – damals noch ein handwerklicher Beruf –, Magendies bedeutender Schüler Claude Bernard (1813–1878) war der Sohn eines bitterarmen Weinbergarbeiters, der berühmte deutsche experimentell arbeitende Physiologe Johannes Müller (1801–1858) der eines Arbeiters, und einer der ersten deutschen Pharmakologen Carl Philipp Falck (1816–1880) der eines Handwerkers. Kurz, das Tierexperiment zeigte den Einbruch manuell-handwerklicher Fähigkeiten in eine Wissenschaft, die bis zur Aufklärung und zur Emanzipation des dritten Standes allein der Ratio, der theoretischen Überlegung oder mehr noch der Spekulation vorbehalten war. Die Pharmakologen der letzten 200 Jahre waren hochqualifizierte »Handwerker«, aus denen heute im Umgang mit elektronischen Apparaturen Physiker und perfekte Techniker werden, wobei das unmittelbare Erlebnis des manuellen Umgangs mit dem lebenden Körper und die sinnliche Erfassung der Ergebnisse im Experiment, aber auch in der Klinik, mehr und mehr verlorengehen. Der Kulminationspunkt in der Geschichte des pharmakologischen Versuchs ist offenbar überschritten, wie wir auch anderweitig sehen werden.

Wandel in den moralischen Normen und religiösen Werten

Darüber hinaus veränderten sich mit der Aufklärung und der französischen Revolution die moralischen Normen, und die religiösen Werte büßten in der Forschung zunehmend an Bedeutung ein. Vor allem aber veränderte sich die Einstellung zum Tod und zu den Verstorbenen. Die Leichenöffnungen wurden Mitte des 18.Jahrhunderts zur Selbstverständlichkeit. Auch waren Obduktionen durch nächste Angehörige nicht nur Einzelfälle unter Naturwissenschaftlern und Ärzten der damaligen Zeit. Man darf hierbei wohl nicht von einem moralischen Verfall sprechen; vielmehr ging es um eine neue Wertung, um neue Maßstäbe, ja, man kann es einen kulturellen Bruch nennen. Mit der Aufklärung begann die große Emanzipationsbewegung, die den Menschen von den tradierten Werten in der Religion und in der gesellschaftlichen Ordnung löste und das Menschenrecht, das Recht des einzelnen, in den Mittelpunkt stellte. Dies ist eine Entwicklung, die noch in vollem Gange ist. Es begann damals der große Aufbruch in die Zukunft, ein alle Stände umfassender Prozeß rationaler Weltaneignung und Weltgestaltung, in dem Wissenschaft und Technik eine entscheidende Rolle spielen sollten. Ja, man könnte sagen, alles wurde im weiteren Verlauf verwissenschaftlicht, und kein Mittel wurde in Frage gestellt, das dem Erkenntnisfortschritt und der Verbesserung der menschlichen Lebensverhältnisse dienen konnte.

Die Medizin erhielt durch diese Bewegung ungeahnte Impulse, ja, die moderne, naturwissenschaftlich orientierte Medizin wurde überhaupt durch den Bruch mit den hergebrachten Tabus erst möglich. Man denke an die ärztlichen Einsichten, die die unmittelbare Körperuntersuchung und die jetzt regelmäßig durchgeführten Leichenöffnungen gebracht haben, an die offene Aussprache über intime Probleme mit dem Arzt, an die Fortschritte der Chirurgie durch die Einführung der Narkose, aber auch an die Tierversuche, die zu den bahnbrechenden Erkenntnissen in der Krankenbehandlung der letzten Jahre geführt haben. Das alles sind letztlich unbestreitbar Verdienste des aufklärerischen Anspruchs auf Menschenrechte. Auch der Segen durch die Ausrottung der Seuchen wäre ohne den Tierversuch nicht möglich gewesen. Ja, wir leben heute in einer Zeit, in der die Mehrzahl der Menschen die Bedrohung durch Tuberkulose, Diphtherie, Scharlach, Typhus, Syphilis, Gonorrhoe und die zahllosen, heute fast augestorbenen Tropenkrankheiten gar nicht mehr kennt und daher auch mehr oder minder konzeptionslos vor dem neu aufgetretenen Aids-Problem steht. Sicher war die weitgehende Ausrottung der Seuchen nicht zuletzt eine Frucht der zunehmenden Hygiene, aber diese ist ebenso wie die experimentelle Pharmakologie und die sich gleichzeitig entwickelnde Sozialmedizin ein Kind der Aufklärung. Man kommt an der historischen Tatsache nicht vorbei, daß der Tierversuch ein Teil dieses Wertewandels der Aufklärung war, und nicht der unbedeutendste. Ethische Bedenken gegen den Tierversuch kamen damals nicht auf. Der berühmte Wiener Kliniker Carl v. Rokitanski (1804–1878) meinte, daß die Zeit jetzt für diese Entwicklung reif wäre, und »übereinstimmend mit unserer abendländischen Fühl- und Denkweise (...) über die Benutzung des lebendigen Tierleibs zu wissenschaftlichen Forschungen kein ernstliches Bedenken erhoben, und die Berechtigung dazu als selbstverständlich hingenommen worden« sei.

Man mag sich gegen diese Entwicklung sträuben, kann sie aber mit ehrlichem Gewissen nicht leugnen. Natürlich ist es erlaubt, den Tierversuch in Frage zu stellen. Man muß dann aber auch offen aussprechen, daß überhaupt die einseitige und übersteigerte Betonung der

Rechte des Individuums in der Aufklärung, oder wie wir heute auch sagen würden, der »Selbstverwirklichung des Menschen« in einer verwissenschaftlichen Welt, einen Bruch mit der Natur und mit den Rechten unserer Mitgeschöpfe – Mensch und Tier – gebracht hat, aus der sich nicht nur viele der ökologischen Probleme herleiten, sondern auch nicht wenige unserer gesellschaftlichen Schwierigkeiten. Redlicherweise muß man zugeben, daß wir den Tierversuch nur in Frage stellen können, wenn wir auf das Recht des Menschen auf rücksichtslose Selbstverwirklichung mit allen ihren Facetten zu verzichten bereit sind. Zum Menschenrecht im Sinne der Aufklärung und zur Selbstverwirklichung des Menschen gehören ohne Zweifel im heutigen Verständnis der Öffentlichkeit auch der Lebensgenuß und die persönliche Gesundheit, die eine Erschließung von Lebens- und Naturvorgängen, auch mit dem Opfer von Tieren, ja, wie Beispiele aus der Aufklärung zeigen, sogar mit dem Opfer von Menschen, erforderlich machen können. Es ist keine Frage, daß jeder verwirklichte und eingeforderte individuelle Rechtsanspruch eine Einschränkung des Rechts anderer Geschöpfe, auch anderer Menschen bedeutet. Wenn die Arzneiwissenschaft den Tierversuch zur Disposition stellen soll, muß man zunächst diese historischen Bezüge freilegen und klarstellen. Es ist nicht möglich, ein einzelnes Element wie den Tierversuch aus dem Zusammenhang herauszulösen. Die Diskussion muß bei den übergeordneten Begriffen der menschlichen Selbstverwirklichung ansetzen. Nur durch begriffliche Klärung und Abgrenzung des natürlichen von einem überforderten Menschenrecht können wir erfahren, wieweit andererseits das Recht der Natur und der Mitgeschöpfe geht. Wir stehen hier vor einem religiösen und philosophischen Problem, das nicht mit politischen und schon gar nicht mit demagogischen Mitteln gelöst werden kann. Aber all diese Diskussionen kommen nicht an der Tatsache vorbei, daß wir den Fortschritt der Medizin in den letzten 200 Jahren, von dem wir alle profitieren, mit dem Leben der Versuchstiere erkauft haben.

Es ist keine Frage, daß jeder verantwortungsvolle Pharmakologe behutsam mit seinen Versuchstieren umgeht; die Forscher stellen sich der Forderung Albert Schweitzers in *Kultur und Ethik:*

> »Diejenigen, die an Tieren Operationen oder Medikamente versuchen oder ihnen Krankheiten einimpfen, um mit den gewonnenen Resultaten Menschen Hilfe bringen zu können, dürfen sich nie allgemein dabei beruhigen, daß ihr grausames Tun einen wertvollen Zweck verfolge. In jedem einzelnen Falle müssen sie erwogen haben, ob wirklich Notwendigkeit vorliegt, einem Tier dieses Opfer für die Menschheit aufzuerlegen. Und ängstlich müssen sie darum besorgt sein, das Weh, soviel sie nur können, zu mildern.«

Albert Schweitzer hat nicht nur die Tür zur experimentellen Medizin offen gehalten, er hat den Konflikt artikuliert, in dem Arzt und Wissenschaftler im Interesse der kranken Menschen zu handeln gezwungen sind. Für diesen Konflikt zwischen der Ehrfurcht vor dem animalischen Leben und der Sorge um den kranken Menschen müssen die Sinne geschärft werden. Wir müssen aber auch erkennen, daß dieser Konflikt nur ein kleiner Teil der größeren Auseinandersetzung zwischen der Selbstverwirklichung des einzelnen und dem Schicksal der Mitgeschöpfe ist. Unsere Zeit neigt dazu, vor allem in der Befreiung des Menschen von gesellschaftlichen Bindungen und moralischen Traditionen ohne Rücksicht auf den Mitmenschen vehement voranzudrängen, in anderen Bereichen, vor allem in der Technik, aber streben wir schwärmerisch ins 18. Jahrhundert zurück. An diesem Widerspruch kann unsere Kultur endgültig zerbrechen.

Abschließend noch ein Blick in die Zukunft der Arzneimittelwissenschaft! Es hat den Anschein, daß sich in der Pharmakologie das Problem des Tierversuches ohnehin historisch lösen wird; die Wissenschaft ist dabei, den Tierversuch aus sich selbst heraus zu überwinden. Ein neuer Wendepunkt in der Geschichte der Arzneimittelforschung zeichnet sich ab.

Die experimentelle Pharmakologie von Magendie und Buchheim, also die ärztliche Arzneimittelforschung des 19. Jahrhunderts, beschäftigte sich mit der Wirkung von chemischen Stoffen auf die bei Mensch und Tier erfaßbaren Körperfunktionen wie Blutdruck, Herzkraft und Häufigkeit des Herzschlags, der Magen- und Darmbewegung, der Harnbildung und -ausscheidung, den Blutzucker und andere Stoffwechselgrößen. Dies alles waren Meßgrößen, die ohne größere Schwierigkeiten bei Mensch und Tier zu erheben sind. Im Laufe des 20. Jahrhunderts wendeten sich die Forscher nun mehr und mehr der Wirkung der Arzneistoffe auf die einzelnen Organe und schließlich auf die Zelle zu, also der Wirkung auf die sog. Rezeptoren, die Bindungstellen der Arzneimittel an der Zelle, auf die Enzyme und auf die Zellmembranen, auf die Stoffwechselvorgänge der Mikrosomen, elektronenmikroskopisch kleine Zellbestandteile, und sogar der Wirkung auf die Chromosomen. Beim Eindringen in den mikroskopischen und submikroskopischen Bereich des Körpers aber verlieren die Ergebnisse der pharmakologischen Versuche naturgemäß ihre Anschaulichkeit. Sie führen zu hochinteressanten, gelegentlich nur noch mathematisch ausdrückbaren Ergebnissen für Fachgelehrte, sind aber vielfach am Menschen und vor allem am kranken Menschen nur schwer oder gar nicht nachzuvollziehen. Bei dieser Art pharmakologischer Versuche kann nun die Wissenschaft tatsächlich weitgehend auf lebende Tiere verzichten. Der Pharmakologe wird in absehbarer

Zeit nur noch an isolierten Zellen oder an Zellkulturen, an isolierten Rezeptoren oder Enzymen usw. arbeiten, und der Druck der militanten Tierversuchsgegner begünstigt ohne Zweifel diese Entwicklung. Auf diese Weise vermag man die Spezifität der Aussage über eine Arzneiwirkung, ihre Präzision, in einem Ausmaß zu erhöhen, von dem unsere Vorgänger nur träumen konnten. Aber es besteht die Gefahr, daß die am Modell und nicht am Lebewesen gewonnene Aussage zunehmend an Relevanz, an Bedeutung und Aussage für die Arzneibehandlung, verliert. Diese muß jedoch letztlich die vornehmste Aufgabe der Arzneimittelforschung bleiben. Bei welchen Patienten will der Arzt einen Stoff einsetzen, von dem er nur weiß, daß er die Rezeptoren β xq^{2+} blockiert? Wenn wir soweit sind, werden wir zwar kaum noch Versuchstiere in der Pharmakologie benötigen, aber was werden dann die Ärzte am Krankenbett mit so abstrakten Aussagen der Pharmakologen anfangen, und wie wird dann diese Medizin aussehen, die keine Versuchstiere mehr verwendet? Ist man sich auch darüber im klaren, daß eine Arzneibehandlung ohne Versuchstiere dann endgültig eine reine Computertherapie sein wird, eine Therapie, bei der der elektronische Rechner festlegt, was beim Kranken zu geschehen hat? Der Arzt wird dann die komplexen Sachverhalte und Zusammenhänge nicht mehr zu erfassen vermögen.

Dabei werden sich mit dem immer tieferen Eindringen der Pharmakologie in die zellulären und subzellulären Lebensvorgänge die Entwicklungsmöglichkeiten neuer »Arzneimittel« vervielfachen. Jeden Rezeptor, jeden Ionenkanal in den Zellmembranen, jedes Enzym usw. wird man durch speziell modellierte Arzneimittel beeinflussen können, und der Computer wird hierbei hilfreich sein. Die Möglichkeiten der pharmakologischen Wirkung sind in dieser Dimension unbegrenzt und die Zahl der wirksamen Stoffe unübersehbar. Wird aber der Arzt am Krankenbett daraus Nutzen ziehen können, wird der Patient davon profitieren? Das muß man sehr in Frage stellen. Ja, es ist nicht ausgeschlossen, daß mit der Zunahme von wissenschaftlich interessanten, aber für die Krankenbehandlung unbrauchbaren chemischen Verbindungen per saldo die Zahl von neuen nützlichen Arzneimitteln sogar zurückgehen, die Entwicklung sich also selbst begrenzen wird. Damit befinden wir uns aber bereits im Bereich des Visionären.

Auf jeden Fall wird die zunehmende Unanschaulichkeit der pharmakologischen Ergebnisse für Ärzte und Öffentlichkeit sicher dazu führen, daß die Arzneimittelwissenschaft mehr und mehr ins Abseits gerät und man in der Praxis wieder zu den alten bewährten Arzneien der Vergangenheit und zu den »guten alten Heilpflanzen« greift. Diese Entwicklung beginnt sich bereits heute abzuzeichnen. Die glasklare naturwissenschaftliche Arzneiwissenschaft verliert zunehmend das Vertrauen der Menschen, und die unpersönliche Rationalität in der Therapie nährt vielfache Ängste. Das Pendel schlägt zurück!

Literatur

Adly, A.: The history of medicinal and aromatic plants, Karachi 1982
Berthelot, M.: Les Origines de l'Alchimie, Paris 1885
Brøndegaard, V. J.: Ethnobotanik, Berlin 1985
Bynum, F. u. Porter, R.: Brunonianism in Britain and Europe, London 1988
Celsus, A. C.: Über die Arzneiwissenschaft, Darmstadt 1967
CIBA Zeitschrift, Antiseptik und Aseptik, Heft 50, Wehr/Baden 1951
  Die Anästhesie, Heft 60, Wehr/Baden 1953
  Die Klostermedizin, Heft 52, Wehr/Baden 1951
  Koka, Heft 92, Wehr/Baden 1958
Croll, O.: Basilica chymica, Genf 1643
Drewermann, E.: Tiefenpsychologie und Exegese, Bd. I u. II, Olten u. Freiburg i. Br. 1992
Dymock, W.: Pharmacographia indica, London, Bombay, Calcutta 1890
Efron, D. H., Holmstedt, B. u. Kline S. N.: Ethnopharmacologic Search for Psychoactive Drugs, Washington 1967
Eliade, M.: Schamanismus und archaische Ekstasetechnik, Zürich, Stuttgart 1954
dgl.: Schmiede und Alchemisten, Freiburg 1992
Gebelein, H.: Alchemie, München 1991
Glauber, J. R.: Pharmacopoaeae Spagyrica, Nürnberg 1654
Grimm, J.: Deutsche Mythologie, Frankfurt a. M., Berlin u. Wien 1981
Grönbech, W.: Kultur und Religion der Germanen Bd. I u. II., Darmstadt 1961

Grot, R. v.: Über die in der hippokratischen Schriftensammlung enthaltenen pharmakologischen Kenntnisse, Historische Studien aus dem pharmakologischen Institute, Dorpat 1889
Hildegard von Bingen: Naturkunde, Salzburg 1959
Hoffmann, F.: Opera Omnia, Genf 1748
Issekutz, B.: Die Geschichte der Arzneimittelforschung, Budapest 1971
Johannessohn, F.: Chinin in der Allgemeinpraxis, Amsterdam-W. 1932
Kerenyi, K.: Der göttliche Arzt, Darmstadt 1964
dgl.: Die Heroen der Griechen, Zürich 1958
Kobert, K.: Zur Geschichte des Mutterkorns, Dorpat 1989
Lévi-Bruhl, L.: Die geistige Welt der Primitiven, Darmstadt 1966
Linde, O. K.: Pharmakopsychiatrie im Wandel der Zeit, Klingenmünster 1988
Lyons, A. S. u. Petrucelli, R. J.: Die Geschichte der Medizin im Spiegel der Kunst, Köln 1980
Lorscher Arzneibuch, Hrsg.: G. Keil, Stuttgart 1989
Marzell, H.: Geschichte und Volkskunde der deutschen Heilpflanzen, Darmstadt 1967
Münch, J. H.: Beobachtungen bey angewendeter bella donna bey den Menschen, Stendal 1789
Otto, W. F.: Dyonysos, Frankfurt a. M. 1960
Pagel, W: Das medizinische Weltbild des Paracelsus, seine Zusammenhänge mit Neuplatonismus und Gnosis, Wiesbaden 1962
Paracelsus, T.: Werke Bd. I–V, Hrsg.: W.-E. Peuckert, Darmstadt 1967
Pietsch, E.: Johann Rudolph Glauber, München 1956
Platon: Politeia, Rowohlts Klassiker Bd. IV, 1961
Plinius, C. Sec.: Naturgeschichte Bd. I–III, Darmstadt 1968
Osiander, J. F.: Volksarzneimittel, Harburg 1861
Rausch und Realität, Bd. I u. II, Hrsg.: G. Völger, Köln 1981
Schmieder, K. C.: Geschichte der Alchemie, Halle 1832
Sigerist, H. E: Anfänge der Medizin, Zürich 1963
Stahl, G. E.: Materia Medica, Dresden 1744
Stille, G.: Der Weg der Arznei, Karlsruhe 1994
Störck, A.: Libellus, quo demonstratur: Stramonium, Hyosciamum, Aconitum, Wien 1762
Strumpf, F. L.: Systematisches Handbuch der Arzneimittellehre Bd. I und II, Berlin 1848

Sydenham, T.: Opera Medica, Bd. I u. II, Genf 1769
Telle, J.: Alchemie II, Theologische Realenzyklopädie, Berlin 1977
Valentin, M.: François Broussais. Dinard
Valentinus, B.: Triumph-Wagen Antimonii, Nürnberg 1676
Wagner v. Jauregg, J.: Lehrbuch der Organotherapie, Leipzig 1914
Wasson, R. G.: SOMA Divine Mushroom of Immortality, Washington 1973
Withering, W.: An Account of the Foxclove and Some of its Medical Use, Deutsche Übersetzung, Mannheim 1929
Zotter, H.: Antike Medizin, Cod. Vindobonensis 93, Graz 1986

Abbildungsnachweis

1, 11, 34, 46	Wellcome Institue for the History of Medicine, London
2, 4, 32, 47	Eckart, W.: Geschichte der Medizin, Berlin Heidelberg 1990
3, 22, 24, 25, 27, 28, 31	Lüderitz, B.: Geschichte der Herzrhythmusstörungen. Von der antiken Pulslehre zum implantierbaren Defibrillator, Berlin Heidelberg 1993
5	Sandoz AG, Basel
6, 9, 16, 18, 21	Zotter, H.: Antike Medizin, Akademische Druck- und Verlagsanstalt, Graz 1986
7	University of Pennsylvania, Museum Archives, Philadelphia PA
8	Ebers, G.: Faksimileausgabe des Papyrus Ebers, Leipzig 1875
10	CIBA Zeitschrift, Die hippokratische Medizin 85/1957
12	Österreichische Nationalbibliothek, Wien
13	New York Academy of Medicine, New York
14	Biblioteca Casanatense, Rom
15	Keil, G. (Hrsg.): Das Lorscher Arzneibuch, Wiss. Verlagsgesellschaft, Stuttgart 1989
17, 37	Brunswick, H.: Das buch der waren kunst zu distillieren, 1512; Faksimile Leipzig 1972
19	Freer Gallery of Art, Washington DC
20	Universitätsbibliothek Tübingen
23	Sudhoff, K., Barth, O. W. (Hrsg.): Theophrast von Hohenheim, Sämtliche Werke, Bd. 7, München 1923
26, 36	Biliothèque National de France, Paris

29	Musée d'Unterlinden, Colmar
30	Lyons, A. S., Petrucelli R. P.: Medicine: An Illustrated History, Harry N. Abrams, New York
33	The Metropolitan Museum of Art, New York
35	Dressendörfer, W.: Apotheker Kalender 1992, Deutscher Apotheker Verlag, Stuttgart
38, 43, 44	National Library of Medicine, Bethesda MD
39	Bibliothèque Royale Albert I, Brüssel
40	Sammlung William Helfand, New York
41	Hansmann Claus und Liselotte, Kulturgeschichtliches Bildarchiv A–Z, München
42	Boston Medical Library, Cambridge
45	Weltgesundheitsorganisation, Genf
48	Palais de la Découverte, Paris; VG Bild-Kunst, Bonn

Sach- und Personenverzeichnis

A

Aberglauben 122–124
Abortivum; Abortiva 25–28, 105
Absinthpflanze 25
Abtreibung 16
Abu Musa Dschabir 170
Abul-Casim 178, 179
Acedicon 211
Acetanilid 199
Acetylsalicylsäure 92, 196
Achilles 40
Acriflavin 206
Adalat 194
Adsorbentien 119, 139
Afghanistan 38, 106
Ägypten 32, 33, 42, 94, 109, 117, 118, 147, 148, 172, 210
Aids-Problem 223
Aitchinson 106
Alantwurzel 39, 41
Alaun 147
Albertus Magnus 70
Albucid 209
Alchemie 7, 80, 112, 146, 148–170, 178
Alexander 69
Alexandria 148
Alkohol 172, 174, 179, 182
Alkoholdestillation 178
Aloe 31, 45, 57, 74
Alraune 16, 24, 48, 49, 172
Altersbeschwerden 109
Ammi visnaga 109
Ammoniak 164
Amöbenruhr 82
Amphetamin 107
Amylnitrit 193, 194
Amytal 190
Anaximenes 178
Andornkraut 41
Angina pectoris 145, 193–195
Angosturarinde 81
Animisten 168, 169
Anis 31, 41, 43
Anodyna 157
Anrep, V. K. 90
Anthrachinone 73
anthroposophische Medizin 50, 155
Antibiotika 207, 209
Antiepileptika 191–193
Antifebrin 199
antike Medizin 41–47
antike Mythologie 38–40, 93, 140, 172

Antimon 147
Antimonium diaphoreticum 157
Antimonoxyd 165
antimonsaures Kali 157
Antipsychotika 213, 215–217
Antipyrin 197, 198
Antisepsis 203
Antonius, Heiliger 102, 103
Aperitif 34, 57
Aphrodisiaka 16, 20, 22–25, 37, 64, 70, 120
Apiol 28
Apollo 47
Appetitzügler 108
Aqua vitae 179
Araber 117, 150
Arabien 38
arabische Medizin 62, 66–73, 75
Arcana, Arkana 154, 160
Aristoteles 161
Arnika 64
Aronstab 16, 24
Arsen 147
Arsenchlorid 164
Arsensulfid, gelbes 147
Arthritis 110
Arzneibücher 51–61, 116
Arzneistoffe, chemische 136–145
Arzneitherapie, normierte 14
Ascaridol 85
Asche, tierische 119
Asphaltöl 128
Asphaltos 127
Aspirin 92, 196, 197
Atemwegserkrankungen 107
Athene 47
Äther 184, 185
Äthiopien 29

Äthylenchlorid 187
Äthylurethan 190
Atoxyl 206
Atropin 111
Auenbrugger, L. 71
Aufklärung 91, 220–224
Aurum potabile 161
Avesta 18
Avicenna (Ibn Sina) 62, 70–73, 75, 139, 184
Ayurveda-Medizin 29, 36, 67, 68

B

Balard, J. 194
Balder 50
Baldrian 24, 55
Balsam, innerer 127, 162
Banting, F. G. 133
Barbiturate 190, 191
Bärenfett 118
Bärentraubenblätter 91
Bärlapp 50
Basilius Valentinus 179
Bauchspeicheldrüse 131, 132
Bayer-Werke 135, 191, 196, 205, 206, 207, 208
Behring, E. von 201, 204
Beifuß 25, 41, 49, 55
Beinwell 55
Benedictine 53
Benediktenkraut 64
Benzodiazepine 191
Bernard, C. 128, 129, 134, 219, 221
Berthelot, M. 170
Berthold, A. A. 129
Bertram 49, 55, 57
Best, C. H. 133
Bibel 32–34, 37, 133, 136, 142

Bibergeil 121, 122
Bibernell 64
Bier 31, 174, 175
Bierfest, germanisches 174, 176
Bilsenkraut 31, 49, 93
Birkenbaumpilz 29
Bitterstoffe 34, 81
Bittersüß 111
Blaud, P. 141
Bleichsucht 141
Blot 174, 176
Blutarmut 135, 141
Blutdruckkrankheit 109
Blutgerinnung 197
Blutplättchen 197
Bluttransfusion 119
– vom Lamm 115
Blutungsstillung 141
Blutwurz 16, 24
Bock, H. 27
Bocksgeil 22
Bockshorn 51
Bockshornkleesamen 55
Boë, F. de le (Sylvius) 119, 139, 180
Boerhaave, H. 143
Bohnen 51
Boldoblätter 87
Bordeau 90
Bordeu, Th. de 129
Bovert, D. 208
Brauchtum 122–124, 176
Brechnuß 111
Brechwurzel 82
Breinl, A. 206
Brennesselkraut 41
Brennesselwurzel 109
Brombeere 46, 55, 56
Bromide 191
Broussais, F. J. V. 11, 12
Brown, J. 181, 182

Brown-Séquard, Ch.-E. 129–131
Brunfels, O. 23, 95
Brunnenkresse 55
Brunner, J. C. 131
Brunton, Sir Th.L. 194
Brynhild 50
Buchheim, R. 189, 219, 226
Butazolidin 198
Butenandt, A. F. J. 131
Buttermilch 116
Butyrophenone 215, 217

C
Cahn, J. 199
Cajeputöl 87
Calancha, A. de la 86
Calomel 155, 156
Camerarius, R.B. 105
Campolon 135
Cantaridin 120
Capet, Hugo, Graf 104
Carbamidderivate 190
Carlsdistel 50
Carnot, P. 134, 135
Caseomorphine 116
Cassia 43
Castoreum 121
Cathartica 155, 156
Cawley, Th. 132
Chaine, E.B. 207
Chatreuse 53
Chemie, organische 171
chemische Arzneistoffe 136–145
Chemotherapie 201, 203, 206, 207, 209
Chenopodium 49, 85
Chesne, J. du 158
China 4, 18, 25, 29, 45
Chinarinde 10, 85–87, 111, 112, 195, 197, 202, 203

235

chinesische Medizin 107
Chinidin 112
Chinin 38, 39, 47, 111, 195, 197, 205
Chloralhydrat 188–190
Chloramphenicol 209
Chloroform 187, 189
Chlorpromazin 213, 214, 216
Chrobak, R. 131
CIBA AG 214
Cibazol 209
Claviceps purpurea 28
Clobucid 209
Clozapin 216
Codein 112, 210
Coffein (Koffein) 108, 112
Coindet, J. F. 100
Collin, J. 93
Comital 192
Confortativa 162
Consalvus Ferrand 83
Constantinus Africanus 69
Copaivabalsam 84
Cordus, V. 45
Coupard 90
Courtois, B. 111
Croll, O. 76, 153, 156, 158
Cromwell, O. 165
Curanderos 20
Curarin 112
Cymbopogon-Arten 87

D

Dattelblüten 31
Davaine, C. J. 201
Delay, J. 213, 214
Demokrit von Abdera 145
Deniker, P. 213, 214
Descartes 11, 180
Desgranges 105
Diaphoretica 157

Diät 6
Dicodid 211
Digestifs 34, 57
Dilaudid 211
Dill 55
Dimethylamido-antipyrin 198
Dionysos 140, 172–174
Dioskurides, P. 22, 26, 32, 45, 47, 51, 137, 184
Diphenylhydantoin 192
Diuretika 156
Doisy, E. A. 131
Dolantin 212
Domagk, G. 207
Dornrose 50
Dost 41, 43, 49, 55
Drachenwurz 43
Dreckapotheke 122
Dreser, H. 196
Drewermann, E. 2
Drogenszene 17
Druiden 50
Dubos, R.J. 207, 209
Durchfallerkrankungen 82

E

Ebereschenbeeren 41
Eberwurz 50
Ehrlich, P. 203–206, 208, 209
Ehrlich-Hata 606 206
Eibisch 55
Eichenrinde 41
Eierstockextrakt 131
Eingeweidemuskulatur, Krämpfe der 109
Eisen 140, 141
Eisenhammerschlag 140
Eisenhut 40
Eisenkraut 55
Eisenoxyd 141, 147, 167

Eisenrost 140
Eisenstein, magnetischer 147
Eisensulfat 147
Eisensulfid 147
Eisentherapie 141
El-Biruni 73
El-Hasan Ben Nuh el-Comri 139
El-Kindi 73
Elefantenlaus 122
Elementarqualitäten 5
Elfenbeinschabsel 59
Eliade, M. 2
Emetin 82, 111
Empedokles 146
Endokrinologie 129
Engelsüß 57
Enzianwurzel 31, 111
Ephedrakraut 106, 107, 112
Ephedrin 107, 108, 112
Epilepsie 124, 126, 162, 177, 191, 192, 218
Eppich 55, 58
Erde 136, 137
Ergotamin 105
Ergotismus
– convulsivus 104
– gangraenosus 102
Esche 43, 50
Essig 31
Eubasin 209
Eukodal 211
Evipan 191

F
Falck, C. P. 221
Färberröte 55
Farn 49, 64
Feigen 31, 41
Feld-Mannstreu 25
Feldmohn 32
Fenchel 31, 41, 43, 51, 58

Fentanyl 212
Fernholz, E. 131
Fichtenharz 43
Fieber 92
Fiebermittel 195–200
Fieberrinde 85
Filehne, W. 198
Fingerhut 93, 96, 97, 145
Fleming, Sir A. 207
Fliegenpilz 17, 107
Flodoardus von Reims 104
Florentinus, T. 179
Florey, H. W. 207
Flourens, M.-J.-P. 187
Fortral 212
Fracastoro, G. 201
Francke, A. H. 169
Frauenhaar 43
Frauenschuh 22
Freud, S. 89
Frouwa 47
Fuchs, L. 95, 96

G
Galbanum 43
Galen 6, 7, 26, 36, 45–47, 55, 60, 73, 79, 80, 110, 218, 219
Galgantwurzel 62, 70
Gamander 55
Gartenbohnenhülsen 87
Gefäßerkrankungen 110
Geigy 198
Geilwurz 22
Geist des Menschen 180
Geister 80, 178–181
Geisteskrankheit 93, 181
Gelbkörperhormon 131
Gelbwurz 30, 31, 37, 68, 69, 75, 161
Gentiana 31
Gentianin 111

Georg III., König von Großbritannien 182
Gerbstoff 39, 81
Germanen 23, 47–50, 61, 137, 174, 175
Germanin 206
germanische Volksheilkunde 47–51
germanisches Bierfest 174, 176
Germer, weißer 57
Gicht 74
Gichtmorchel 24
Gilbert, A. 134, 135
Ginkgo biloba 110
Ginsengwurzel 24, 108, 109
Glauber, J. R. 163–165, 169
Glauber-Salz 164
Glykogen 128
Gnosis 149
Gold 161, 167
Goldregen 43
Goldtinkturen 161
Gomes, B. A. 111
Gonorrhoe 84
Gramicidin 207
Granatapfelsaft 43
Griffith 106
Grimm, J. 47
Grünspan 147
Guajakholz 83, 84
Gundelrebe 61
Gundermann 61
Gurken 43
Guthrie, S. 187
Gynergen 105

H
Haen, A. de 91
Hahnenfuß 120
Halluzinationen 89
Haloperidol 215, 216

Hamingja 174–176
Hansen, G. H. A. 202
Haoma 18, 107
harntreibende Mittel 94, 96–98, 120
Harnwegserkrankungen 91
Hartheu 49
Harze 81
Haselwurz 55, 57
Haßkarl, K. 87
Hauptmann, A. 191
Hausenblase 119
Hebräer 37
Hefe 31
Heilerde 136–139
Helena 39, 42
Hepatrat 135
Hephaistos 137
Hepp, P. 199
Hera 37
Herakles 39, 47
Herbarius des Pseudoapuleius 51, 60
Herberden, W. 145
Herbstzeitlose 31, 73, 74, 93
Herodot 172
Heroin 211
Herrmann, J. F. 128
Herzglycoside 93–98
Herzkranzgefäße 109
Herzwirkung 98
Hildegard von Bingen 27, 49, 61, 62, 64, 70, 73, 177
Hippokrates 5–7, 33, 34, 41, 42, 46, 73, 75, 114, 117, 118, 143, 144, 147, 177, 183, 210, 218
Hippokratiker 44
Hippokratische Medizin 5–7
Hirschbrunst 24
Hirschhornasche 119
Hirschhornzubereitungen 119

Hirschtrüffel 24
Hodenextrakt 129–131
Hoechst 197, 211
Hoffmann La Roche 191
Hoffmann, F. 142, 143, 181
Hoffmannstropfen 142, 181
Höhlenkalk 78
Holda 47
Holunder 43
Holunderbeere 31
Holunderblüten 41, 55
Homer 42
Honein ben Ishac 73
Honig 31, 58, 117, 118, 124
Honigbier 174
Hopfen 62, 70, 71
Hopfenblüten 111
Horrortrip 17
Hufeland, C. W. 101, 145, 158, 177, 193–195
Huflattich 41, 43
Hühner 123
Huma s. Haoma
Humboldt, F. H. A. von 87
Humoralpathologie 6
Husten 38
Hustenmittel 211
Hydantoin 192
Hydropica 156
Hypoxis Rooperi 109

I

Iatrochemie 139
Ibn el Beitar 70
Ibn Sina s. Avicenna
Ignis sacer 102
Ignis Sancti Antonii 102
Ilias 37
Impfstoffe 201
Impotenz 140
Indianische Medizin 20, 81–90

Indien 29, 37, 67–69, 75, 106
Indoarier 17, 18, 68, 107
Industrielaboratorien 183
industrielle Fertigung, frühe 164, 165, 169
Infektionskrankheiten 200–209
Ingwer 55, 58
Inka 18, 19, 87, 88
innere Sekretion 128
Ipecacuanha 82, 83, 111
Iphiklos 140
Isoptin 194

J

Jalapawurzel 87
Janssen, P. 215
Jenner, E. 201
Jesuitenrinde 86
Jesuitentee 85
Jod 111
Johanniskraut 55, 61
Juan de Castro 75
Juden 34, 37
Judenpech 127
Justinian (oström. Kaiser) 66, 150

K

Kadaverspiritus 128
Kaffeebohnen 112
Kakaobohnen 112
Kali, antimonsaures 157
Kaliumsulfat 167
Kalkstein 147
Kalmus 33, 36
Kalomel 167
Kamelheu 122
Kamille 41, 43, 60
Kampfer 71, 93, 121
Kantharidin 120

239

Kardamom 36, 41, 43, 55
Karmelitergeist 53
Karthäusertee 85
Kartoffelknolle 24
Kaskarillenrinde 81
Kassie 36
Katalepsie 214–216
Kathpflanze 108
Kelten 50, 61, 96
Keuschlammfrüchte 41
Kirschlorbeer 101, 145
Klapperschlangenwurzel 83
Kloster Lorsch 53, 60
Klostergärten 70
Klostermedizin 27, 51, 53, 55, 60, 61, 64, 65
Knabenkräuter 21, 22, 23
Knoblauch 41, 43, 55, 58
Koch, R. 201, 202, 204
Koenigstein, L. 90
Koffein (Coffein) 108, 112
Kokain 89, 112
Kokapflanze 87–89, 112
Kokkelskörner 111
Koller, C. 90
Koloquinten 32, 41, 43, 55, 57, 156
Kondurangorinde 81
Koriander 43
Korianderfrüchte 41
Koriandersamen 32, 33
koronare Durchblutungsstörung 145, 193, 194
Kostwurz 51, 55
Kranewittbeeren 58
Krappwurzel 41
Kräuterbücher 79
Kräutergärten 51
Kreosot 128
Kreuzblume 93
Kreuzdorn 57
Krokusblüte 37

Küchenschelle 50, 93
Kuhmist 124
Kuhschelle 50, 93
Kümmel 31, 41, 43, 55, 58
– römischer 51
Kupferstaub 147
Kupfersulfat 155, 164

L

Labkraut 24
Lacrimae papaveris 210
Lammblut 59, 124
Lärchenschwamm 55, 57
Largactil 214
Laudanum 210
– sine opio 158
Laveran, Ch.L.A. 205
Lavoisier, A. L. 170, 196
Lebensbaum 27
Lebenskraft 127
Lebenstein, G. von 94
Leberextrakt 128, 134, 135
Lebertran 134
Leinsamen 31, 41, 55
Leponex 216, 217
Leukipp von Milet 145
Lévy-Brühl, L. 1
Lewin, L. 26
Libau, A. 158, 163
Librium 191
Liebig, J. von 171, 187, 188
Liebreich, O. 189
Liebstöckel 25, 51
Lilien 51
Lind, J. 91
Linné, K. von 45, 71, 85
Lister, Lord J. 203
Lokalanästhesie 90
Long, C. W. 185
Lophophora Williamsi 20
Lorscher Arzneibuch 53, 54, 58, 60, 61, 115–117, 123

Lotusblume 31
Löwenzahn 72
LSD 106
Lull, R. (Lullus) 156, 179, 184
Luminal 191, 192
Lupulin 111

M

M & B 693 208
Ma Huang 107
Mac Leod, I. J. R. 133
Magendie, F. 32, 33, 111, 219, 220, 221, 226
Magenunpäßlichkeit 34, 58, 75
Magneteisenstein 140
Maiglöckchen 94, 95
Maiwurm 120
Makrokosmos 161
Malaria 85, 205, 207
Malven 55
Malvenblätter 41
Malvenblüten 41
Mandeln 43
Manichäismus 18
Manna 32
Mannit 32
Mantegazza, P.o 89
Maria, heilige 47
Mariendistel 63, 64
Mastix 31, 55
Medizin
– des 18. und 19. Jahrhunderts 91–113
– anthroposophische 50, 155
– antike 29–38, 41–47
– arabische 62, 66–75
– Ayurveda-Medizin 29, 36, 67, 68
– chinesische 107
– heutige 13, 14
– Hippokratische 5–7
– indianische 20, 81–90
– Klostermedizin 27, 51, 53, 55, 60, 61, 64, 65
– physiologische 11–13
– Tempelmedizin 40
– Volksmedizin 51, 58, 68, 96, 122–124
Medizinschule von Salerno 69
Meerrettich 41, 43
Meerzwiebel 31, 41, 43, 55, 94, 97
Megaphen 214
Mekonion 210
Melampus 140
Melancholie 180
Melonen 43
Menghini, V. 141
Mercurius 155
– praecipitatus 156
Mering, J. von 132
Mesue, J. 62, 70, 71
Meßwein 177
Met 174
Methadon 212
Methylenblau 205
mexikanisches Traubenkraut 85
Mikrokosmos 9, 161
Milch 114
Milzpräparat 128
Minkowsky, O. 132
Minot, G. R. 135
Minze 43, 51, 55
Mistel 50, 61
Mjot 174
Mohammed 117
Mohn 31, 77
Möhre 24, 43
Molke 116
Moorbeere 24

241

Morgani, G. B. 10
Morphin 210–212
Morphinrezeptoren 212
Morton, W. Th. G. 186
Moschus 121, 122
Moses 33
Müller, J. 221
Mumia 127, 162
Mumien, ägyptische 127
Münch, J. H. 99, 100, 101
Murell, W. 194
Murphy, W. P. 135
Muskatnuß, psychostimulierendes Mittel 72
Mutterkorn 28, 41, 44, 104–106
– Wirkung auf die Gebärmutter 102
Mutterkornalkaloide 105, 106
Mutterkraut 49
Myrrhe 31, 33, 36, 41, 43, 55
Mythologie, antike 38–40, 93, 140

N
Nagai, N. 107
Naphtha 147
Narcein 210
Narcose à la reine 187
Narde 55
Narkose 185–188
– intravenöse 191
narkotische Wirkung 111
Natriumsulfat 164
Naturphilosophie 146
Naturvölker 1–3,, 15
Neisser, A. L. S. 202
Nerpenthes 42
Neuplatonismus 148, 149
Neuroleptika 215, 217

Nicotin 112
Niemann, A. 89
Nieswurz 43, 94
– schwarze 43, 57, 93, 97, 156
Nikander von Kolophon 210
Nitrite 193, 195
Nitritverunreinigungen 195
Nitroglyzerin 193, 194
Nitrum 142–145, 193–195
Nordmarkwerke 135
Norpseudoephedrin 108
Novalgin 198, 200
Novasurol 156
Novocain 90
Numal 190

O
Ochsengalle 117
Odermennig 55
Odin 50
Odorifera 159
Odyssee 172
Ololiuqui 106
Opium 31, 42, 55, 110, 112, 157, 210
Opiumtinktur 210
Orangen 91
Orchideen 16, 21–23
organische Chemie 171
orientalische Schöpfungsmythen 146
Origanum 49
Ortiz, Th. 87
Östron 131
Otto, W. F. 174
Oxazolidinpräparate 192
Oxophenarsin 206

P
Pankreasextrakte 132, 133
Papaverin 112, 210

Papyrus Ebers 26, 31, 33
Paracelsus 7, 8, 79, 80, 83, 86, 93, 110, 112, 127, 128, 138, 150, 153, 155, 160, 165, 184, 185, 210, 218, 219
Parkinsonoid 215, 216
Parsen 18, 106
Pasteur, L. 201, 203
Patroklos 39
Pech 147
Pên-ts'ao ching 25, 45
Penicillin 207, 209
Penthotal 190
Peplium 43
Percival, T. 134
Pernocton 191
Persien 38, 106, 107
Perubalsam 87
Perurinde 85–87
Petersilie 28, 43, 55, 58
Petersilienfrüchte 41
Petersilienwurzel 41
Peyotl 16, 20, 89
Pfeffer 43, 53, 55, 57, 111
Pfefferminz 31, 41
Pfingstrose 16, 59
Pflanzengeister 179
Phanodorm 191
Pharmakodynamik 218
Pharmakologie 220, 223, 226, 227
pharmazeutische Industrie 200, 206
Phenacetin 199, 200
Phenothiazine 217
Phenuron 192
physiologische Medizin 11–13
Phytotherapie 15–113
Pietsch, E. 164
Pikrotoxin 111

Piperin 111
Plasmochin 205
Plato 4
Plinius 26, 34, 51, 70, 119, 134, 137, 144, 177
Plotin 149
Pneuma 178
Pockenschutzimpfung 99
Polamidon 212
Poleiminze 43, 51
Pomeranzenschalen 75
Porree 43
Primidon 192
Progesteron 131
Prometheus 47
Prominal 191
Prontosil 208, 209
Prostatahypertrophie 109
Proto-Anemonin 120
Pseudo-Apuleius 51, 60
Psilocin 19
Psilocybe mexicana 18
Psilocybin 19
Psychopharmaka 212–217
psychostimulierende(s)
– Mittel 72
– Wirkung 108
Psychotherapie 172
Purgierdorn 55, 57
Pyramidon 198, 200
Pyrazolone 198
Pyrit 147
Pythagoras 94

Q

Qualitäten, galenische 5, 7, 71, 79, 86, 110
Quassiaholz 81
Quecksilber 10, 147, 160, 202, 219
Quecksilberoxyd 156
– rotes 160

243

Quendel 55
Quendelseide 57
Quinta essentia 112
Quintessenz 79, 153, 162

R
Rainfarn 27, 64
Ratanhiawurzel 81
Rathlaw 105
Rauke 51
Rausch 16–20
– und Kult 172–176
Rauschmittel 3, 16
Raute 43, 51, 55
Rautenkraut 41
Rautensamen 55
Rauwolfia serpentina 109, 214
Reagenzglasversuch 144
Regenwürmer 59
Reserpin 214, 215
Rettich 41, 43
RgVeda 17
Rhabarber 44, 45, 55, 57
Rhazes 219
Rheumatismus 110, 196, 198
Rhône-Poulenc 213
Rizinusöl 31
Robscheit-Robbins, F. S. 135
Rohleberdiät 135
Rokitanski, C. von 223
Rosmarin 51

S
Sabinol 27
Sadebaum 26–28
Safran 31, 37, 41, 43, 55, 75, 161
Säftelehre, galenische 5–7, 55, 218
Sal 155
– mirabile 164
Salbei 41, 43, 51, 55
Salerno, medizinische Schule von 71
Salicylsäure 112, 195, 196
Salicylsäureverbindungen 92
Salomon 37
Salpeter 142–145, 167, 193
– schwarzer 147
Salpetersäure 164
Salvarsan 206
Salyrgan 156
Salzsäure 165
Sandelholz 69
Sandoptal 191
Sandoz 105
Sarsaparillenwurzel 84
Sassafrasholz 81
Saturei 51
Säureamide 190
Scammoniumharz 43
Schachtelhalm 75
Schafgarbe 39, 55
Schamanismus 1–3, 16, 17, 20
Scharfstoffe 57
Schaumann, O. 211
Schierling 43
Schimmel, bakterientötende Wirkung 116
Schizophrenie 181, 213–217
Schlafapfel 50
Schlafdorn 49
Schlafkrankheit 206, 207
Schlafkunz 50
Schlafmittel 188–191
Schlafmohn 210
Schlafwirkung 71
Schlangenwurzel 81
– indische 109
Schlehdorn 61
Schlehenkerne 55

Schmerzmittel 198–200, 210–212
Schmiedeberg, O. 98, 121, 122
Schöllkraut 55
Schöpfungsmythen, orientalische 146
Schroff, K. D., Ritter von 89
Schwalbe 122
Schwefel 147
Schwefelsäure 167
Schweinemist 124
Schweitzer, A. 225
Schwertlilie 51
Screening 183
Scribonius Largus 210
Sédillot, Ch. 187
Seealgen 100
Seehundstran 134
Seetang 111
Seidelbast 43, 57
Seifenkraut 42, 55
Sekretion, innere 128
Sellerie 43, 55, 58
Senegawurzel 83
Senf 42, 43
Sennesblätter 73
Sennesschoten 73
Sepsis 182
Séquardine 130, 131
Sera 201
Serapion 71
Serpentariawurzel 81
Sertürner, F. W. A. 110, 210
Serumtherapie 204
Sesam 43
Seuchen 201, 202
Shen Nung 45
Signaturenlehre 75–78, 125, 126
Silber 161, 167
Simarube 81

Simpson, J. Y. 187
Skorbut 91
Slotta, K. H. 131
Sobrero 194
Solanin 111
Soma 17, 107
Sonnenwerbel 57
Soubeiran, E. 187
spanische Fliege 120
Spermin 130
spezifische Therapie 10
Spierblüten 112
Spießglanz 167
– oxydierter 157, 165
Spiritus 159, 178
– animalis 180
– der Heilmittel 153, 179
– sanctus 178
– vini 177, 179
Springgurke 43
Springwolfsmilch 57
Stahl, G. E. 139, 143, 166–169
Stalaktit 78
statistische
– Methode 14
– Streuung 65
Stearns, J. 105
Stechapfel 93
Stein der Weisen 160
Steinbrech 58
Steinöl 128
Stickoxydul 187
Stoerck, A. 92, 93, 219
Stoll, A. 105
»stolz Heinrich« 49
Stone 92
Storch 123
Storchenmist 59
Streptomycin 209
Strychnin 111
Strychnosarten 112

Sulfacetamid 209
Sulfanilamid 207, 208
Sulfapyridin 208
Sulfothiazol 209
Sulfothiodiazol 209
Sulfur 155
Sumerer 30, 68
Susruta 36, 38
Süßholz 38, 53, 55
Suxinimidpräparate 192
Sydenham, T. 9–13, 74, 87, 141
Syphilis 83, 84, 202, 206, 207
Szent-Györgyi, A. 91

T
Tabakblätter 112
Tabernaemontanus, J. Th. 36, 70, 73
Tartarische Krankheiten 138
Tauben 123
Tausendfüßler 38, 39, 42, 43, 120
Temgesic 212
Tempelmedizin 40
Tempelschlaf 4
Teonanacatl 18, 19, 89, 106
Terpentin 31
Terpentinöl 42
Terra sigillata 136–139
Tetrazykline 209
Teufelskralle 110
Thalius, W. 104
Thapsia 43
Thebain 210
Theobromin 112
Theophrast *(Theophrastos, Theophrastus)* 22, 45, 99, 210
Theriak(a) 39, 58, 59
Thomas, H. W. 206
Thujon 28

Thymiankraut 42
Thymus 43
tierische
– Ausscheidungsprodukte 114–135
– Organe 114–135
Tierversuch(e) 186, 189, 192, 193, 197, 198, 205, 208, 211–216, 218–221, 223–227
– früheste pharmakologische 184, 219, 220
Tierversuchsgegner 227
Tinctura ferri aceti 158
Tollkirsche 98–101, 111
Tonicum 141, 142
Tramal 212
Transmutation, der Metalle 149, 170
Trauben 31
Traubenkraut, mexikanisches 85
Trinksitten 176
Trypanosomiasis 205
Trypanrot 205
Tryparsamid 206
Tuberkulose 116
Tuberkulosemittel 209
Turkistan 38

U
Ultima materia 153
Unbewußtes 2
Urstoffe 146

V
Valentinus 149
Valerius Cordus 185
Valium 191
Valoron 212
Vanille 87
Varro 219

Veronal 190
Victoria, Königin von England 187
Vitalisten 169
Vitamin
- A 134
- B12 134, 135
- C 91
- D 134
- E 134
- K 134
Vitriolöl, süßes 185
Volksheilkunde 61, 98, 134
- germanische 47–51
Volksmedizin 51, 58, 68, 96, 122–124
Vomitiva 155

W

Wacholder 28, 43, 61
Wacholderbeeren 31, 42, 55, 58
Waldameisen 120
Warren, J. M. 186
Wasserschierling 93
Weese, H. 191
Wegerich 55
Weidenrinde 92, 195, 196
Weihrauch 31, 43, 59
Weihwasser 59
Wein 31, 58, 172, 177
Weinbrand 178
Weineulogie 177
Weingeist 177, 179
Weiser, J. 99
Wermut 27, 31, 33–36
Whipple, G. H. 135

Withering, W. 96–98
Wöhler, F. 89, 171
Wohlverleih 93
Wolf, J. H. K. 99
Wolfsmilch 55, 57
Wolfsmilchgewächse 43
Wollblumen 42
Wundbehandlung 40
Wunderlich, C. A. 12
Wurminfektionen 85

X

Xenophanes 137
Xenophon 33

Y

Ysop 43, 55

Z

Zaratustra 18
Zaunrübe 16, 42, 43
Zehrwurz 43
Zentropil 192
Zeus 37
Ziegenmilchtherapie 116
Ziegenmist 124
Zimt 33, 36, 43, 53, 55
Zimtkassie 33, 53
Zimtrinde 42
Zinkchlorid 164
Zinksulfat 155
Zitrusfrüchte 91
Zitwerwurzel 62, 75
Zuckerkrankheit 132, 133
Zuelzer, G. L. 132, 133
Zwergpalme 109
Zwiebel 24, 31, 42, 43

2., überarb. u. erg. Aufl. 1993. X, 257 S. 31 Abb.
DM 29,80; öS 232.50; sFr 33.00. ISBN 3-540-54768-1

2. Aufl. 1992. IX, 226 S.
73 Abb. DM 29,80; öS 32.50;
sFr 33.00. IBN 3-540-55313-4
▼

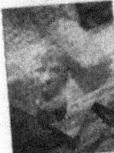

Wilhelm Sandermann
Papier

Eine spannende
Kulturgeschichte

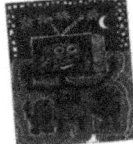

Jan Reetze
**Medien-
welten**

Schein und Wirklichkeit
in Bild und Ton

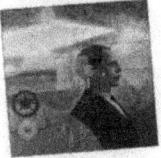

Werner Metzig
Martin Schuster
**Lernen zu
Lernen**

Lernstrategien
wirkungsvoll einsetzen

◀ 1993. VII, 263 S. 13 Abb.,
davon 8 in Farbe.
DM 29,80; öS 232,50;
sFr.33,- ISBN 3-540-56538-8

1993. VIII, 236 S. 48 Abb., davon
6 in Farbe. 14 Tab.
DM 29,80; öS 232,50; sFr. 33,-
ISBN 3-540-56666-X ▼

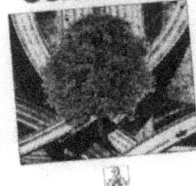

Peter Borsch
Hermann-Josef Wagner
**Energie und
Umwelt-
belastung**

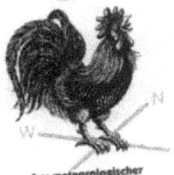

Horst Malberg
**Bauern-
regeln**

Aus meteorologischer
Sicht

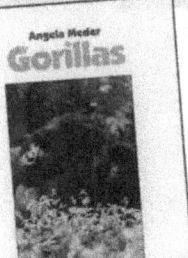

Angela Meder
Gorillas

Ökologie und Verhalten

▲ 1992. X, 174 S. 47 Abb.
DM 29,80; öS 232.50;
sFr 33.00.
ISBN 3-540-55623-0

▲ 2., erw. Aufl. 1993. X, 200 S.
33 Abb., 21 historische
Vignetten DM 29,80;
öS 232.50; sFr 33.00.
ISBN 3-540-56240-0

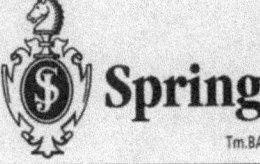

Springer

Preisänderungen vorbehalten

Tm.BA3.11.002

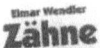
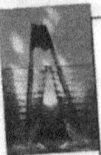

◀ 1993. XV, 257 S. 73 Abb., davon 12 in Farbe. 2 Tab.
DM 29,80; öS 232,50; sFr. 33,- ISBN 3-540-56664-3

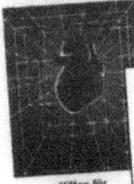

◀ 2. Aufl. 1992. IX, 268 S. 20 Abb.
DM 29,80; öS 232.50; sFr. 33.00
ISBN 3-540-55435-1

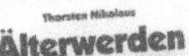

▶

Mit Beiträgen von G. Brettschneider, A. Gaisser,
G. Harms, B. Hiller, K.-D. Humbert, G. Kautzmann,
V. Mertens, M. Preszly, M. Rolf, H. Schüssler und S. Wilcke
1993. XX, 410 S. 23 Abb. DM 34,80;
öS 271.50; sFr 38.50 ISBN 3-540-56959-6

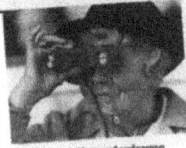
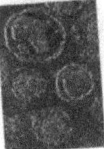

1993. XI, 151 S. 18 Abb. ▶
DM 29,80; öS 232.50; sFr 3.00
ISBN 3-540-56168-4

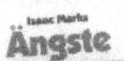
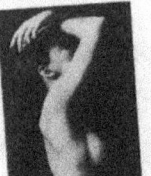

▲ 1993. VII, 175 S. 70 Abb.
1 Tab. DM 29,80;
öS 232.50; sFr 33.00
ISBN 3-540-56242-7

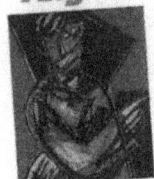

▲ 2. Aufl. 1993. XIV, 294 S.
DM 34,80; öS 271,50; sFr. 38,50
ISBN 3-540-56498-5

Preisänderungen
vorbehalten

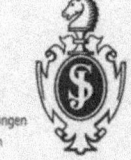 Springer

Tm.BA3.11.002

GPSR Compliance
The European Union's (EU) General Product Safety Regulation (GPSR) is a set of rules that requires consumer products to be safe and our obligations to ensure this.

If you have any concerns about our products, you can contact us on

ProductSafety@springernature.com

In case Publisher is established outside the EU, the EU authorized representative is:

Springer Nature Customer Service Center GmbH
Europaplatz 3
69115 Heidelberg, Germany

www.ingramcontent.com/pod-product-compliance
Lightning Source LLC
LaVergne TN
LVHW010255260326
834688LV00044B/1298